主编◎张玉凤　孙晓琳　杨青青　俞琳琳　陈　红　于咏红

临床护理技术与操作

LINCHUANG HULI JISHU YU CAOZUO

长江出版传媒
湖北科学技术出版社

图书在版编目(CIP)数据

临床护理技术与操作 / 张玉凤等主编. — 武汉：湖北科学技术出版社，2023.5
ISBN 978-7-5706-2490-4

Ⅰ. ①临… Ⅱ. ①张… Ⅲ. ①护理-技术操作规程 Ⅳ. ①R472-65

中国国家版本馆CIP数据核字(2023)第055093号

责任编辑：郑 灿　　封面设计：喻 杨

出版发行：湖北科学技术出版社　　电话：027-87679468
地　　址：武汉市雄楚大街268号　　邮编：430070
（湖北出版文化城B座13-14层）
网　　址：http：//www.hbstp.com.cn

印　　刷：湖北星艺彩数字出版印刷技术有限公司　　邮编：430070

787×1092　1/16　　17.25印张　401千字
2023年5月第1版　　2023年5月第1次印刷
定价：88.00元

《临床护理技术与操作》
编委会

主　编

张玉凤　临朐县东城街道卫生院
孙晓琳　青岛市海慈医疗集团西院区
（青岛市第五人民医院）
杨青青　聊城市冠县新华医院
俞琳琳　武警烟台特勤疗养中心
陈　红　济宁医学院附属医院
于咏红　烟台毓璜顶医院

副主编

李明岩　山东中医药大学第二附属医院
张　君　太原市中心医院
王　飞　青岛市黄岛区中医医院
孙晓芳　日照市人民医院
胡秀芹　曹县中医医院
李琴梅　四川省达州市中心医院
郝润平　大同市第二人民医院
李　莺　山西省大同市第二人民医院肿瘤医院
吴金蕾　日照市人民医院
刘玉晓　日照市人民医院
石新慧　日照市人民医院
岳国芳　山东中医药大学第二附属医院

编　委

黄成静　济南市第四人民医院

前　言

随着社会经济的发展、医学技术的进步，以及人民群众对健康和卫生保健需求的日益增长，人们对护理学科有了更加深入的认识和了解。为此，我们特组织一线的护理工作者编写了本书。

本书通过临床护理实践中的重点知识和思维逻辑，以临床需要为内容取舍标准，以护理理论与临床护理实践为出发点，介绍了内、外科疾病的护理技术与操作（如消化疾病的护理、呼吸疾病的护理、骨科疾病的护理等）。本书内容丰富，涵盖面广，资料新颖，贴近临床，科学实用，重点突出整体护理理念，充分体现了临床护理的新理念、新方法、新理论、新进展，既可作为临床护士工作实践的指导用书，也同样适用于护理院校护理理论授课和临床见习教学。

由于编者能力和经验有限，编写时间仓促，书中不足之处在所难免，恳请广大读者和护理界同人批评指正。

编　者

目　　录

第一篇　内科护理

第二篇　外科护理

第一篇　内科护理

第一章　呼吸内科疾病的护理

第一节　急性呼吸道感染

急性呼吸道感染通常包括急性上呼吸道感染和急性气管-支气管炎。急性上呼吸道感染是鼻腔、咽或喉部急性炎症的总称，常见病原体为病毒，仅有少数由细菌引起。本病全年皆可发病，但冬春季节多发，具有一定的传染性，有时引起严重的并发症，应积极防治。急性气管-支气管炎是指感染、物理、化学、过敏等因素引起的气管-支气管黏膜的急性炎症，可由急性上呼吸道感染蔓延而来。多见于寒冷季节或气候多变时。

一、病因及发病机制

(一)急性上呼吸道感染

急性上呼吸道感染有70%～80%的由病毒引起，其中主要包括流感病毒、副流感病毒、呼吸道合胞病毒、腺病毒、鼻病毒等。由于感染病毒类型较多，又无交叉免疫，人体产生的免疫力较弱且短暂，同时在健康人群中有病毒携带者，故一个人可有多次发病。细菌感染占20%～30%，可直接或继病毒感染之后发生，以溶血性链球菌最为多见，其次为流感嗜血杆菌、肺炎球菌和葡萄球菌等，偶见革兰阴性杆菌。当全身或呼吸道局部防御功能降低时，尤其是年老体弱或有慢性呼吸道疾病者更易患病，原先存在于上呼吸道或外界侵入的病毒和细菌迅速繁殖，引起本病。通过含有病毒的飞沫或被污染的用具传播，引起发病。

(二)急性气管-支气管炎

急性气管-支气管炎由病毒、细菌直接感染，或急性上呼吸道病毒(如腺病毒、流感病毒)、细菌(如流感嗜血杆菌、肺炎链球菌)感染迁延而来，也可在病毒感染后继发细菌感染，亦可为衣原体和支原体感染。过冷空气、粉尘、刺激性气体或烟雾的吸入使气管-支气管黏膜受到急性刺激和损伤，引起本病。花粉、有机粉尘、真菌孢子等的吸入以及对细菌蛋白质过敏等，均可引起气管-支气管的变态反应。寄生虫(如钩虫、蛔虫的幼虫)移行至肺，也可致病。

二、临床表现

(一)急性上呼吸道感染

主要症状和体征个体差异大，根据病因不同可有不同类型，各型症状、体征之间无明显界定，也可互相转化。

1.普通感冒

普通感冒又称急性鼻炎或上呼吸道卡他症状，以鼻咽部卡他症状为主要表现，俗称“伤风”。成人多为鼻病毒所致，起病较急，初期有咽干、咽痒或咽痛，同时或数小时后有打喷嚏、鼻塞、流清水样鼻涕，2～3d后分泌物变稠，伴咽鼓管炎可引起听力减退，伴流泪、味觉迟钝、声嘶、少量咳嗽、低热不适、轻度畏寒和头痛。检查可见鼻腔黏膜充血、水肿、有分泌物，咽部轻度充血。如无并发症,一般经 5～7d 痊愈。

2.流行性感冒

流行性感冒(简称流感)则由流感病毒引起,起病急,鼻咽部症状较轻,但全身症状较重,伴高热、全身酸痛和眼结膜炎。而且常有较大或大范围的流行。

3.病毒性咽炎和喉炎

临床特征为咽部发痒、不适和灼热感、声嘶、讲话困难、咳嗽、咳嗽时咽喉疼痛,无痰或痰呈黏液性,有发热和乏力,伴有咽下疼痛时,常提示有链球菌感染,体检发现咽部明显充血和水肿、局部淋巴结肿大且触痛,提示流感病毒和腺病毒感染,腺病毒咽炎可伴有眼结膜炎。

4.疱疹性咽峡炎

主要由柯萨奇病毒 A 引起,夏季好发。有明显咽痛、常伴有发热,病程约 1 周。体检可见咽充血,软腭、腭垂、咽和扁桃体表面有灰白色疱疹及浅表溃疡,周围有红晕。多见儿童,偶见于成人。

5.咽结膜热

常为柯萨奇病毒,腺病毒等引起。夏季好发,游泳传播为主,儿童多见。表现为发热、咽痛、畏光、流泪、咽及结膜明显充血。病程 4～6d。

6.细菌性咽-扁桃体炎

多由溶血性链球菌感染所致,其次为流感嗜血杆菌、肺炎球菌、葡萄球菌等引起。起病急,咽痛明显、伴畏寒、发热,体温超过 39℃。检查可见咽部明显充血,扁桃体充血肿大,其表面有黄色点状渗出物,颌下淋巴结肿大伴压痛,肺部无异常体征。

(二)急性气管-支气管炎

起病较急,常先有急性上呼吸道感染的症状,继之出现干咳或少量黏液性痰,随后可转为黏液脓性或脓性痰液,痰量增多,咳嗽加剧,偶可痰中带血。全身症状一般较轻,可有发热,38℃左右,多于 3～5d 后消退。咳嗽、咳痰为最常见的症状,常为阵发性咳嗽,咳嗽、咳痰可延续 2～3 周才消失,如迁延不愈,则可演变为慢性支气管炎。呼吸音常正常或增粗,两肺可听到散在干、湿啰音。

三、护理

(一)护理目标

患者躯体不适缓解,日常生活不受影响;体温恢复正常;呼吸道通畅;睡眠改善;无并发症发生或并发症被及时控制。

(二)护理措施

1.一般护理

注意隔离患者,减少探视,避免交叉感染。患者咳嗽或打喷嚏时应避免对着他人。患者使用的餐具、痰盂等用具应按规定消毒,或用一次性器具,回收后焚烧弃去。多饮水,补充足够的热量,给予清淡易消化、高热量、丰富维生素、富含营养的食物。避免刺激性食物,戒烟、酒。患者以休息为主,特别是在发热期间。部分患者往往因剧烈咳嗽而影响正常的睡眠,可给患者提供容易入睡的休息环境,保持病室适宜温度、湿度和空气流通。保证周围环境安静,关闭门窗。指导患者运用促进睡眠的方式,如睡前泡脚、听音乐等。必要时可遵医嘱给予镇咳、祛痰或镇静药物。

2.病情观察

关注疾病流行情况、鼻咽部发生的症状、体征及血常规和X线胸片改变。注意并发症，如耳痛、耳鸣、听力减退、外耳道流脓等提示中耳炎；如头痛剧烈、发热，伴脓涕、鼻窦有压痛等提示鼻窦炎；如在恢复期出现胸闷、心悸、眼睑水肿、腰酸和关节痛等提示心肌炎、肾炎或风湿性关节炎，应及时就诊。

3.对症护理

(1)高热护理：体温超过37.5℃，应每4h测体温1次，观察体温过高的早期症状和体征，体温突然升高或骤降时，应随时测量和记录，并及时报告医师。体温>39℃时，要采取物理降温。降温效果不好可遵照医嘱选用适当的解热剂进行降温。患者出汗后应及时处理，保持皮肤的清洁和干燥，并注意保暖。鼓励多饮水。

(2)保持呼吸道通畅：清除气管、支气管内分泌物，减少痰液在气管、支气管内的聚积。指导患者采取舒适的体位进行有效咳嗽。观察咳痰情况，如痰液较多且黏稠，可嘱患者多饮水，或遵照医嘱给予雾化吸入治疗，以湿润气道、利于痰液排出。

4.用药护理

(1)对症治疗：选用抗感冒复合剂或中成药减轻发热、头痛，减少鼻、咽充血和分泌物，如对乙酰氨基酚(扑热息痛)、银翘解毒片等。干咳者可选用右美沙芬、喷托维林(咳必清)等；咳嗽有痰可选用复方氯化铵合剂、溴己新(必嗽平)，或雾化祛痰。咽痛者可含服喉片或草珊瑚片等。气喘者可用平喘药，如特布他林、氨茶碱等。

(2)抗病毒药物：早期应用抗病毒药有一定疗效，可选用利巴韦林、奥司他韦、金刚烷胺、吗啉胍和抗病毒中成药等。

(3)抗菌药物：如有细菌感染，最好根据药物敏感试验选择有效抗菌药物治疗，常可选用大环内酯类青霉素类、氟喹诺酮类及头孢菌素类。

根据医嘱选用药物，告知患者药物的作用、可能发生的不良反应和服药的注意事项，如按时服药；应用抗生素者，注意观察有无迟发过敏反应发生；对于应用解热镇痛药者注意避免大量出汗引起虚脱等。发现异常及时就诊等。

5.心理护理

急性呼吸道感染预后良好，多数患者于1周内康复，仅少数患者可因咳嗽迁延不愈而发展为慢性支气管炎，患者一般无明显心理负担。但如果咳嗽较剧烈，加之伴有发热，可能会影响患者的休息、睡眠，进而影响工作和学习，个别患者产生急于缓解咳嗽等症状的焦虑情绪。护理人员应与患者进行耐心、细致的沟通，通过对病情的客观评价，解除患者的心理顾虑，建立治疗疾病的信心。

6.健康指导

(1)疾病知识指导：帮助患者和家属掌握急性呼吸道感染的诱发因素及本病的相关知识，避免受凉、过度疲劳，注意保暖；外出时可戴口罩，避免寒冷空气对气管、支气管的刺激。积极预防和治疗上呼吸道感染，症状改变或加重时应及时就诊。

(2)生活指导：平时应加强耐寒锻炼，增强体质，提高机体免疫力。有规律生活，避免过度劳累。室内空气保持新鲜、阳光充足。少去人群密集的公共场所。戒烟、酒。

(三)护理评价

患者舒适度改善;睡眠质量提高;未发生并发症或发生后被及时控制。

第二节　支气管哮喘

支气管哮喘(简称哮喘)是由多种细胞(如嗜酸性粒细胞、肥大细胞、T淋巴细胞、中性粒细胞、气道上皮细胞等)和细胞组分参与的气道慢性炎症性疾病。这种慢性炎症导致气道高反应性和广泛多变的可逆性气流受限,并引起反复发作性的喘息、气急、胸闷或咳嗽等症状,常在夜间和(或)清晨发作和加重,多数患者可自行缓解或治疗后缓解。支气管哮喘如贻误诊治,随病程的延长可产生气道不可逆性狭窄和气道重塑。因此,合理的防治至关重要。

一、病因及发病机制

(一)病因

本病的病因不十分清楚。目前认为哮喘是多基因遗传病,受遗传因素和环境因素双重影响。

1.遗传因素

哮喘发病具有明显的家族集聚现象,临床家系调查发现,哮喘患者亲属患病率高于群体患病率,且亲缘关系越近患病率越高;病情越严重,其亲属患病率也越高。

2.环境因素

主要为哮喘的激发因素,如下。

(1)吸入性变应原:如尘螨、花粉、真菌、动物毛屑、二氧化硫、氨气等各种特异和非特异性吸入物。

(2)感染:如细菌、病毒、寄生虫等。

(3)食物:如鱼、虾、蟹、蛋类、牛奶等。

(4)药物:如普萘洛尔(心得安)、阿司匹林等。

(5)其他:如气候改变、运动、妊娠等。

(二)发病机制

哮喘的发病机制非常复杂,变态反应、气道炎症、气道反应性增高和神经等因素及其相互作用被认为与哮喘的发病关系密切。其中气道炎症是哮喘发病的本质,而气道高反应性是哮喘的重要特征。根据变应原吸入后哮喘发生的时间,可分为速发性哮喘反应(IAR)、迟发性哮喘反应(LAR)和双相型哮喘反应(DAR)。IAR在吸入变应原的同时立即发生反应,15～30min达高峰,2h逐渐恢复正常。LAR约在吸入变应原6h发作,持续时间长,症状重,常呈持续性哮喘表现,为气道慢性炎症反应的结果。

二、临床表现

(一)症状

典型表现为发作性呼气性呼吸困难或发作性胸闷和咳嗽,伴有哮鸣音。严重者呈强迫坐位或端坐呼吸，甚至出现发绀等；干咳或咳大量泡沫样痰。哮喘发作前常有干咳、呼吸紧迫感、连打喷嚏、流泪等先兆表现；有时仅以咳嗽为唯一的症状（咳嗽变异性哮喘）。哮喘症状可在数分钟内发作，经数小时至数天，用支气管舒张药可缓解或自行缓解。在夜间及凌晨发作和加重常是哮喘的特征之一。有些青少年，在运动时出现咳嗽、胸闷和呼吸困难（运动性哮喘）。

（二）体征

发作时胸部呈过度充气征象，双肺可闻及广泛的哮鸣音，呼气音延长。严重者可有辅助呼吸肌收缩加强，心率加快、奇脉、胸腹反常运动和发绀。但在轻度哮喘或非常严重哮喘发作时，哮鸣音可不出现，称之为寂静胸。非发作期可无阳性体征。

三、分期

根据临床表现哮喘分为急性发作期、慢性持续期和缓解期。

（一）急性发作期

急性发作期是指气促、咳嗽、胸闷等症状突然发生，常有呼吸困难，以呼气流量降低为其特征，常因接触刺激物或治疗不当所致。

（二）慢性持续期

在哮喘非急性发作期，患者仍有不同程度的哮喘症状或 PEF 降低。根据临床表现和肺功能可将慢性持续期的病情程度分为 4 级。

（三）缓解期

缓解期系指经过或未经过治疗症状、体征消失，肺功能恢复到急性发作前水平，并维持 4 周以上。

四、护理

（一）护理目标

患者呼吸困难缓解，能进行有效呼吸；痰液能排出；能正确使用雾化吸入器；未发生并发症。

（二）护理措施

支气管哮喘目前尚无根治的方法。护理措施和治疗的目的为控制症状，防止病情恶化，尽可能保持肺功能正常，维持正常活动能力（包括运动），避免治疗不良反应，防止不可逆气道阻塞，避免死亡。

1.一般护理

（1）环境与体位：提供安静、舒适、温湿度适宜的环境，保持室内清洁，空气流通。脱离变应原非常必要，找到引起哮喘发作的变应原或其他非特异刺激因素，并使患者迅速脱离，这是防治哮喘最有效的方法。病室不宜布置花草，避免使用羽绒或蚕丝织物。发作时，协助患者采取舒适的半卧位或坐位，或用过床桌使患者伏桌休息，以减轻体力消耗。

（2）饮食护理：大约 20％的成年人和 50％的哮喘患儿可因不适当饮食而诱发或加重哮喘。护理人员应帮助患者找出与哮喘发作的有关食物。哮喘患者的饮食以清淡、易消化、高蛋白，富含维生素 A、维生素 C、钙的食物为主，如哮喘发作与进食某些异体蛋白如鱼、虾、蟹、蛋类、牛奶等有关，应忌食；某些食物添加剂如酒石黄、亚硝酸盐（制作糖果、糕点用于漂白、防腐）也可诱发哮喘发作，应当引起注意。慎用或忌用某些引起哮喘的药物，如阿司匹林或阿司匹林的复方制剂。戒酒、戒烟。哮喘发作时，患者呼吸增快、出汗，极易形成痰栓阻塞小支气管，若无心、肾功能不全时，应鼓励患者饮水2000～3000mL/d，必要时，遵医嘱静脉补液，注意输液速度。

(3)保持身体清洁舒适：哮喘患者常会大量出汗，应每天以温水擦浴，勤换衣服和床单，保持皮肤的清洁、干燥和舒适。协助并鼓励患者咳嗽后用温水漱口，保持口腔清洁。

(4)氧疗护理：重症哮喘患者常伴有不同程度的低氧血症存在，应遵医嘱给予吸氧，吸氧流量为每分钟1～3L，吸氧浓度一般不超过40%。为避免气道干燥和寒冷气流的刺激而导致气道痉挛，吸入的氧气应尽量温暖湿润。

2.病情观察

观察哮喘发作的前驱症状，如鼻咽痒、喷嚏、流涕、眼痒等黏膜过敏症状；哮喘发作时，观察患者意识状态、呼吸频率、节律、深度及辅助呼吸肌是否参与呼吸运动等，监测呼吸音、哮鸣音变化，监测动脉血气分析和肺功能情况，了解病情和治疗效果。呼吸困难时遵医嘱给予吸氧，注意氧疗效果；哮喘发作严重时，如经治疗病情无缓解，做好机械通气准备工作；加强对急性期患者的监护，尤其在夜间和凌晨易发生哮喘的时间段内，严密观察有无病情变化。

3.用药护理

(1)β_2肾上腺素受体激动剂(简称β_2受体激动剂)：是控制哮喘急性发作症状的首选药物，短效B2受体激动剂起效较快，但药效持续时间较短，一般仅维持4～6h，常用药物有沙丁胺醇、特布他林等。长效β_2受体激动剂作用时间均在12h以上，且有一定抗感染作用，如福莫特罗、沙美特罗及丙卡特罗等，用药方法可采用定量气雾剂吸入、干粉吸入、持续雾化吸入等，也可用口服或静脉注射。首选吸入法，因药物直接作用于呼吸道，局部浓度高且作用迅速，所用剂量较小，全身性不良反应少。常用沙丁胺醇或特布他林，每天3～4次，每次1～2喷。干粉吸入方便较易掌握。持续雾化吸入多用于重症和儿童患者，方法简单易于配合。β_2激动剂的缓(控)释型口服制剂，用于防治反复发作性哮喘和夜间哮喘。注射用药，用于严重哮喘，一般每次用量为沙丁胺醇0.5mg，只在其他疗法无效时使用。指导患者按医嘱用药，不宜长期规律、单一、大量使用，否则会引起气道β_2受体功能下调，药物减效；由于本类药物(特别是短效制剂)无明显抗感染作用，故宜与吸入激素等抗感染药配伍使用。口服沙丁胺醇或特布他林时，观察有无心悸、骨骼肌震颤等不良反应。静脉点滴沙丁胺醇注意滴速2～4μg/min，并注意有无心悸等不良反应。

(2)糖皮质激素：是当前控制哮喘发作最有效的药物。可分为吸入、口服和静脉用药。吸入治疗是目前推荐长期抗感染治疗哮喘的最常用的方法。常用吸入药物有倍氯米松、氟替卡松、莫米松等，起效慢，通常需规律用药1周以上方能起效。口服药物用于吸入糖皮质激素无效或需要短期加强的患者。有泼尼松、泼尼松龙，起始30～60mg/d，症状缓解后逐渐减量至≤10mg/d。然后停用，或改用吸入剂。在重度或严重哮喘发作时，提倡及早静脉给药。吸入治疗药物全身性不良反应少，少数患者可出现口腔念珠菌感染、声音嘶哑或呼吸道不适，指导患者吸药后必须立即用清水充分漱口以减轻局部反应和胃肠吸收。全身用药应注意肥胖、糖尿病、高血压、骨质疏松、消化性溃疡等不良反应，口服用药宜在饭后服用，以减少对胃肠道黏膜的刺激。气雾吸入糖皮质激素可减少其口服量，当用吸入剂替代口服剂时，通常需同时使用两周后逐步减少口服量，指导患者不得自行减量或停药。

(3)茶碱类：是目前治疗哮喘的有效药物，通过抑制磷酸二酯酶，提高平滑肌细胞内的cAMP浓度，拮抗腺苷受体，刺激肾上腺分泌肾上腺素，增强呼吸肌的收缩；同时具有气道纤毛清除功能和抗感染作用。口服氨茶碱一般剂量每天6～10mg/kg，控(缓)释茶碱制剂，可用于夜间哮喘。静脉给药主要应用于危重症哮喘，静脉注射首次剂量4～6mg/kg，注射速度不超过0.25mg/(kg·min)，静脉滴注维持量为0.6～0.8mg/(kg·h)，日注射量一般不超过1.0g。其主要不良反应为胃肠道、心脏和中枢神经系统的毒性反应。氨茶碱用量过大或静脉注射(滴注)速度过快可引起恶心、呕吐、头痛、失眠、心律失常，严重者引起室性心动过速、抽搐乃至死亡。静脉注射时浓度不宜过高，速度不宜过快，注射时间宜在10min以上，以防中毒症状发生，观察用药后疗效和不良反应，最好在用药中监测血药浓度，其安全有效浓度为6～15μg/mL。发热、妊娠、小儿或老年有心、肝、肾功能障碍及甲状腺功能亢进者慎用。合用西咪替丁(甲氰米胍)、喹诺酮类、大环内酯类药物等可影响茶碱代谢而使其排泄减慢，应减少用量。茶碱缓释片或茶碱控释片由于药片有控释材料，不能嚼服，必须整片吞服。

(4)抗胆碱药：胆碱能受体(M受体)拮抗剂，有舒张支气管及减少痰液的作用。常用异丙托溴铵吸入或雾化吸入，约10min起效，维持4～6h；长效抗胆碱药噻托溴铵作用维持时间可达24h。

(5)其他：色苷酸钠是非糖皮质激素抗感染药物。对预防运动或变应原诱发的哮喘最为有效。色苷酸钠雾化吸入3.5～7mg或干粉吸入20mg，每天3～4次。酮替酚和新一代组胺H1受体拮抗剂阿司咪唑、曲尼斯特等对轻症哮喘和季节性哮喘有效，也可与β_2受体激动剂联合用药。色苷酸钠及尼多酸钠，少数病例可有咽喉不适、胸闷、偶见皮疹，孕妇慎用。抗胆碱药吸入后，少数患者可有口苦或口干感。白三烯(LT)拮抗剂具有抗感染和舒张支气管平滑肌的作用。白三烯调节剂的主要不良反应是较轻微的胃肠道症状，少数有皮疹、血管性水肿、转氨酶升高，停药后可恢复正常。

4.吸入器的正确使用

(1)定量雾化吸入器(MDI)：MDI的使用需要患者协调呼吸动作，正确使用是保证吸入治疗成功的关键。根据患者文化层次、学习能力，提供雾化吸入器的学习资料。

MDI使用方法：打开盖子，摇匀药液，深呼气至不能再呼时，张口，将MDI喷嘴置于口中，双唇包住咬口，以慢而深的方式经口吸气，同时以手指按压喷药，至吸气末屏气10s，使较小的雾粒沉降在气道远端，然后缓慢呼气，休息3min后可再重复使用1次。指导患者反复练习，医护人员演示，直至患者完全掌握。

特殊MDI的使用：对不易掌握MDI吸入方法的儿童或重症患者，可在MDI上加储物罐，可以简化操作，增加吸入到下呼吸道和肺部的药物量，减少雾滴在口咽部沉积引起刺激，增加雾化吸入疗效。

(2)干粉吸入器：较常用的有蝶式吸入器、都保装置和准纳器。

蝶式吸入器：指导患者正确将药物转盘装进吸入器中，打开上盖至垂直部位(刺破胶囊)，用口唇含住吸嘴用力深吸气，屏气数秒钟。重复上述动作3～5次，直至药粉吸尽为止。完全拉出滑盘，再推回原位(此时旋转转盘至一个新囊泡备用)。

都保装置：使用时移去瓶盖，一手垂直握住瓶体，另一手握住底盖，先右转再向左旋转至听到“喀”的一声。吸入前先呼气，然后含住吸嘴，仰头，用力深吸气，屏气 5～10s。

准纳器：使用时一手握住外壳，另一手的大拇指放在拇指柄上向外推动至完全打开，杆直至听到“咔哒”声，将吸嘴放入口中，经口深吸气，屏气 10s。

5.心理护理

研究证明，精神因素在哮喘的发生发展过程中起重要作用，培养良好的情绪和战胜疾病的信心是哮喘治疗和护理的重要内容。哮喘患者的心理表现类型多种多样，可有抑郁、焦虑、恐惧、性格的改变（如悲观、失望、孤独、脆弱、躁动、敌对、易于冲动、神经质、自卑等）、社会工作能力的下降（如自信心及适应能力下降、交际减少等）或自主神经紊乱的表现，如多汗、头晕、眼花、食欲减退、手颤、胸闷、气短、心悸等。针对哮喘患者心理障碍的情况，护理人员应体谅和同情患者的痛苦，尤其对于慢性哮喘治疗效果不佳的患者更应关心，给予心理疏导和教育，向患者解释避免不良情绪的重要性，多用鼓励性语言，减轻患者的心理压力，提高治疗的信心和依从性。

6.健康指导

（1）疾病知识指导：通过教育使患者能懂得哮喘虽不能彻底治愈，但只要坚持充分地正规治疗，完全可以有效地控制哮喘的发作，即患者可达到没有或仅有轻度症状，能坚持日常工作和学习。

（2）识别和避免触发因素：针对个体情况，指导患者有效控制可诱发哮喘发作的各种因素，如避免摄入引起过敏的食物；室内布局力求简洁，避免使用地毯、种植花草，不养宠物；经常打扫房间，清洗床上用品；避免接触刺激性气体及预防呼吸道感染；避免进食易引起哮喘的食物；避免强烈的精神刺激和剧烈的运动；避免大笑、大哭、大喊等过度换气动作；在缓解期应加强体育锻炼、耐寒锻炼及耐力训练，以增强体质。

（3）自我监测病情：识别哮喘加重的早期情况，学会哮喘发作时进行简单的紧急自我处理方法，学会利用峰流速仪来监测最大呼气峰流速（PEFR），做好哮喘日记，为疾病预防和治疗提供参考资料。峰流速仪是一种可随身携带，能测量 PEFR 的一种小型仪器。使用方法如下：取站立位，尽可能深吸一口气，然后用唇齿部分包住口含器后，以最快的速度，用一次最有力的呼气吹动游标滑动，游标最终停止的刻度，就是此次峰流速值。峰流速测定是发现早期哮喘发作最简便易行的方法，在没有出现症状之前，PEFR 下降，提示早期哮喘的发生。临床实验观察证实，每天测量的 PEFR 与标准的 PEFR 进行比较，不仅能早期发现哮喘发作，还能判断哮喘控制的程度和选择治疗措施。如果 PEFR 经常地、有规律地保持在 80%～100%，为安全区，说明哮喘控制理想；如果 PEFR 在 50%～80%，为警告区，说明哮喘加重，需及时调整治疗方案；如果 PEFR＜50%，为危险区，说明哮喘严重，需要立即到医院就诊。

（4）用药指导：哮喘患者应了解自己所用的每种药的药名、用法及使用时的注意事项，了解药物的主要不良反应及如何采取相应的措施来避免。指导患者或家属掌握正确的药物吸入技术。一般先用 β_2 受体激动剂，后用糖皮质激素吸入剂。与患者共同制订长期管理、防止复发的计划。坚持定期随访保健，指导正确用药，使药物不良反应减至最少，受体激动剂使用量减至最小，甚至不用也能控制症状。

（5）心理-社会指导：保持有规律的生活和乐观情绪，积极参加体育锻炼，最大程度恢复劳动能力，特别向患者说明发病与精神因素和生活压力的关系。动员与患者关系密切的力量，如家人或朋友参与对哮喘患者的管理；为其身心健康提供各方面的支持，并充分利用社会支持系统。

(三)护理评价

患者呼吸平稳，肺部听诊呼吸音正常，哮鸣音消失。动脉血气检测结果维持在正常范围；患者能摄入足够的液体，痰液稀薄，容易咳出；患者能描述使用吸入器的目的、注意事项、正确掌握使用方法。

第三节　支气管扩张

支气管扩张是指直径大于2mm支气管由于管壁的肌肉和弹性组织破坏引起的慢性异常扩张。临床表现为慢性咳嗽，咳大量脓性痰和(或)反复咯血。患者多有童年麻疹、百日咳或支气管肺炎等病史。由于生活条件的改善，麻疹和百日咳疫苗的预防接种及抗生素的应用等，本病的发病率已明显减少。

一、病因及发病机制

(一)支气管-肺组织感染和阻塞

婴幼儿期支气管-肺组织感染是支气管扩张最常见的原因。由于儿童支气管管腔细和管壁薄，易阻塞，反复感染导致支气管壁各层组织，尤其是平滑肌和弹性纤维的破坏，削弱了对管壁的支撑作用。支气管炎症使支气管黏膜充血、水肿，分泌物阻塞管腔，致使引流不畅而加重感染。另外，支气管内膜结核引起管腔狭窄和阻塞、肺结核纤维组织增生和收缩牵拉、吸入腐蚀性气体、支气管真菌感染等均可损伤支气管壁，反复继发感染也可引起支气管扩张。肿瘤、异物、感染、支气管周围肿大的淋巴结或肺癌的压迫可使支气管阻塞导致肺不张，胸腔负压直接牵拉支气管管壁，导致支气管扩张。感染引起支气管阻塞，阻塞又加重感染，两者互为因果，促使支气管扩张的发生与发展。

(二)支气管先天性发育障碍和遗传因素

支气管先天发育障碍，如巨大气管-支气管症、Kartagener综合征(支气管扩张、鼻窦炎及内脏转位)、先天性软骨缺失症、支气管肺隔离症、肺囊性纤维化、遗传性 α_1 抗胰蛋白酶缺乏症、先天性免疫缺乏症等与发育和遗传因素有关的疾病也可伴有支气管扩张。

(三)全身性疾病

全身性疾病如类风湿关节炎、克罗恩病、溃疡性结肠炎、系统性红斑狼疮、人免疫缺陷病毒(HIV)感染等疾病可同时伴有支气管扩张。心肺移植术后也可因移植物慢性排斥发生支气管扩张。有些不明原因的支气管扩张患者体液免疫和(或)细胞免疫功能有不同程度的改变，提示支气管扩张可能与机体免疫功能失调有关。

二、临床表现

(一)症状

1.慢性咳嗽、大量脓痰

痰量与体位改变有关，这是由于分泌物积储于支气管的扩张部位，改变体位时分泌物刺激支气管黏膜引起咳嗽和排痰。严重度可用痰量估计：<10mL/d为轻度；10～50mL/d为中度；>150mL/d为重度。感染急性发作时，黄绿色脓痰量明显增加，每天可达数百毫升。感染时痰液静置后出现分层的特征：上层为泡沫，下悬脓性成分，中层为混浊黏液，下层为坏死组织沉淀物。厌氧菌感染时痰有臭味。

2.反复咯血

50%～70%的患者有不同程度的咯血，可为痰中带血或大量咯血，咯血量与病情严重程度、病变范围有时不一致。部分患者无咳嗽、咳痰，仅以反复咯血为唯一症状，临床上称为“干性支气管扩张”，其病变多位于引流良好的上叶支气管，常见于结核性支气管扩张。

3.反复肺部感染

其特点为同一肺段反复发生感染并迁延不愈。

4.慢性感染中毒症状

可出现发热、乏力、食欲缺乏、消瘦、贫血等全身中毒症状。

（二）体征

早期或干性支气管扩张肺部体征可无异常，病变重或继发感染时，在下胸部、背部可闻及固定而持久的局限性粗湿啰音，有时可闻及哮鸣音，部分慢性患者有杵状指（趾）。

三、护理

（一）护理目标

患者能掌握有效咳痰技巧，营养得到改善，未发生并发症。

（二）护理措施

1.一般护理

(1)休息与活动：休息能减少肺活动度，避免因活动诱发咯血。急性感染或病情严重者应卧床休息。保持室内空气流通，维持适宜的温湿度，注意保暖。

(2)饮食护理：提供高热量、高蛋白质、富含维生素饮食，避免冰冷食物诱发咳嗽，少食多餐。指导患者在咳痰后及进食前后漱口，祛除痰臭，保持口腔清洁，促进食欲。为了稀释痰液，利于排痰，应鼓励患者多饮水，每天不少于2000mL。合并充血性心力衰竭或肾脏疾病者应指导患者低盐饮食。

2.病情观察

观察痰液的量、颜色、性质、气味，及与体位的关系，痰液静置后是否有分层现象，记录24h痰液排出量。观察咯血的颜色、性质及量。病情严重者需观察患者的缺氧情况，是否有呼吸困难、发绀、面色的改变。密切观察病情变化，警惕窒息的各种症状，并备好抢救药品和用品；注意患者有无发热、消瘦、贫血等全身症状。

3.体位引流

体位引流是利用重力作用促使呼吸道分泌物流入气管、支气管排出体外。应根据病变部位采取相应的体位进行引流。如体位引流排痰效果不理想可经纤维支气管镜吸痰及用生理盐水冲洗痰液，也可局部注入抗生素。

(1)引流前准备：引流前向患者说明体位引流的目的、过程和注意事项，消除顾虑，取得合作。同时监测生命体征和肺部听诊，明确病变部位。对于痰液黏稠者，可先用生理盐水雾化吸入。

(2)引流体位:根据病变部位和患者耐受程度采取适当的体位。原则上应使病变部位处于高处,引流支气管开口在下,利于痰液流入大支气管和气管排出。

(3)引流时间:要视病变部位、患者身体状况而定,一般每天1～3次,每次15～20min;在空腹下进行。

(4)引流时的观察:引流时应有护士或家人协助,观察患者有无出汗、脉搏细弱、头晕、疲劳、面色苍白等症状,如出现咯血、头晕、发绀、心悸、呼吸困难等情况,应及时停止引流。评估患者对体位引流的耐受程度,在体位引流过程中,鼓励并指导患者做腹式深呼吸,辅以胸部叩击或震荡等措施。同时指导患者进行有效咳嗽,以提高引流效果。

(5)引流后的护理:引流后,协助患者休息,给予漱口,并记录痰量和性质,复查生命体征和肺部呼吸音及啰音变化。评价体位引流的效果。

4.咯血的护理

(1)饮食护理:大量咯血者暂时禁食,小量咯血者或大咯血停止后,宜进少量凉或温的流质饮食,多饮水、多食含纤维素食物,保持大便通畅,避免排便时增加腹压而引起再度咯血。

(2)休息与体位:小量咯血者应静卧休息,中量和大量咯血者需绝对卧床休息,保持病室安静,避免搬动患者。协助患者取平卧位,头偏向一侧,及时咯出或吸出呼吸道积血,防止血块阻塞呼吸道;或取患侧卧位(如肺结核),减少患侧活动度,防止病灶向健侧扩散,有利于健侧肺的通气功能。如若有窒息征象立即采取头低脚高体位,轻叩背部,排出血块,必要时做好气管插管或气管切开的准备。

(3)其他:告诉患者咯血时不能屏气,以免诱发喉头痉挛,血液引流不畅形成血块,导致窒息。保持呼吸道的通畅,嘱患者轻轻将气管内存留的积血咯出。及时为患者擦净血迹,漱口,保持口腔清洁、舒适,以防口腔异味刺激,再度引起咯血。

5.防止窒息的护理

(1)备好抢救物品,如吸引器、氧气、鼻导管、气管切开包、止血药、呼吸兴奋剂、升压药等抢救设备和药品。

(2)注意观察患者有无胸闷、气急、发绀、烦躁、面色苍白、大汗淋漓等异常表现,监测生命指征。

(3)痰液黏稠咳痰无力者,可经鼻腔吸痰,为防止吸痰引起低氧血症,重症患者应在吸痰前后加大吸氧浓度。

(4)咯血时劝告患者身心放松,不要屏气防止声门痉挛,应将气管内痰液和积血轻轻咳出,保持气道通畅。

(5)大咯血出现窒息征象时,立即取头低脚高45°俯卧位,面部偏向一边,轻拍背部以利血块排出,迅速清除口鼻腔血凝块,必要时行气管插管或气管切开。

6.用药护理

治疗原则:保持呼吸道引流通畅,控制感染,处理咯血,必要时手术治疗。

(1)保持呼吸道通畅:遵医嘱应用祛痰药及支气管舒张药稀释脓痰和促进排痰,再经体位引流清除痰液,痰液引流和抗生素治疗同等重要,以减少继发感染及减轻全身中毒症状。祛痰药可选用溴己新或盐酸氨溴索。支气管舒张药在支气管痉挛时,用β_2受体激动剂或异丙托溴铵喷雾吸入,或口服氨茶碱及其缓释制剂。

(2)控制感染:是急性感染期的主要治疗措施。轻症者可口服阿莫西林或第一、二代头孢菌素,喹诺酮类药物、磺胺类药物。重症患者特别是假单胞菌属细菌感染者,常选用抗假单胞菌抗生素,常需静脉给药,如头孢他啶、头孢吡肟和亚胺培南等。如有厌氧菌混合感染,加用甲硝唑或替硝唑,或克林霉素。雾化吸入庆大霉素或妥布霉素可改善气道分泌和炎症。

(3)抗生素、祛痰剂、支气管舒张药,掌握药物的疗效、剂量、用法和不良反应。

7.心理护理

该病迁延不愈,患者易产生悲观、焦虑心理;咯血时,又感到对生命造成严重威胁,会出现恐惧、甚至绝望的心理。医护人员态度应亲切,多与患者交谈,说明支气管扩张反复发作的原因及治疗进展,来帮助患者树立战胜疾病的信心,消除焦虑不安心理。咯血时,医护人员应陪伴及安慰患者,使患者情绪稳定,避免因情绪波动加重出血。

8.健康指导

(1)预防呼吸道感染:支气管扩张与感染密切相关。积极防治百日咳、麻疹、支气管肺炎、肺结核等呼吸道感染;及时治疗上呼吸道慢性病灶(如龋齿、扁桃体炎、鼻窦炎),避免受凉,预防感冒;减少刺激性气体吸入等措施。戒烟、避免烟雾和灰尘刺激有助于避免疾病的复发,防止病情恶化。

(2)疾病及保健知识的指导:帮助患者和家属了解疾病发生、发展与治疗、护理过程。与患者及家属共同制订长期防治的计划。指导患者自我监测病情,患者和家属应学会识别病情变化的征象,学会识别支气管扩张典型的临床表现;一旦发现症状加重,如痰量增多、血痰、呼吸困难加重、发热、寒战和胸痛等,应及时就诊。掌握有效咳嗽、雾化吸入、体位引流方法,以及抗生素的作用、用法,不良反应等。

(3)生活指导:讲明营养对机体康复的作用,使患者能主动摄取必需的营养素,以增加机体抗病能力。鼓励患者参加体育锻炼,建立良好的生活习惯,劳逸结合,消除紧张心理,防止病情进一步恶化。以维护心、肺功能状态。

(三)护理评价

患者能进行有效的咳嗽,将痰液咳出,保持呼吸道的通畅。能识别咯血的先兆,并采取有效的预防措施。症状消失或明显改善,未发生窒息。

第四节 肺 炎

肺炎是指终末气道、肺泡和肺间质的炎症,可由病原微生物、理化因素、免疫损伤、过敏及药物所致。细菌性肺炎是最常见的肺炎,也是最常见的感染性疾病之一。尽管新的强效抗生素不断投入应用,但其发病率和病死率仍很高。

一、概述

(一)分类

1.解剖分类

(1)大叶性(肺泡性)肺炎:为肺实质炎症,通常并不累及支气管。病原体先在肺泡引起炎症，经肺泡间孔向其他肺泡扩散，导致部分或整个肺段、肺叶发生炎症改变。致病菌多为肺炎链球菌。

(2)小叶性(支气管)肺炎：指病原体经支气管入侵，引起细支气管、终末细支气管和肺泡的炎症。病原体有肺炎链球菌、葡萄球菌、病毒、肺炎支原体以及军团菌等。常继发于其他疾病，如支气管炎、支气管扩张、上呼吸道病毒感染以及长期卧床的危重患者。

(3)间质性肺炎：以肺间质炎症为主，病变累及支气管壁及其周围组织，有肺泡壁增生及间质水肿。可由细菌、支原体、衣原体、病毒或肺孢子菌等引起。

2.病因分类

(1)细菌性肺炎：如肺炎链球菌、金黄色葡萄球菌、甲型溶血性链球菌、肺炎克雷伯菌、流感嗜血杆菌、铜绿假单胞菌、棒状杆菌、梭形杆菌等引起的肺炎。

(2)非典型病原体所致肺炎：如支原体、军团菌和衣原体等。

(3)病毒性肺炎：如冠状病毒、腺病毒、呼吸道合胞病毒、流感病毒、麻疹病毒、巨细胞病毒、单纯疱疹病毒等。

(4)真菌性肺炎：如白念珠菌、曲霉、放射菌等。

(5)其他病原体所致的肺炎：如立克次体、弓形虫、寄生虫等。

(6)理化因素所致的肺炎：如放射性损伤引起的放射性肺炎、胃酸吸入、药物等引起的化学性肺炎等。

3.患病环境分类

(1)社区获得性肺炎：是指在医院外罹患的感染性肺实质炎症，也称院外肺炎，包括具有明确潜伏期的病原体感染而在入院后平均潜伏期内发病的肺炎。常见致病菌为肺炎链球菌、流感嗜血杆菌、卡他莫拉菌和非典型病原体。

(2)医院获得性肺炎：简称医院内肺炎，是指患者入院时既不存在、也不处于潜伏期，而于入院 48h 后在医院(包括老年护理院、康复院等)内发生的肺炎，也包括出院后 48h 内发生的肺炎。无感染高危因素患者的常见病原体依次为肺炎链球菌、流感嗜血杆菌、金黄色葡萄球菌、铜绿假单胞菌、大肠埃希菌、肺炎克雷伯菌等；有感染高危因素患者的常见病原体依次为金黄色葡萄球菌、铜绿假单胞菌、肠杆菌属、肺炎克雷伯菌等。

(二)病因及发病机制

正常的呼吸道免疫防御机制(支气管内黏液-纤毛运载系统、肺泡巨噬细胞防御的完整性等)使气管隆凸以下的呼吸道保持无菌。肺炎的发生主要由病原体和宿主两个因素决定。如果病原体数量多、毒力强和(或)宿主呼吸道局部和全身免疫防御系统损害，即可发生肺炎。病原体可通过空气吸入、血行播散、邻近感染部位蔓延、上呼吸道定植菌的误吸引起社区获得性肺炎。医院获得性肺炎还可通过误吸胃肠道的定植菌(胃食管反流)和通过人工气道吸入环境中的致病菌引起。

二、肺炎链球菌肺炎

肺炎链球菌肺炎或称肺炎球菌肺炎，是由肺炎链球菌或称肺炎球菌所引起的肺炎，约占社区获得性肺炎的半数以上。通常急骤起病，以高热、寒战、咳嗽、血痰及胸痛为特征。X 线胸片呈肺段或肺叶急性炎性实变，近年来因抗菌药物的广泛使用，致使本病的起病方式、症状及 X 线改变均不典型。

(一)临床表现

1.症状

起病多急骤,高热、寒战,全身肌肉酸痛,体温通常在数小时内升至39～40℃,高峰在下午或傍晚,或呈稽留热,脉率随之增速。可有患侧胸部疼痛,放射到肩部或腹部,咳嗽或深呼吸时加剧。痰少,可带血或呈铁锈色,食欲锐减,偶有恶心、呕吐、腹痛或腹泻,易被误诊为急腹症。

2.体征

患者呈急性病容,面颊绯红,鼻翼扇动,皮肤灼热、干燥,口角及鼻周有单纯疱疹;病变广泛时可出现发绀。有败血症者,可出现皮肤、黏膜出血点,巩膜黄染。早期肺部体征无明显异常,仅有胸廓呼吸运动幅度减小,叩诊稍浊,听诊可有呼吸音减低及胸膜摩擦音。肺实变时叩诊浊音、触觉语颤增强并可闻及支气管呼吸音。消散期可闻及湿啰音。心率增快,有时心律不齐。重症患者有肠胀气,上腹部压痛多与炎症累及膈胸膜有关。重症感染时可伴休克,急性呼吸窘迫综合征及神经精神症状,表现为神志模糊、烦躁、呼吸困难、嗜睡、谵妄、昏迷等。累及脑膜时有颈抵抗及出现病理性反射。

本病自然病程1～2周。发病5～10d,体温可自行骤降或逐渐消退;使用有效的抗菌药物后可使体温在1～3d内恢复正常。患者的其他症状与体征亦随之逐渐消失。

(二)护理

1.护理目标

体温恢复正常范围;患者呼吸平稳,发绀消失;症状减轻呼吸道通畅;疼痛减轻,感染控制未发生休克。

2.护理措施

(1)一般护理。①休息与环境:保持室内空气清新,病室保持适宜的温、湿度,环境安静、清洁、舒适。限制患者活动,限制探视,避免因谈话过多影响体力。要集中安排治疗和护理活动,保证足够的休息,减少氧耗量,缓解头痛、肌肉酸痛、胸痛等症状。②体位:协助或指导患者采取合适的体位。对有意识障碍患者,如病情允许可取半卧位,增加肺通气量;或侧卧位,以预防或减少分泌物吸入肺内。为促进肺扩张,每2h变换体位1次,减少分泌物淤积在肺部而引起并发症。③饮食与补充水分:给予高热量、高蛋白质、高维生素、易消化的流质或半流质饮食,以补充高热引起的营养物质消耗。宜少食多餐,避免压迫膈肌。若有明显麻痹性肠梗阻或胃扩张,应暂时禁食,遵医嘱给予胃肠减压,直至肠蠕动恢复。鼓励患者多饮水(1～2L/d),来补充发热、出汗和呼吸急促所丢失的水分,并利于痰液排出。轻症者无须静脉补液,脱水严重者可遵医嘱补液,补液有利于加快毒素排泄和热量散发,尤其是食欲差或不能进食者。心脏病或老年人应注意补液速度,过快过多易导致急性肺水肿。

(2)病情观察:监测患者神志、体温、呼吸、脉搏、血压和尿量,并做好记录。尤其应注意密切观察体温的变化。观察有无呼吸困难及发绀,及时适宜给氧。重点观察儿童、老年人、久病体弱者的病情变化,注意是否伴有感染性休克的表现。观察痰液颜色、性状和量,如肺炎球菌肺炎呈铁锈色,葡萄球菌肺炎呈粉红色乳状,厌氧菌感染者痰液多有恶臭等。

(3)对症护理。①高热的护理:体温超过37.5℃,应每4h测体温1次,观察体温过高的早期症状和体征，体温突然升高或骤降时，应随时测量和记录，并及时报告医师。体温＞39°C时，要采取物理降温。降温效果不好可遵照医嘱选用适当的解热剂进行降温。患者出汗后应及时处理，保持皮肤的清洁和干燥，并注意保暖。鼓励多饮水。②咳嗽、咳痰的护理：协助和鼓励患者有效咳嗽、排痰，及时清除口腔和呼吸道内痰液、呕吐物。痰液黏稠不易咳出时，在病情允许情况下可扶患者坐起，给予拍背，协助咳痰，遵医嘱应用祛痰药以及超声雾化吸入，稀释痰液，促进痰的排出。必要时吸痰，预防窒息。吸痰前，注意告知病情。③气急发绀的护理：监测动脉血气分析值，给予吸氧，提高血氧饱和度，改善发绀，增加患者的舒适度。氧流量一般为每分钟4～6L，若为COPD患者，应给予低流量低浓度持续吸氧。注意观察患者呼吸频率、节律、深度等变化，皮肤色泽和意识状态有无改变，如果病情恶化，准备气管插管和呼吸机辅助通气。④胸痛的护理：维持患者舒适的体位。患者胸痛时，常随呼吸、咳嗽加重，可采取患侧卧位，在咳嗽时可用枕头等物夹紧胸部，必要时用宽胶布固定胸廓，以降低胸廓活动度，减轻疼痛。疼痛剧烈者，遵医嘱应用镇痛、止咳药，缓解疼痛和改善肺通气，如口服可待因。⑤其他：鼓励患者经常漱口，做好口腔护理。口唇疱疹者局部涂液体石蜡或抗病毒软膏，防止继发感染。烦躁不安、谵妄、失眠者酌情使用地西泮或水合氯醛，禁用抑制呼吸的镇静药。

(4)感染性休克的护理。①观察休克的征象：密切观察生命体征、实验室检查和病情的变化。发现患者神志模糊、烦躁、发绀、四肢湿冷、脉搏细数、脉压变小、呼吸浅快、面色苍白、尿量减少(＜30mL/h)等休克早期症状时，及时报告医师，采取救治措施。②环境与体位：应将感染性休克的患者安置在重症监护室，注意保暖和安全。取仰卧中凹位，抬高头胸部20°，抬高下肢约30°，有利于呼吸和静脉回流，增加心排出量。尽量减少搬动。③吸氧：应给高流量吸氧，维持动脉氧分压在60mmHg以上，改善缺氧状况。④补充血容量：快速建立2条静脉通路，遵医嘱给予右旋糖酐或平衡液以维持有效血容量，降低血液的黏稠度，防止弥散性血管内凝血。随时监测患者一般情况、血压、尿量、尿比重、血细胞比容等；监测中心静脉压，作为调整补液速度的指标，中心静脉压＜5cm H_2O 可放心输液，达到10cm H_2O 应慎重。以中心静脉压不超过10cm H_2O、尿量每小时在30mL以上为宜。补液不宜过多过快，以免引起心力衰竭和肺水肿。若血容量已补足而24h尿量仍＜400mL、尿比重＜1.018时，应及时报告医师，注意是否合并急性肾衰竭。⑤纠正酸中毒：有明显酸中毒可静脉滴注5%碳酸氢钠，因其配伍禁忌较多，宜单独输入。随时监测和纠正电解质和酸碱失衡等。⑥应用血管活性药物的护理：遵医嘱在应用血管活性药物，如多巴胺、间羟胺(阿拉明)时，滴注过程中应注意防止液体溢出血管外，引起局部组织坏死和影响疗效。可应用输液泵单独静脉输入血管活性药物，根据血压随时调整滴速，维持收缩压在90～100mmHg，保证重要器官的血液供应，改善微循环。⑦对因治疗：应联合、足量应用强有力的广谱抗生素控制感染。⑧病情转归观察：随时监测和评估患者意识、血压、脉搏、呼吸、体温、皮肤、黏膜、尿量的变化，判断病情转归。如患者神志逐渐清醒、皮肤及肢体变暖、脉搏有力、呼吸平稳规则、血压回升、尿量增多，预示病情已好转。

(5)用药护理：遵医嘱及时使用有效抗感染药物，注意观察药物疗效及不良反应。

抗菌药物治疗：一经诊断即应给予抗菌药物治疗，不必等待细菌培养结果。首选青霉素G，用药途径及剂量视病情轻重及有无并发症而定。对于成年轻症患者，可用240万U/d，分3次肌内注射，或用普鲁卡因青霉素每12h肌内注射60万U；病情稍重者，宜用青霉素G每天

240 万～480 万 U，每 6～8h 静脉滴注 1 次；重症及并发脑膜炎者，可增至每天 1000 万～3000 万 U，分 4 次静脉滴注；对青霉素过敏者或耐青霉素或多重耐药菌株感染者，可用呼吸氟喹诺酮类、头孢噻肟或头孢曲松等药物，多重耐药菌株感染者可用万古霉素、替考拉宁等。药物治疗 48～72h 后应对病情进行评价，治疗有效表现为体温下降、症状改善、白细胞逐渐降低或恢复正常等。如用药 72h 后病情仍无改善，需及时报告医师并作相应处理。

支持疗法：患者应卧床休息，注意补充足够蛋白质、热量及维生素。密切监测病情变化，注意防止休克。剧烈胸痛者，可酌情用少量镇痛药，如可卡因 15mg。不用阿司匹林或其他解热药，以免过度出汗、脱水及干扰真实热型，导致临床判断错误。鼓励饮水每天 1～2L，轻症患者不需常规静脉输液，确有失水者可输液，保持尿比重＜1.020，血清钠＜145mmol/L。中等或重症患者（PaO_2＜60mmHg 或有发绀）应给氧。若有明显麻痹性肠梗阻或胃扩张，应暂时禁食、禁饮和胃肠减压，直至肠蠕动恢复。烦躁不安、谵妄、失眠者酌用地西泮 5mg 或水合氯醛1～1.5g，禁用抑制呼吸的镇静药。

并发症的处理：经抗菌药物治疗后，高热常在 24h 内消退，或数日内逐渐下降。若体温降而复升或 3 天后仍不降者，应考虑肺炎链球菌的肺外感染，如脓胸、心包炎或关节炎等。持续发热的其他原因尚有耐青霉素的肺炎链球菌（PRSP）或混合细菌感染、药物热或并存其他疾病。肿瘤或异物阻塞支气管时，经治疗后肺炎虽可消散，但阻塞因素未除，肺炎可再次出现。10％～20％的肺炎链球菌肺炎伴发胸腔积液者，应酌情取胸液检查及培养以确定其性质。若治疗不当，约 5％的并发脓胸，应积极排脓引流。

（6）心理护理：患病前健康状态良好者会因突然患病而焦虑不安；病情严重或患有慢性基础疾病者则可能出现消极、悲观和恐慌的心理反应。要耐心给患者讲解疾病的有关知识，解释各种症状和不适的原因，讲解各项诊疗、护理操作目的、操作程序和配合要点，使患者清楚大部分肺炎治疗、预后良好。询问和关心患者的需要，鼓励患者说出内心感受，与患者进行有效的沟通。帮助患者祛除不良心理反应，树立治愈疾病的信心。

（7）健康指导。①疾病知识指导：让患者及家属了解肺炎的病因和诱因，有皮肤疖、痈、伤口感染、毛囊炎、蜂窝织炎时应及时治疗。避免受凉、淋雨、酗酒和过度疲劳，特别是年老体弱和免疫功能低下者，如糖尿病慢性肺病、慢性肝病、血液病、营养不良、艾滋病等。天气变化时随时增减衣服，预防上呼吸道感染。可注射流感或肺炎免疫疫苗，使之产生免疫力。②生活指导：劝导患者要注意休息，劳逸结合，生活有规律。保证摄取足够的营养物质，适当参加体育锻炼，增强机体抗病能力。对有意识障碍、慢性病、长期卧床者，应教会家属注意帮助患者经常改变体位、翻身拍背，协助并鼓励患者咳出痰液，有感染征象时及时就诊。③出院指导：出院后需继续用药者，应指导患者遵医嘱按时服药，向患者介绍所服药物的疗效、用法、疗程，不良反应，不能自行停药或减量。教会患者观察疾病复发症状，如出现发热、咳嗽、呼吸困难等不适表现时，应及时就诊。告知患者随诊的时间及需要准备的有关资料，如 X 线胸片等。

3.护理评价

患者体温恢复正常；能进行有效咳嗽，痰容易咳出，显示咳嗽次数减少或消失，痰量减少；休克发生时及时发现并给予及时的处理。

三、其他类型肺炎

(一)葡萄球菌肺炎

葡萄球菌肺炎是由葡萄球菌引起的急性肺部化脓性炎症。葡萄球菌的致病物质主要是毒素与酶，具有溶血、坏死、杀白细胞和致血管痉挛等作用。其致病力可用血浆凝固酶来测定，阳性者致病力较强，是化脓性感染的主要原因。但其他凝固酶阴性的葡萄球菌亦可引起感染。随着医院内感染的增多，由凝固酶阴性葡萄球菌引起的肺炎也不断增多。医院获得性肺炎中，葡萄球菌感染占11%～25%。常发生于有糖尿病、血液病、艾滋病、肝病或慢性阻塞性肺疾病等原有基础疾病者。若治疗不及时或不当，病死率甚高。

1.临床表现

(1)症状：起病多急骤，寒战、高热，体温高达39～40℃，胸痛，咳大量脓性痰，带血丝或呈脓血状。全身肌肉和关节酸痛，精神萎靡，病情严重者可出现周围循环衰竭。院内感染者常起病隐袭，体温逐渐上升，咳少量脓痰。老年人症状可不明显。

(2)体征：早期可无体征，晚期可有双肺散在湿啰音。病变较大或融合时可出现肺实变体征。但体征与严重的中毒症状和呼吸道症状不平行。

2.治疗要点

早期清除原发病灶，积极抗感染治疗，加强支持疗法，预防并发症。通常首选耐青霉素酶的半合成青霉素或头孢菌素，如苯唑西林、头孢呋辛等。对甲氧西林耐药株可用万古霉素、替考拉宁等治疗。疗程2～3周，有并发症者需4～6周。

(二)肺炎支原体肺炎

肺炎支原体肺炎是由肺炎支原体引起的呼吸道和肺部的急性炎症。常同时有咽炎、支气管炎和肺炎。肺炎支原体是介于细菌和病毒之间，兼性厌氧、能独立生活的最小微生物。健康人吸入患者咳嗽、打喷嚏时喷出的口鼻分泌物可感染，即通过呼吸道传播。病原体通常吸附宿主呼吸道纤毛上皮细胞表面，不侵入肺实质，抑制纤毛活动和破坏上皮细胞。其致病性可能与患者对病原体及其代谢产物的过敏反应有关。支原体肺炎约占非细菌性肺炎的1/3以上，或各种原因引起的肺炎的10%。以秋冬季发病较多，可散发或小流行，患者以儿童和青年人居多，婴儿间质性肺炎亦应考虑本病的可能。

1.临床表现

(1)症状：通常起病缓慢，潜伏期2～3周，症状主要为乏力、咽痛、头痛、咳嗽、发热、食欲缺乏、肌肉酸痛等。多为刺激性咳嗽，咳少量黏液痰，发热可持续2～3周，体温恢复正常后可仍有咳嗽。偶伴有胸骨后疼痛。

(2)体征：可见咽部充血、颈部淋巴结肿大等体征。肺部可无明显体征，与肺部病变的严重程度不相称。

2.治疗要点

肺炎支原体肺炎首选大环内酯类抗生素，如红霉素。疗程一般为2～3周。

(三)病毒性肺炎

病毒性肺炎是由上呼吸道病毒感染，向下蔓延所致的肺部炎症。常见病毒为甲、乙型流感病毒，腺病毒，副流感病毒，呼吸道合胞病毒和冠状病毒等。患者可同时受一种以上病毒感染，气道防御功能降低，常继发细菌感染。病毒性肺炎为吸入性感染，常有气管－支气管炎。呼吸道病毒通过飞沫与直接接触而迅速传播，可暴发或散发流行。病毒性肺炎约占需住院的社区获得性肺炎的8%，大多发生于冬春季节。密切接触的人群或有心肺疾病者、老年人等易受感染。

1.临床表现

(1)症状：一般临床症状较轻，与支原体肺炎症状相似。起病较急，发热、头痛、全身酸痛、乏力等较突出。有咳嗽、少痰或白色黏液痰咽痛等症状。老年人或免疫功能受损的重症患者，可表现为呼吸困难、发绀、嗜睡、精神萎靡，甚至并发休克、心力衰竭和呼吸衰竭，严重者可发生急性呼吸窘迫综合征。

(2)体征：本病常无显著的胸部体征，病情严重者有呼吸浅速、心率增快、发绀、肺部干湿啰音。

2.治疗要点

病毒性肺炎以对症治疗为主，板蓝根、黄芪、金银花、连翘等中药有一定的抗病毒作用。对某些重症病毒性肺炎应采用抗病毒药物，如选用利巴韦林、阿昔洛韦等。

(四)真菌性肺炎

肺部真菌感染是最常见的深部真菌病。真菌感染的发生是机体与真菌相互作用的结果，最终取决于真菌的致病性、机体的免疫状态及环境条件对机体与真菌之间关系的影响。广谱抗生素、糖皮质激素、细胞毒药物及免疫抑制剂的广泛使用，人免疫缺陷病毒(HIV)感染和艾滋病增多使肺部真菌感染的机会增加。

1.临床表现

真菌性肺炎多继发于长期应用抗生素、糖皮质激素、免疫抑制剂、细胞毒药物或因长期留置导管、插管等诱发，其症状和体征无特征性变化。

2.治疗要点

真菌性肺炎目前尚无理想的药物，两性霉素B对多数肺部真菌仍为有效药物，但由于其不良反应较多，使其应用受到限制。其他药物尚有氟胞嘧啶、米康唑、酮康唑、制霉菌素等也可选用。

(五)重症肺炎

目前重症肺炎还没有普遍认同的标准，各国诊断标准不一，但都注重肺部病变的范围、器官灌注和氧合状态。我国制订的重症肺炎标准为：①意识障碍。②呼吸频率＞30次/min。③PaO_2＜60mmHg，PO_2/FiO_2＜300，需行机械通气治疗。④血压＜90/60mmHg。⑤胸片显示双侧或多肺叶受累，或入院48h内病变扩大≥50%。⑥少尿：尿量＜20mL/h，或每4h＜80mL，或急性肾衰竭需要透析治疗。

第五节　肺脓肿

肺脓肿是由多种病原菌引起肺实质坏死的肺部化脓性感染。早期为肺组织的化脓性炎症，继而坏死、液化，由肉芽组织包绕形成脓肿。高热、咳嗽和咳大量脓臭痰为其临床特征。本病可见于任何年龄，青壮年男性及年老体弱有基础疾病者多见。自抗生素广泛应用以来，发病率有明显降低。

一、病因及发病机制

急性肺脓肿的主要病原体是细菌，常为上呼吸道、口腔的定植菌，包括需氧、厌氧和兼性厌氧菌。厌氧菌感染占主要地位，较重要的厌氧菌有核粒梭形杆菌、消化球菌等。常见的需氧和兼性厌氧菌为金黄色葡萄球菌、化脓链球菌（A 组溶血性链球菌）、肺炎克雷伯菌和铜绿假单胞菌等。免疫力低下者，如接受化学治疗、白血病或艾滋病患者其病原菌也可为真菌。根据不同病因和感染途径，肺脓肿可分为以下 3 种类型。

（一）吸入性肺脓肿

吸入性肺脓肿是临床上最多见的类型，病原体经口、鼻、咽吸入致病，误吸为最主要的发病原因。正常情况下，吸入物可由呼吸道迅速清除，但当由于受凉、劳累等诱因导致全身或局部免疫力下降时；在有意识障碍，如全身麻醉或气管插管、醉酒、脑血管意外时，吸入的病原菌即可致病。此外，也可由上呼吸道的慢性化脓性病灶，如扁桃体炎、鼻窦炎、牙槽脓肿等脓性分泌物经气管被吸入肺内致病。吸入性肺脓肿发病部位与解剖结构有关，常为单发性，由于右主支气管较陡直，且管径较粗大，因而右侧多发。病原体多为厌氧菌。

（二）继发性肺脓肿

继发性肺脓肿可继发于某些肺部疾病如细菌性肺炎、支气管扩张、空洞型肺结核、支气管肺癌、支气管囊肿等感染；支气管异物堵塞也是肺脓肿尤其是小儿肺脓肿发生的重要因素；邻近器官的化脓性病变蔓延至肺，如食管穿孔感染、膈下脓肿、肾周围脓肿及脊柱脓肿等波及肺组织引起肺脓肿。阿米巴肝脓肿可穿破膈肌至右肺下叶，形成阿米巴肺脓肿。

（三）血源性肺脓肿

血源性肺脓肿是因皮肤外伤感染、痈、疖、骨髓炎、静脉吸毒、感染性心内膜炎等肺外感染病灶的细菌或脓毒性栓子经血行播散至肺部引起小血管栓塞，产生化脓性炎症、组织坏死导致肺脓肿。金黄色葡萄球菌、表皮葡萄球菌及链球菌为常见致病菌。

二、临床表现

（一）症状

急性肺脓肿患者，起病急，寒战、高热，体温高达 39～40℃，伴有咳嗽、咳少量黏液痰或黏液脓性痰，典型痰液呈黄绿色、脓性，有时带血。炎症累及胸膜可引起胸痛。伴精神不振、全身乏力、食欲减退等全身毒性症状。如感染未能及时控制，于发病后 10～14d 可突然咳出大量脓臭痰及坏死组织，痰量可达 300～500mL/d，痰静置后分 3 层。厌氧菌感染时痰带腥臭味。一般在咳出大量脓痰后，体温明显下降，全身毒性症状随之减轻。约 1/3 的患者有不同程度的咯血，偶有中，大量咯血而突然窒息死亡者。部分患者发病缓慢，仅有一般的呼吸道感染症状。血源性肺脓肿多先有原发病灶引起的畏寒、高热等全身脓毒血症的表现。经数日或数周后出现咳嗽、咳痰，痰量不多，极少咯血。慢性肺脓肿患者除咳嗽、咳脓痰、不规则发热、咯血外，还有贫血、消瘦等慢性消耗症状。

（二）体征

肺部体征与肺脓肿的大小、部位有关。早期病变较小或位于肺深部，多无阳性体征；病变发展较大时可出现肺实变体征，有时可闻及异常支气管呼吸音；病变累及胸膜时，可闻及胸膜摩擦音或胸腔积液体征。慢性肺脓肿常有杵状指（趾）、消瘦、贫血等。血源性肺脓肿多无阳性体征。

三、护理

（一）护理目标

体温降至正常，营养改善，呼吸系统症状减轻或消失，未发生并发症。

（二）护理措施

1.一般护理

保持室内空气流通、适宜温湿度、阳光充足。晨起、饭后、体位引流后及睡前协助患者漱口，做好口腔护理。鼓励患者多饮水，进食高热量，高蛋白、高维生素等营养丰富的食物。

2.病情观察

观察痰的颜色、性状、气味和静置后是否分层。准确记录 24h 排痰量。当大量痰液排出时，要注意观察患者咳痰是否顺畅，咳嗽是否有力，避免脓痰引起窒息；当痰液减少时，要观察患者中毒症状是否好转，若中毒症状严重，提示痰液引流不畅，做好脓液引流的护理，以保持呼吸道通畅。若发现血痰，应及时报告医师，咯血量较多时，应严密观察体温、脉搏、呼吸、血压以及神志的变化，准备好抢救药品和用品，嘱患者患侧卧位，头偏向一侧，警惕大咯血或窒息的突然发生。

3.用药及体位引流护理

（1）抗生素治疗：吸入性肺脓肿一般选用青霉素，对青霉素过敏或不敏感者可用林可霉素、克林霉素或甲硝唑等药物。开始给药采用静脉滴注，体温通常在治疗后 3～10d 降至正常，然后改为肌内注射或口服。如抗生素有效，宜持续 8～12 周，直至胸片上空洞和炎症完全消失，或仅有少量稳定的残留纤维化。若疗效不佳，要注意根据细菌培养和药物敏感试验结果选用有效抗菌药物。遵医嘱使用抗生素、祛痰药、支气管扩张剂等药物，注意观察疗效及不良反应。

（2）痰液引流：可缩短病程，提高疗效。无大咯血、中毒症状轻者可进行体位引流排痰，每天 2～3 次，每次 10～15min。痰黏稠者可用祛痰药、支气管舒张药或生理盐水雾化吸入以利脓液引流。有条件应尽早应用纤维支气管镜冲洗及吸引治疗，脓腔内还可注入抗生素，加强局部治疗。

（3）手术治疗：内科积极治疗 3 个月以上效果不好，或有并发症可考虑手术治疗。

4.心理护理

向患者及家属及时介绍病情，解释各种症状和不适的原因，说明各项诊疗、护理操作目的、操作程序和配合要点。由于疾病带来口腔脓臭气味使患者害怕与人接近，在帮助患者口腔护理的同时消除患者的紧张心理。主动关心并询问患者的需要，使患者增加治疗的依从性和信心，指导患者正确对待本病，使其勇于说出内心感受，并积极进行疏导。教育患者家属配合医护人员做好患者的心理指导，使患者树立治愈疾病的信心，以促进疾病早日康复。

5.健康指导

（1）疾病知识指导：指导患者及家属了解肺脓肿发生、发展、治疗和有效预防方面的知识。积极治疗肺炎、皮肤疖、痈或肺外化脓性等原发病灶。教会患者练习深呼吸，鼓励患者咳嗽并采取有效的咳嗽方式进行排痰，保持呼吸道的通畅，促进病变的愈合。对重症患者做好监护，教育家属及时发现病情变化，并及时向医师报告。

(2)生活指导：指导患者生活要有规律，注意休息，劳逸结合，应增加营养物质的摄入。提倡健康的生活方式，重视口腔护理，在晨起、饭后、体位引流后、晚睡前要漱口、刷牙，防止污染分泌物误吸入下呼吸道。鼓励平日多饮水，戒烟、酒。保持环境整洁、舒适，维持适宜的室温与湿度，注意保暖，避免受凉。

(3)用药指导：抗生素治疗非常重要，但需要时间较长，为防止病情反复，应遵从治疗计划。指导患者及家属根据医嘱服药，向患者讲解抗生素等药物的用药疗程、方法、不良反应，发现异常及时向医师报告。

(4)加强易感人群护理：对意识障碍、慢性病、长期卧床者，应注意指导家属协助患者经常变换体位、翻身、拍背促进痰液排出，疑有异物吸入时要及时清除。有感染征象时应及时就诊。

(三)护理评价

患者体温平稳，呼吸系统症状消失，营养改善，无并发症发生或发生后及时得到处理。

第六节　肺结核

结核分枝杆菌可侵及全身多个脏器，但以肺部受累形成肺结核最为常见。在21世纪仍然是严重危害人类健康的主要传染病，是全球关注的公共卫生和社会问题，也是我国重点控制的主要疾病之一。

一、病因及发病机制

(一)病原学

结核病的病原菌为结核分枝杆菌，分为人型、牛型、非洲型和鼠型4类，其中引起人类结核病的主要为人型结核分枝杆菌，少数为牛型和非洲型分枝杆菌。其生物学特性如下。

1.抗酸性

结核分枝杆菌耐酸染色呈红色，可抵抗盐酸酒精的脱色作用，又称抗酸杆菌。

2.生长缓慢

结核分枝杆菌为需氧菌，适宜生长温度为37℃左右。生长缓慢，增生一代需14～20h，对营养有特殊的要求；培养时间一般为2～8周。

3.抵抗力强

结核分枝杆菌对干燥、酸、碱、冷的抵抗力较强。在干燥环境中可存活数月或数年。在阴暗潮湿环境下能生存数月不死，但在10W紫外线灯距照射物0.5～1m，照射30min具有明显杀菌作用。阳光下暴晒2～7h可被杀死。用氢氧化钠或硫酸对痰液进行处理时，一般杂菌很快被杀死，而结核分枝杆菌仍存活，故常以此方法对临床痰标本进行结核分枝杆菌培养前处理。湿热80℃持续5min，95℃持续1min或煮沸100℃持续5min可杀死结核分枝杆菌，因而煮沸消毒与高压消毒是最有效的消毒法。常用杀菌剂中，70%酒精最佳，一般在2min内可杀死结核分枝杆菌。1.5%煤酚皂接触2～12h,5%苯酚24h亦可杀菌。将痰吐在纸上直接焚烧是最简易的灭菌方法。除污剂或合成洗涤剂对结核分枝杆菌完全不起作用。

4.菌体结构复杂

结核分枝杆菌菌体成分复杂,主要是类脂质、蛋白质和多糖类组成的复合成分。在人体内,类脂质与结核病的组织坏死、干酪液化、空洞发生以及结核变态反应有关;菌体蛋白质是结核菌素的主要成分,诱发皮肤变态反应;多糖类与血清反应等免疫应答有关。

(二)流行病学

1.传染源

结核病的传染源主要是继发性肺结核患者。由于结核分枝杆菌主要是随着痰排出体外而播散,因而痰液检查结核分枝杆菌阳性的患者才有传染性,才是传染源。

2.传播途径

飞沫传播是肺结核最重要的传播途径。结核分枝杆菌主要通过咳嗽喷嚏、大笑或大声谈话等方式把含有结核分枝杆菌的微滴排到空气中而传播。经消化道和皮肤等其他途径传播现已少见。

3.易感人群

人群对结核病易感性与机体自然抵抗力和获得性特异性抵抗力有关。结核病的易感人群包括:与肺结核患者密切接触者、免疫抑制或滥用药物者、HIV感染者、居住环境拥挤者、老年人、流浪人员以及婴幼儿等机体自然抵抗力低下者。山区及农村居民结核分枝杆菌自然感染率低,导致获得性特异性抵抗力低,移居到城市生活后也成为结核病的易感人群。

4.影响传染性的因素

已感染者排出结核分枝杆菌量的多少、空气中结核分枝杆菌微滴的密度、通风情况、接触的密切程度和时间长短以及个体免疫力情况等。HIV感染者及免疫功能受损者比健康人更容易受到结核分枝杆菌感染,而且感染后容易发病。

(三)结核病的发生与发展

1.原发感染

感染后的结核病的发生、发展与转归取决于入侵结核分枝杆菌的毒力及肺泡内巨噬细胞固有的吞噬杀菌能力。如果结核分枝杆菌能够在体内存活,并可在肺泡巨噬细胞内外生长繁殖,这部分肺组织即出现炎性病变,称为原发病灶。原发病灶中的结核分枝杆菌沿着肺内引流淋巴管到达肺门淋巴结,引起淋巴结肿大。原发病灶和肿大的气管支气管淋巴结统称为原发复合征或原发性结核。原发病灶继续发展,可直接或经血流播散到邻近组织器官,引起结核病。

当结核分枝杆菌首次侵入人体开始繁殖时,人体通过细胞介导的免疫系统对结核分枝杆菌产生特异性免疫,使原发病灶、肺门淋巴结和播散到全身各器官的结核分枝杆菌停止繁殖,原发病灶炎症迅速吸收或留下少量钙化灶,肿大的肺门淋巴结逐渐缩小纤维化或钙化,播散到全身各器官的结核分枝杆菌大部分被消灭,这就是原发感染最常见的良性过程。但仍然有少量结核分枝杆菌没有被消灭,长期处于休眠期,成为继发性结核的潜在来源。少数患者因免疫反应强烈或免疫力低下,原发病灶可扩大呈干酪样坏死,形成空洞或干酪样肺炎。干酪样坏死组织破入支气管可引起沿支气管结核播散。结核分枝杆菌经淋巴引起血行播散，形成血行播散型肺结核。

2.结核病免疫和迟发性变态反应

结核病主要的免疫保护机制是细胞免疫，体液免疫对控制结核分枝杆菌感染的作用不重要。人体受结核分枝杆菌感染后，首先是巨噬细胞做出反应，肺泡中的巨噬细胞大量分泌白细胞介素(简称白介素)-1、白介素-6 和肿瘤坏死因子(TNF)-α 等细胞因子使淋巴细胞和单核细胞聚集到结核分枝杆菌入侵部位，逐渐形成结核肉芽肿，限制结核分枝杆菌扩散并杀灭结核分枝杆菌。T 细胞有独特作用，其与巨噬细胞相互作用和协调，对完善免疫保护作用非常重要。T 淋巴细胞有识别特异性抗原的受体，$CD4^+$ T 细胞促进免疫反应，在淋巴因子作用下分化为第一类和第二类辅助性 T 细胞(Th1 和 Th2)。细胞免疫保护作用以 Th1 为主，Th1 促进巨噬细胞的功能和免疫保护力。白介素-12 可诱导 Th1 的免疫作用，刺激 T 细胞分化为 Th1，增加 γ 干扰素的分泌，激活巨噬细胞抑制或杀灭结核分枝杆菌的能力。

3.继发性结核

(1)发病方式：原发性结核感染时期遗留下来的潜在病灶中的结核分枝杆菌重新活动而发生的结核病，此为内源性复发；另一种方式是由于受到结核分枝杆菌的再感染而发病，称为外源性重染。两种不同发病方式主要取决于当地的结核病流行病学特点与严重程度。继发性结核病与原发性结核病有明显的差异。继发性结核病有明显的临床症状，容易出现空洞和排菌，有传染性，所以，继发性结核病具有重要临床和流行病学意义，是防治工作的重点。

(2)发病类型：一种是发病慢，临床症状少而轻，多发生在肺尖或锁骨下，痰涂片检查阴性，一般预后良好；另一种是发病快，几周前肺部检查还是正常，发现时已出现广泛的病变、空洞和播散，痰涂片检查阳性。这类患者多发生在青春期女性、营养不良、抵抗力弱的群体以及免疫功能受损的患者。有传染性，是防治工作的重点。

二、临床表现

(一)症状

1.全身中毒症状

典型肺结核表现为午后低热、乏力、食欲减退、消瘦、盗汗等，发热为最常见的症状。多为长期午后潮热，即下午或傍晚开始升高，翌晨降至正常。妇女可有月经失调和闭经，当肺部病灶急剧进展播散时，可有不规则高热。

2.呼吸系统症状

(1)咳嗽咳痰：是肺结核最常见症状。咳嗽较轻，干咳或少量黏液痰。有空洞形成时，痰量增多，若合并其他细菌感染，痰可呈脓性。若合并支气管结核，表现为刺激性咳嗽。

(2)咯血：1/3～1/2 的患者有咯血。咯血量多少不定，多数患者为少量咯血，少数为大咯血。痰中带血多因炎性病灶的毛细血管扩张所致；中等量以上咯血，则与小血管损伤或来自空洞的血管瘤破裂有关。咯血后低热多为小血管内血液吸收或阻塞支气管引起感染所致，若高热持续不退，提示结核病灶播散；大咯血时若血块阻塞大气道可引起窒息。

(3)胸痛：炎症波及壁层胸膜，可有相应部位胸痛，为胸膜性胸痛。随呼吸运动和咳嗽加重。患侧卧位可减轻疼痛。

(4)呼吸困难:慢性重症肺结核时,呼吸功能减退,常出现渐进性呼吸困难,并发气胸或大量胸腔积液时,呼吸困难尤为严重。多见于干酪样肺炎和大量胸腔积液患者。

(二)体征

体征取决于病变性质、部位、范围和程度。病变范围较小或位于肺组织深部时,一般无明显体征。渗出性病变范围较大或干酪样坏死时,则可以有肺实变体征,如触觉语颤增强、叩诊浊音、听诊闻及支气管呼吸音和细湿啰音。较大的空洞性病变听诊也可以闻及支气管呼吸音。结核好发于肺尖,在锁骨上下、肩胛间区叩诊略浊,于咳嗽后偶可闻及湿啰音,对肺结核的诊断具有参考意义。当有较大范围的纤维条索形成时,气管向患侧移位,患侧胸廓塌陷、叩诊浊音、听诊呼吸音减弱并可闻及湿啰音。健侧可有代偿性肺气肿征。结核性胸膜炎时有胸腔积液体征:气管向健侧移位,患侧胸廓视诊饱满、触觉语颤减弱、叩诊实音、听诊呼吸音消失。支气管结核可有局限性哮鸣音。

少数患者可以有类似风湿热样表现,称为结核性风湿症。多见于青少年女性。常累及四肢大关节。在受累关节附近可见结节性红斑或环形红斑,间歇出现。

三、临床类型及特点

(一)原发型肺结核

原发型肺结核含原发复合征及胸内淋巴结结核。多见于少年儿童,无症状或症状轻微,类似感冒,有低热、咳嗽、食欲缺乏、体重减轻等。多有结核病家庭接触史,结核菌素试验多为强阳性,X线胸片表现为哑铃型阴影,即原发病灶、引流淋巴管炎和肿大的肺门淋巴结,形成典型的原发复合征(原发病灶,部位多在上叶底部、中叶或下叶上部)。原发病灶一般吸收较快,可不留任何痕迹。若X线胸片只有肺门淋巴结肿大,则诊断为胸内淋巴结结核。

(二)血行播散型肺结核

本型为各型肺结核中较严重者,包括急性血行播散型肺结核(急性粟粒型肺结核)及亚急性、慢性血行播散型肺结核。急性粟粒型肺结核多见于婴幼儿和青少年,特别是营养不良、患传染病和长期应用免疫抑制剂导致抵抗力明显下降的小儿,多同时伴有原发型肺结核。成人也可发生急性粟粒型肺结核,可由病变中和淋巴结内的结核分枝杆菌侵入血管所致。起病急,持续高热,中毒症状严重,一半以上的小儿和成人合并结核性脑膜炎。虽然病变侵及两肺,但极少有呼吸困难。全身浅表淋巴结肿大,肝和脾大,有时可发现皮肤淡红色粟粒疹,可出现颈项强直等脑膜刺激征,眼底检查约1/3的患者可发现脉络膜结核结节。部分患者结核菌素试验阴性,随病情好转可转为阳性。X线胸片和CT检查开始为肺纹理重,在症状出现两周左右可发现由肺尖至肺底呈大小、密度和分布皆均匀的粟粒状结节阴影,结节直径2mm左右。亚急性慢性血行播散型肺结核起病较缓,症状较轻,X线胸片呈双上、中肺野为主的大小不等、密度不同和分布不均的粟粒状或结节状阴影,新鲜渗出与陈旧硬结和钙化病灶共存。慢性血行播散型肺结核多无明显中毒症状。

(三)继发型肺结核

继发型肺结核多发生在成人,病程长,易反复。肺内病变多为含有大量结核分枝杆菌的早期渗出性病变,易进展,多发生干酪样坏死、液化、空洞形成和支气管播散;同时又多出现病变周围纤维组织增生,使病变局限化和瘢痕形成。病变轻重多寡相差悬殊,活动性渗出病变、干酪样病变和愈合性病变共存。因此，继发型肺结核X线表现特点为多态性，好发在上叶尖后段和下叶背段。痰结核分枝杆菌检查常为阳性。

1.浸润性肺结核

浸润性肺结核是临床上最常见的继发性肺结核，大多为人体免疫力降低时，潜伏在肺部病灶内的结核菌重新繁殖而引起的，形成以渗出和细胞浸润为主、伴有程度不同的干酪样病灶。临床症状根据病灶性质、范围大小和个体反应性而不同。轻者可有低热、盗汗等；重者病情呈急性进展，可有明显毒血症状和呼吸道症状，如高热、咳嗽、咳痰、呼吸困难等。X线可见片状、絮状阴影，边缘模糊。浸润渗出性结核病变和维干酪增生病变多发生在肺尖和锁骨下，影像学检查表现为小片状或斑点状阴影，可融合和形成空洞。渗出性病变易吸收，而纤维干酪增生病变吸收很慢，可长期无改变。

2.空洞性肺结核

空洞性肺结核的空洞形态不一。多由干酪渗出病变溶解形成洞壁不明显的、多个空腔的虫蚀样空洞；伴有周围浸润病变的新鲜的薄壁空洞，当引流支气管壁出现炎症伴堵塞时，因活瓣形成，而出现壁薄的、可迅速扩大和缩小的张力性空洞以及肺结核球干酪样坏死物质排出后形成的干酪溶解性空洞。空洞性肺结核多有支气管播散病变，临床症状较多，发热，咳嗽，咳痰和咯血等。空洞性肺结核患者痰中经常排菌。应用有效的化学治疗后，出现空洞不闭合，但长期多次查痰阴性，空洞壁由纤维组织或上皮细胞覆盖，诊断为"净化空洞"。但有些患者空洞还残留一些干酪组织，长期多次查痰阴性，临床上诊断为"开放菌阴综合征"。

3.结核球

结核球多由干酪样病变吸收和周边纤维膜包裹或干酪空洞阻塞性愈合而形成。结核球内有钙化灶或液化坏死形成空洞，同时80%以上结核球有卫星灶，直径在2～4cm，多小于3cm。

4.干酪样肺炎

干酪样肺炎多发生在机体免疫力和体质衰弱，又受到大量结核分枝杆菌感染的患者，或有淋巴结支气管瘘，淋巴结中的大量干酪样物质经支气管进入肺内而发生。大叶性干酪样肺炎X线呈大叶性密度均匀磨玻璃状阴影，逐渐出现溶解区，呈虫蚀样空洞，可出现播散病灶，痰中能查出结核分枝杆菌。小叶性干酪样肺炎的症状和体征都比大叶性干酪样肺炎轻X线呈小叶斑片播散病灶，多发生在双肺中下部。

5.纤维空洞性肺结核

肺结核未及时发现或治疗不当，或由于病情随机体免疫力的高低波动，病灶吸收、修复与恶化、进展交替出现，导致空洞长期不愈、病灶出现广泛纤维化，患者长期咳嗽、咳痰、反复咯血、活动后气促，严重者可发生呼吸衰竭。纤维空洞性肺结核的特点是病程长，反复进展恶化，肺组织破坏重，肺功能严重受损，双侧或单侧出现纤维厚壁空洞和广泛的纤维增生，造成肺门抬高和肺纹理呈垂柳样，患侧肺组织收缩，纵隔向患侧移位，常见胸膜粘连和健侧呈代偿性肺气肿。结核分枝杆菌长期检查阳性且常耐药。X线显示一侧或两侧单个或多个厚壁空洞，多伴有支气管播散病灶及明显的胸膜增厚。

(四)结核性胸膜炎

机体处于高敏状态时，结核菌侵入胸膜腔可引起渗出性胸膜炎。除出现全身中毒症状外，有胸痛和呼吸困难。早期出现局限性胸膜摩擦音，随着积液增多出现胸腔积液体征。X线可见中下肺野均匀致密阴影，上缘弧形向上，外侧升高。

（五）其他肺外结核

其他肺外结核可按部位和脏器命名，如骨关节结核、肾结核、肠结核等。

（六）菌阴肺结核

菌阴肺结核为3次痰涂片及1次培养阴性的肺结核，其诊断标准为：①典型肺结核临床症状和胸部X线表现。②抗结核治疗有效。③临床可排除其他非结核性肺部疾患。④PPD强阳性，血清抗结核抗体阳性。⑤痰结核菌PCR和探针检测呈阳性。⑥肺外组织病理证实结核病变。⑦支气管肺泡灌洗（BAL）液中检出抗酸分枝杆菌。⑧支气管或肺部组织病理证实结核病变。具备①～⑥中3项或⑦～⑧中任何1项可确诊。

四、活动性与转归

（一）进展期

新发现的活动性病变；病变较前增多、恶化；新出现空洞或空洞增大；痰菌阳转。凡具备上述一项者，即属进展期。

（二）好转期

病变较前吸收好转；空洞缩小或闭合；痰菌减少或阴转。凡具备上述一项者，即属好转期。

（三）稳定期

病变无活动性，空洞闭合，痰菌连续阴性（每月至少查痰1次），均达6个月以上。若空洞仍然存在，则痰菌需连续阴性1年以上。

五、护理

（一）护理目标

患者疲乏感减轻，营养得到改善，对结核防病知识有了更多的了解，没有出现窒息。

（二）护理措施

1.适当休息和活动，增加机体耐力

（1）与患者一起讨论预防和减轻疲劳的方法，如指导患者使用全身放松术，解除精神负担和心理压力；协助患者日常活动，减少机体消耗和减轻疲乏感。

（2）了解患者的活动能力、方式和活动量，制订合理的休息与活动计划。①急性期应取半坐卧位卧床休息，使膈肌下降，胸腔容量扩大，肺活量增加，以改善呼吸困难，还可减轻体力和氧的消耗，避免活动后加重呼吸困难和疲劳感；肺结核进展期或咯血时，以卧床休息为主，适当离床活动；大咯血应绝对卧床休息，保证患侧卧位，以免病灶扩散。②稳定期可适当增加户外活动，如散步、打太极拳、做保健操等，加强体质锻炼，提高机体耐力和抗病能力。呼吸功能的锻炼可减少肺功能受损。③轻症患者在化疗的同时，可进行正常工作，但应避免劳累和重体力劳动。

2.加强营养，补充机体需要

（1）制订较全面的饮食营养摄入计划。补充蛋白质、维生素等营养物质，如鱼、肉、蛋、牛奶、豆制品等动植物蛋白，成人每天蛋白质总量为90～120g，以增加机体的抗病能力及修复能力；每天摄入一定量的新鲜蔬菜和水果，满足机体对维生素C、B族维生素等的需要；注意食物合理搭配，色、香、味俱全，以增加食欲及促进消化液的分泌，保证摄入足够的营养。

(2)患者如无心、肾功能障碍，应补充足够的水分。由于机体代谢增加，盗汗使体内水分的消耗量增加，应鼓励患者多饮水，每天不少于2000mL，既保证机体代谢的需要，又有利于体内毒素的排泄。

(3)每周测体重1次并记录，观察患者营养状况的改善情况。

3.用药护理

(1)掌握早期、联用、适量、规律和全程的抗结核化疗的原则，督促患者按化疗方案用药，不遗漏或中断。加强访视宣传，取得患者合作，才能保证治疗计划的顺利完成。

(2)用药剂量要适当。药量不足，组织内药物达不到有效浓度，影响疗效，还易使细菌产生继发性耐药；滥用药物或药量过大，非但造成浪费，且使毒副作用增加。

(3)向患者说明用药过程中可能出现的不良反应，并注意观察有无巩膜黄染、肝区疼痛及胃肠道反应等，发现异常随时报告医生并协助处理。

(4)咯血患者遵医嘱使用止血药物。垂体后叶素10U加入20～30mL生理盐水或50%葡萄糖中，在15～20min内缓慢静脉推注；然后以10U垂体后叶素加入5%葡萄糖液500mL静脉滴注维持治疗，使用过程中须密切观察药物不良反应。

4.预防大咯血窒息

(1)休息与体位：大量咯血者暂时禁食，需绝对卧床休息，保持病室安静，避免搬动患者。协助患者取患侧卧位，减少患侧活动度，防止病灶向健侧扩散，有利于健侧肺的通气功能。如若有窒息征象立即采取头低脚高体位，轻叩背部，排出血块，必要时做好气管插管或气管切开的准备。

(2)病情观察：密切观察有无窒息的发生，若患者出现胸闷、气憋，唇甲发绀、面色苍白、冷汗淋漓、烦躁不安，常为窒息的先兆，此时应迅速备好吸引器、气管插管等急救物品，以便及时抢救。告诉患者咯血时不能屏气，以免诱发喉头痉挛，血液引流不畅形成血块，导致窒息。

(3)抢救配合：当窒息发生时，立即置患者于头低足高位，轻拍背部以利血块排出。及时清除口、鼻腔内血凝块，或迅速用鼻导管接吸引器插入气管内抽吸，清除呼吸道内的积血。必要时立即行气管插管或气管镜直视下吸取血块。气管血块清除后，患者如自主呼吸未恢复，应行人工呼吸，给予高流量吸氧或遵医嘱应用呼吸中枢兴奋剂，此时仍需密切观察病情变化，监测血气分析和凝血机制，警惕再次窒息的可能。

(4)用药护理：保证静脉输液通畅，正确计算滴速。大咯血使用垂体后叶素时，要控制滴数，禁用于高血压、冠状动脉硬化性心脏病、心力衰竭和孕妇。使用过程中密切观察有无恶心、便意、心悸、面色苍白等。大量咯血不止者，做好准备并配合经纤维支气管镜局部注射凝血酶或行气囊压迫止血。烦躁不安者适当选用镇静剂如地西泮5～10mg肌内注射，禁用吗啡、哌替啶。剧烈咳嗽者，遵医嘱予以小剂量止咳剂。对年老体弱，肺功能不全者要慎用强镇咳药，以免抑制咳嗽反射，使血块不能咯出而发生窒息。

5.健康指导

(1)指导用药、配合治疗：①根据患者及家属对结核病知识认识程度及接受知识的能力，进行卫生宣教，使之了解结核病是一种慢性呼吸道感染病，抗结核用药时间至少半年，有时长达一年半之久，患者往往难以坚持，而只有坚持合理、全程化疗，才可完全康复。告知患者，不规则服药或过早停药是治疗失败的主要原因。②帮助住院患者尽快适应环境，消除焦虑、紧张心理，充分调动人体内在的自身康复能力，增进机体免疫功能，树立信心，使患者处于接受治疗的最佳心理状态，积极配合治疗。

(2)重视营养：宣传饮食营养与人体健康及疾病痊愈的关系，在坚持药物治疗的同时，辅以营养疗法的意义。使患者了解结核病是一种慢性消耗性疾病，由于体内分解代谢加速和抗结核药物的毒性反应，使胃肠功能障碍、食欲缺乏，导致营养代谢的失衡和机体抵抗力下降，促使疾病恶化，必须高度重视饮食营养疗法。

(3)户外活动和锻炼：①指导患者进行有利于身心健康和疾病恢复的有益活动，如保健体操、行走、太极拳等，以促进疾病早日康复。②宣传休息、营养、阳光、空气对结核病康复的重要性。有条件的患者可选择在空气新鲜、阳光充足、气候温和、花草茂盛、风景宜人的海滨湖畔疗养。

(4)消毒、隔离：宣传结核病的传播途径及消毒、隔离的重要性，指导患者采取有效的消毒、隔离措施，并能自觉遵照执行。①患者单居一室，实行呼吸道隔离，室内保持良好通风，每天用紫外线照射消毒，或用1%过氧乙酸1～2mL加入空气清洁剂内作空气喷雾消毒。②注意个人卫生，严禁随地吐痰，痰液须经灭菌处理，如将痰吐在纸上直接焚烧是最简易的灭菌方法；打喷嚏或咳嗽时避免面对他人，并用双层纸巾遮住口鼻，纸巾用后焚烧，以控制感染源；为避免结核菌的传播，外出时应戴口罩。③实行分餐制，同桌共餐时使用公筷；餐具、痰杯煮沸消毒或用消毒液浸泡消毒，以预防结核菌经消化道进入。④不饮未消毒的牛奶，以免肠道结核菌感染。⑤患者使用的被褥、书籍应在烈日下曝晒，时间不少于6h。

(5)出院指导：指导出院患者定期随诊，接受肝功能和X线胸片检查，以了解病情变化，有利治疗方案的调整，继续巩固治疗至疾病痊愈。

(6)预防接种：做好结核病的预防工作和结核患者的登记管理工作。对未受过结核菌感染的新生儿、儿童及青少年及时接种卡介苗，使人体对结核菌产生获得性免疫力。

(三)护理评价

患者身心得到休息，能够维持日常生活和社交活动，乏力等不适症状减轻；遵循饮食计划，保证营养物质的摄入，维持足够的营养和液体，体重增加；获得有关结核病知识，治疗期间按时服药；呼吸道通畅，无窒息发生。

第七节　慢性阻塞性肺疾

慢性阻塞性肺疾病(COPD)是一种以不完全可逆性气流受限为特征，呈进行性发展的肺部疾病。COPD是呼吸系统疾病中的常见病和多发病，由于其患者数多，病死率高，社会经济负担重，已成为一个重要的公共卫生问题。

一、病因及发病机制

确切的病因不清，可能与下列因素有关。

(一)吸烟

吸烟是最危险的因素。国内外的研究均证明吸烟与慢支的发生有密切关系，吸烟者慢性支气管炎的患病率比不吸烟者高2～8倍，吸烟时间愈长，量愈大，COPD患病率愈高。烟草中的多种有害化学成分，可损伤气道上皮细胞使巨噬细胞吞噬功能降低和纤毛运动减退；黏液分泌增加，使气道净化能力减弱；支气管黏膜充血水肿、黏液积聚，而易引起感染。慢性炎症及吸烟刺激黏膜下感受器，引起支气管平滑肌收缩，气流受限。烟草、烟雾还可使氧自由基增多，诱导中性粒细胞释放蛋白酶，抑制抗蛋白酶系统，使肺弹力纤维受到破坏，诱发肺气肿形成。

(二)职业性粉尘和化学物质

职业性粉尘及化学物质，如烟雾、变应原、工业废气及室内污染空气等，浓度过大或接触时间过长，均可导致与吸烟无关的COPD。

(三)空气污染

大气污染中的有害气体(如二氧化硫、二氧化氮、氯气等)可损伤气道黏膜，并有细胞毒作用，使纤毛清除功能下降，黏液分泌增多，为细菌感染创造条件。

(四)感染

感染是COPD发生发展的重要因素之一。长期、反复感染可破坏气道正常的防御功能，损伤细支气管和肺泡。主要病毒为流感病毒、鼻病毒和呼吸道合胞病毒等；细菌感染以肺炎链球菌、流感嗜血杆菌、卡他莫拉菌及葡萄球菌为多见，支原体感染也是重要因素之一。

(五)蛋白酶-抗蛋白酶失衡

蛋白酶对组织有损伤和破坏作用；抗蛋白酶对弹性蛋白酶等多种蛋白酶有抑制功能。在正常情况下，弹性蛋白酶与其抑制因子处于平衡状态。其中α_1抗胰蛋白酶(α_1-AT)是活性最强的一种。蛋白酶增多和抗蛋白酶不足均可导致组织结构破坏产生肺气肿。

(六)其他

机体内在因素如呼吸道防御功能及免疫功能降低、自主神经功能失调、营养、气温的突变等都可能参与COPD的发生、发展。

二、临床表现

(一)症状

1.慢性咳嗽

晨间起床时咳嗽明显，白天较轻，睡眠时有阵咳或排痰。随病程发展可终生不愈。

2.咳痰

一般为白色黏液或浆液性泡沫痰，偶可带血丝，清晨排痰较多。急性发作伴有细菌感染时，痰量增多，可有脓性痰。

3.气短或呼吸困难

早期仅在体力劳动或上楼等活动时出现，随着病情发展逐渐加重，日常活动甚至休息时也感到气短是COPD的标志性症状。

4.喘息和胸闷

重度患者或急性加重时出现喘息，甚至静息状态下也感气促。

5.其他

晚期患者有体重下降，食欲减退等全身症状。

(二)体征

早期可无异常，随疾病进展慢性支气管炎病例可闻及干啰音或少量湿啰音。有喘息症状者可在小范围内出现轻度哮鸣音。肺气肿早期体征不明显，随疾病进展出现桶状胸，呼吸活动减弱，触觉语颤减弱或消失；叩诊呈过清音，心浊音界缩小或不易叩出，肺下界和肝浊音界下移，听诊心音遥远，两肺呼吸音普遍减弱，呼气延长，并发感染时，可闻及湿啰音。

三、COPD 严重程度分级及病程分期

(一)COPD 严重程度分级

根据第一秒用力呼气容积占用力肺活量的百分比（$FEV_1/FVC\%$）、第一秒用力呼气容积占预计值百分比（$FEV_1\%$预计值）和症状对 COPD 的严重程度做出分级。

(二)COPD 病程分期

COPD 按病程可分为急性加重期和稳定期，前者指在短期内咳嗽、咳痰、气短和（或）喘息加重、脓痰量增多，可伴发热等症状；稳定期指咳嗽、咳痰、气短症状稳定或轻微。

四、护理

(一)护理目标

患者痰能咳出，喘息缓解；活动耐力增强；营养得到改善；焦虑减轻。

(二)护理措施

1.一般护理

（1）休息和活动：患者采取舒适的体位，晚期患者宜采取身体前倾位，使辅助呼吸肌参与呼吸。发热、咳喘时应卧床休息，视病情安排适当的活动量，活动以不感到疲劳、不加重症状为宜。室内保持合适的温湿度，冬季注意保暖，避免直接吸入冷空气。

（2）饮食护理；呼吸功的增加可使热量和蛋白质消耗增多，导致营养不良。应制订出高热量、高蛋白、高维生素的饮食计划。正餐进食量不足时，应安排少量多餐，避免餐前和进餐时过多饮水。餐后避免平卧，有利于消化。为减少呼吸困难，保存能量，患者饭前至少休息 30min。每天正餐应安排在患者最饥饿、休息最好的时间。指导患者采用缩唇呼吸和腹式呼吸减轻呼吸困难。为促进食欲，提供给患者舒适的就餐环境和喜爱的食物，餐前及咳痰后漱口，保持口腔清洁；腹胀的患者应进软食，细嚼慢咽。避免进食产气的食物，如汽水、啤酒、豆类、马铃薯和胡萝卜等；避免易引起便秘的食物，如油煎食物、干果、坚果等。如果患者通过进食不能吸收足够的营养，可应用管喂饮食或全胃肠外营养。

2.病情观察

观察咳嗽、咳痰的情况，痰液的颜色、量及性状，咳痰是否顺畅；呼吸困难的程度，能否平卧，与活动的关系，有无进行性加重；患者的营养状况、肺部体征及有无慢性呼吸衰竭、自发性气胸、慢性肺源性心脏病等并发症产生。监测动脉血气分析和水、电解质、酸碱平衡情况。

3.氧疗的护理

呼吸困难伴低氧血症者，遵医嘱给予氧疗。一般采用鼻导管持续低流量吸氧，氧流量1～2L/min。COPD患者因长期二氧化碳潴留，主要靠缺氧刺激呼吸中枢，如果吸入高浓度的氧，反而会导致呼吸频率和幅度降低，引起二氧化碳潴留。而持续低流量吸氧维持$PaO_2 \geqslant$ 60mmHg，既能改善组织缺氧，也可防止因缺氧状态解除而抑制呼吸中枢。护理人员应密切注意患者吸氧后的变化，如观察患者的意识状态、呼吸的频率及幅度、有无窒息或呼吸停止和动脉血气复查结果。氧疗有效指标：患者呼吸困难减轻、呼吸频率减慢、发绀减轻、心率减慢、活动耐力增加。

对COPD慢性呼吸衰竭者提倡进行长期家庭氧疗（LTOT）。LTOT为持续低流量吸氧它能改变疾病的自然病程，改善生活质量。LTOT是指一昼夜吸入低浓度氧15h以上，并持续较长时间，使$PaO_2 \geqslant 60$mmHg，或SaO_2升至90％的一种氧疗方法。LTOT指征：①$PaO_2 \leqslant$ 55mmHg或$SaO_2 \leqslant 88\%$，有或没有高碳酸血症。②PaO_2为55～60mmHg或$SaO_2 < 88\%$，并有肺动脉高压、心力衰竭所致的水肿或红细胞增多症（血细胞比容＞0.55）。LTOT对血流动力学、运动耐力、肺生理和精神状态均会产生有益的影响，从而提高COPD患者的生活质量和生存率。

4.用药护理

（1）稳定期治疗用药。①支气管舒张药：短期应用以缓解症状，长期规律应用预防和减轻症状。常选用β_2肾上腺素受体激动剂、抗胆碱药、氨茶碱或其缓（控）释片。②祛痰药：对痰不易咳出者可选用盐酸氨溴索或羧甲司坦。

（2）急性加重期的治疗用药：使用支气管舒张药及对低氧血症者进行吸氧外，应根据病原菌类型及药物敏感情况合理选用抗生素治疗。如给予β内酰胺类/β内酰胺酶抑制剂；第二代头孢菌素、大环内酯类或喹诺酮类。如出现持续气道阻塞，可使用糖皮质激素。

（3）遵医嘱应用抗生素，支气管舒张药，祛痰药物，注意观察疗效及不良反应。

5.呼吸功能锻炼

COPD患者需要增加呼吸频率来代偿呼吸困难，这种代偿多数是依赖于辅助呼吸肌参与呼吸，即胸式呼吸，而非腹式呼吸。然而胸式呼吸的有效性要低于腹式呼吸，患者容易疲劳。因此，护理人员应指导患者进行缩唇呼气、腹式呼吸、膈肌起搏（体外膈神经电刺激）、吸气阻力器等呼吸锻炼，以加强胸、膈呼吸肌肌力和耐力，改善呼吸功能。

（1）缩唇呼吸：缩唇呼吸的技巧是通过缩唇形成的微弱阻力来延长呼气时间，增加气道压力，延缓气道塌陷。患者闭嘴经鼻吸气，然后通过缩唇（吹口哨样）缓慢呼气，同时收缩腹部。吸气与呼气时间比为1∶2或1∶3。缩唇大小程度与呼气流量，以能使距口唇15～20cm处，与口唇等高点水平的蜡烛火焰随气流倾斜又不至于熄灭为宜。

（2）膈式或腹式呼吸：患者可取立位、平卧位或半卧位，两手分别放于前胸部和上腹部。用鼻缓慢吸气时，膈肌最大程度下降，腹肌松弛，腹部凸出，手感到腹部向上抬起。呼气时用口呼出，腹肌收缩，膈肌松弛，膈肌随腹腔内压增加而上抬，推动肺部气体排出，手感到腹部下降。

另外，可以在腹部放置小枕头、杂志或书，锻炼腹式呼吸。如果吸气时，物体上升，证明是腹式呼吸。缩唇呼吸和腹式呼吸每天训练3～4次，每次重复8～10次。腹式呼吸需要增加能量消耗，因此指导患者只能在疾病恢复期如出院前进行训练。

6.心理护理

COPD 患者因长期患病，社会活动减少、经济收入降低等方面发生的变化，容易形成焦虑和压抑的心理状态，失去自信，躲避生活。也可由于经济原因，患者可能无法按医嘱常规使用某些药物，只能在病情加重时应用。医护人员应详细了解患者及其家庭对疾病的态度，关心体贴患者，了解患者心理、性格、生活方式等方面发生的变化，与患者和家属共同制订和实施康复计划，定期进行呼吸肌功能锻炼、合理用药等，减轻症状，增强患者战胜疾病的信心；对表现焦虑的患者，教会患者缓解焦虑的方法，如听轻音乐、下棋、做游戏等娱乐活动，以分散注意力，减轻焦虑。

7.健康指导

(1)疾病知识指导：使患者了解 COPD 的相关知识，识别和消除使疾病恶化的因素，戒烟是预防 COPD 的重要且简单易行的措施，应劝导患者戒烟；避免粉尘和刺激性气体的吸入；避免和呼吸道感染患者接触，在呼吸道传染病流行期间，尽量避免去人群密集的公共场所。指导患者要根据气候变化，及时增减衣物，避免受凉感冒。学会识别感染或病情加重的早期症状，尽早就医。

(2)康复锻炼：使患者理解康复锻炼的意义，充分发挥患者进行康复的主观能动性，制订个体化的锻炼计划，选择空气新鲜、安静的环境，进行步行、慢跑、气功等体育锻炼。在潮湿、大风、严寒气候时，避免室外活动。教会患者和家属依据呼吸困难与活动之间的关系，判断呼吸困难的严重程度，以便合理地安排工作和生活。

(3)家庭氧疗：对实施家庭氧疗的患者，护理人员应指导患者和家属做到以下几点。①了解氧疗的目的、必要性及注意事项；注意安全，供氧装置周围严禁烟火，防止氧气燃烧爆炸；吸氧鼻导管需每天更换，以防堵塞，防止感染；氧疗装置定期更换、清洁、消毒。②告诉患者和家属宜采取低流量(氧流量 1～2L/min 或氧浓度 25%～29%)吸氧，且每天吸氧的时间不宜少于 10～15h，因夜间睡眠时，部分患者低氧血症更为明显，故夜间吸氧不宜间断；监测氧流量，防止随意调高氧流量。

(4)心理指导：引导患者适应慢性病并以积极的心态对待疾病，培养生活乐趣，如听音乐、培养养花种草等爱好，以分散注意力，减少孤独感，缓解焦虑、紧张的精神状态。

(三)护理评价

患者氧分压和二氧化碳分压维持在正常范围内；能坚持药物治疗；能演示缩唇呼吸和腹式呼吸技术；呼吸困难发作时能采取正确体位，使用节能法；清除过多痰液，保持呼吸道通畅；使用控制咳嗽方法；增加体液摄入；减少症状恶化；根据身高和年龄维持正常体重；减少急诊就诊和入院的次数。

第八节　慢性肺源性心脏病

慢性肺源性心脏病简称慢性肺心病，是由于肺组织、肺血管或胸廓的慢性病变引起肺组织结构和(或)功能异常，产生肺血管阻力增加，肺动脉压力增高，使右心室扩张和(或)肥厚，伴或不伴右心功能衰竭的心脏病，并排除先天性心脏病和左心病变引起者。本病患病年龄多在40岁以上，且患病率随年龄增长而增高。男女无明显差异。但存在一定的地区差异，地处气候寒冷气温变化大的地区患病率高，东北、西北、华北发病率高于南方地区，农村高于城市。吸烟者比不吸烟者患病率明显增高。冬春季节和气候骤变时，易出现急性发作。

一、病因及发病机制

(一)病因

按原发病的不同部位，主要分为3类。

1.支气管、肺疾病

以COPD最多见，占80%～90%，其次为支气管哮喘、支气管扩张、重症肺结核、肺尘埃沉着病、特发性肺间质纤维化等。

2.胸廓运动障碍性疾病

较少见，严重的脊椎侧凸、后凸、脊椎结核，类风湿关节炎、胸膜广泛粘连及胸廓成形术后造成的严重胸廓或脊椎畸形，以及神经肌肉疾患如脊髓灰质炎等。

3.肺血管疾病

慢性血栓栓塞性肺动脉高压、肺小动脉炎、累及肺动脉的过敏性肉芽肿病以及原因不明的原发性肺动脉高压等引起肺血管阻力增加、肺动脉高压和右心室负荷加重，形成慢性肺心病。

4.其他

原发性肺泡通气不足及先天性口咽畸形、睡眠呼吸暂停综合征等均可引起肺动脉高压而发展成慢性肺心病。

(二)发病机制

引起右心室扩大、肥厚的因素很多，但肺功能和结构的不可逆改变是先决条件。发生反复的气道感染和低氧血症，导致一系列体液因子和肺血管的变化，使肺血管阻力增加，肺动脉血管的结构重塑，产生肺动脉高压。

1.肺动脉高压的形成

(1)肺血管阻力增高的功能性因素：缺氧、高碳酸血症和呼吸性酸中毒使肺血管收缩、痉挛，肺血管阻力增加，其中缺氧是形成肺动脉高压的最重要因素。

(2)肺血管阻力增加的解剖学因素：慢支反复发作，累及邻近小动脉，引起血管炎，管壁增厚、狭窄甚至闭塞。随肺气肿的加重，肺泡内压增高，压迫肺泡毛细血管，使管腔狭窄或闭塞。肺泡壁破坏，造成肺泡毛细血管网毁损。这些因素使肺血管重塑，使肺血管阻力增加。

(3)血液黏稠度增加和血容量增加多：慢性缺氧产生继发性红细胞增多，血液黏稠度增加，血流阻力随之增高。缺氧可使醛固酮增加，使水钠潴留，并使肾小动脉收缩，肾血流量减少也加重水钠潴留，血容量增多。血液黏稠度增加和血容量增多，使肺动脉压升高。

2.心脏病变和心力衰竭

肺循环阻力增加时，右心发挥代偿作用而引起右心肥厚、扩张。舒张末期压仍正常。随着病情进展，肺：动脉压持续升高，超过右心代偿能力，右心排出量下降，右心收缩期残留血量增加，舒张末压增高，而导致右心衰竭。此外，如缺氧、高碳酸血症、酸中毒、相对血容量增多等因素，均可引起左右心室肥厚。甚至导致左心衰竭。

二、临床表现

本病病程缓慢，临床上除原有肺、胸疾病的各种症状和体征外，主要是逐步出现肺、心功能衰竭以及其他器官受累的表现。按其功能可分为代偿期与失代偿期。

(一)肺、心功能代偿期

1.症状

咳嗽、咳痰、气促，活动后可有心悸、呼吸困难乏力和活动耐力下降。急性感染可加重上述症状。少有胸痛和咯血。

2.体征

可有不同程度的发绀和肺气肿体征。偶有干、湿啰音，心音遥远，肺动脉瓣第二心音亢进，提示肺动脉高压；三尖瓣区闻及收缩期杂音和剑突下心脏搏动，提示右心室肥大。部分患者因肺气肿使胸膜腔内压升高，阻碍腔静脉回流，可有颈静脉充盈。此期肝界下移为膈肌下降所致。

(二)肺、心功能失代偿期

以呼吸衰竭为主要表现，有或无心力衰竭。由肺血管疾患引起的肺心病则以心力衰竭为主，呼吸衰竭为轻。

1.呼吸衰竭

(1)症状：呼吸困难加重，夜间为甚，常有头痛、失眠、食欲下降、白天嗜睡，甚至出现表情淡漠、神志恍惚、谵妄等肺性脑病的表现。常见诱因为急性呼吸道感染。

(2)体征：明显发绀、球结膜充血、水肿，严重时可有视网膜血管扩张、视盘水肿等颅内压升高的表现。腱反射减弱或消失，出现病理反射。因高碳酸血症可出现周围血管扩张的表现，如皮肤潮红、多汗。

2.心力衰竭(以右心衰竭为主)

(1)症状：明显气促，心悸、食欲缺乏、腹胀、恶心等。

(2)体征：发绀更明显，颈静脉怒张，心率增快，可出现心律失常，剑突下可闻及收缩期杂音，甚至出现舒张期杂音。肝大并有压痛，肝颈静脉回流征阳性，下肢水肿，重者可有腹腔积液。少数患者可出现肺水肿及全心衰竭的体征。

三、护理

(一)护理目标

患者呼吸趋于平稳，发绀减轻；痰能咳出，肺部啰音消失；尿量增加，水肿减轻或消失；活动耐力增强；无并发症发生。

(二)护理措施

1.一般护理

(1)休息与活动:心肺功能失代偿期,患者应绝对卧床休息,协助采取舒适体位,以减少机体耗氧量。如半卧位或坐位,促进心肺功能的恢复,减慢心率和呼吸困难。代偿期,以量力而行、循序渐进为原则,鼓励患者进行适量活动,活动量以不引起疲劳、不加重症状为度。对于卧床患者、协助定时翻身、更换姿势,并保持舒适体位。依据患者的耐受能力指导患者进行肢体肌肉缓慢的舒缩活动;鼓励患者进行腹式呼吸、缩唇呼吸等呼吸肌功能锻炼,加强胸、膈呼吸肌肌力锻炼,提高活动耐力。对出现肺性脑病先兆者,予以床档或约束肢体,加以安全防护。必要时专人护理。

(2)改善睡眠:①保持环境的安静和舒适,避免强烈光线刺激和噪声;睡前不要运动,保持全身肌肉放松,进行缓慢深呼吸,或用温水洗脚、温水沐浴或背部按摩等方法,促进睡眠。②夜间限制液体摄入量,睡前排尿,以免夜间起床解尿。限制午后饮用含咖啡饮料,避免饮酒;生活要有规律,安排适当的活动和娱乐,尽可能减少白天睡眠时间和次数。

(3)皮肤护理:因肺心病患者常有营养不良,若长期卧床,极易出现压疮。指导患者穿宽松、柔软的衣服;定时更换体位,受压处垫气圈或海绵垫,有条件时可用气垫床。

(4)饮食护理:给予高膳食纤维的蔬菜和水果、高维生素、易消化清淡饮食,防止因便秘、腹胀而加重呼吸困难。如患者出现腹腔积液、水肿或尿少时,应限制水钠摄入,钠盐<3g/d,水分<1500mL/d,每天热量摄入至少达到125kJ/kg(30kcal/kg),其中蛋白质为1.0~1.5g(kg·d),因糖类可增加二氧化碳生成量,增加呼吸负担,故糖类一般≤60%。避免含糖高的食物,以免引起痰液黏稠。少食多餐,减少用餐时的疲劳,进餐前后漱口,保持口腔清洁,促进食欲。软食为主,必要时遵医嘱静脉补充营养。

2.病情观察

观察患者的生命体征及意识状况,尤其注意观察患者的咳嗽、咳痰情况,痰液的性质、颜色、量;呼吸的频率、节律、幅度,及其变化特点,评估呼吸困难程度,有无发绀;观察有无心悸、胸闷、腹胀、尿量减少、下肢水肿等右心衰竭的表现;与活动相关程度;有无水肿,水肿出现的部位及其严重程度;定期监测动脉血气分析的变化,密切观察患者有无头痛、烦躁不安,神志改变等肺性脑病的症状。如有异常,及时通知医师处理。根据病情,限制输液量,控制输液速度。

3.吸氧护理

采用持续低流量、低浓度给氧,氧流量1~2L/min,浓度在25%~29%。防止高浓度氧抑制呼吸,加重二氧化碳潴留,导致肺性脑病。吸氧过程中,注意观察用氧效果,监测动脉血气分析结果的变化。

4.用药护理

(1)急性加重期治疗用药。①控制感染:根据感染的环境、痰涂片、痰培养及药敏试验选择抗生素。院外感染以革兰阳性菌占多数,院内感染以革兰阴性菌为主,常用的有青霉素类、氨基糖苷类、喹诺酮类及头孢菌素类等抗菌药物。使用抗生素时,注意观察感染症状和体征是否得到控制和改善,有无继发的真菌感染。②通畅呼吸道,纠正缺氧和二氧化碳潴留,合理用氧,改善呼吸功能。③控制心力衰竭:肺心病患者一般经积极控制感染,改善呼吸功能后,心力衰竭便可缓解。如未缓解，可适当选用利尿药、正性肌力药或血管扩张药。

(2)缓解期治疗用药：采用中西医结合的综合治疗措施，增强免疫功能，积极防治原发疾病，祛除诱发因素，延缓病情的发展。

(3)对有二氧化碳潴留，呼吸道分泌物多者及重症患者避免使用镇静剂、麻醉药、催眠药，以免抑制咳嗽反射和呼吸功能。

5.心理护理

肺心病是一种反复发作性疾病，反复的住院常给患者造成很大的精神压力和经济负担，患者常表现为焦虑、抑郁、缺乏自信，过分依赖医护人员或家人的照顾。医护人员要多与患者沟通，适当引导和安慰，协助患者了解疾病过程，提高应对能力，增强其自信心，消除焦虑，缓解压力。另外，对患者家属要给予指导，使其在情感上，更多地给予患者关心和支持。

6.健康指导

(1)疾病知识的介绍：使患者和家属了解疾病发生、发展过程及防治原发病的重要性，减少反复发作的次数。积极防治原发病，避免和防治各种可能导致病情急性加重的诱因。如积极戒烟；避免粉尘埃和刺激性气体对呼吸道的刺激；改善环境卫生和劳动条件；居室温湿度适宜，定期通风，保持空气新鲜；不到人多密集，通风不良的公共场所及避免接触上呼吸道感染者，改善环境卫生和劳动条件，积极防治原发病，保持呼吸道通畅，坚持家庭氧疗等。

(2)增强抗病能力，加强饮食营养：向患者和家属说明饮食营养的重要性，以保证机体康复的需要。病情缓解期应根据肺、心功能情况及体力状况进行体育锻炼，如散步、气功、太极拳、腹式呼吸运动、耐寒锻炼等。

(3)日常体位指导：日常采取既有利于气体交换又能节省能量的姿势如站立时，背倚墙，使膈肌和胸廓松弛，全身放松；坐位时凳高合适，两足正好平放在地，身体稍向前倾，两手摆在双腿上或趴在小桌上，桌上放一软枕，使患者胸椎与腰椎尽可能在一直线上；卧位时床头抬高，并略抬高床尾，使下肢关节轻度屈曲。

(4)定期门诊随访：告知患者及家属病情变化或疾病加重的征象，如体温升高，呼吸困难加重、咳嗽剧烈、咳痰不畅、尿量减少、水肿明显或发现患者神志淡漠、嗜睡、兴奋躁动、口唇发绀加重等。均提示病情变化或加重，需及时就医诊治。

(三)护理评价

患者呼吸功能改善，症状减轻；活动耐力增强；未发生并发症。

第九节　呼吸衰竭

呼吸衰竭是各种原因引起的肺通气和(或)换气功能严重障碍，以致在静息条件下亦不能维持有效的气体交换，导致缺氧伴(或不伴)二氧化碳潴留，引起一系列生理功能和代谢紊乱的临床综合征。即在海平面大气压、静息状态下，呼吸室内空气，排除心内解剖分流和原发心排出量降低等情况后，动脉血氧分压(PaO_2)＜60mmHg(8.0kPa)，伴(或不伴)有二氧化碳分压

($PaCO_2$)>50mmHg(6.7kPa),即为呼吸衰竭,简称呼衰。

一、病因及发病机制

(一)病因

导致呼吸衰竭的原因很多,参与呼吸运动的任何环节,包括呼吸中枢、运动神经、肌肉、胸廓、胸膜、肺和气道的病变都会导致呼衰的发生。临床常见的病因如下。

1.呼吸系统疾病

(1)上呼吸道梗阻、气管-支气管炎、支气管哮喘、呼吸道肿瘤等引起气道阻塞,导致通气不足或伴有气体分布不匀,引起通气/血流比例失调。

(2)肺组织病变,如肺部感染、重症肺结核、肺气肿、弥散性肺纤维化、肺水肿、急性呼吸窘迫综合征(ARDS)、硅肺等导致有效呼吸面积减少,肺顺应性下降。

(3)胸廓病变,如胸廓畸形、外伤、手术创伤、气胸和大量胸腔积液等影响换气功能;肺血管疾病,如肺血管栓塞、肺毛细血管瘤等引起通气/血流比例失调。

2.神经系统及呼吸肌病变

如脑血管病变、脑炎、脑外伤、药物中毒、电击等直接或间接抑制呼吸中枢;脊髓灰质炎、多发性神经炎、重症肌无力等导致呼吸肌无力和麻痹,因呼吸动力下降引起通气不足。

慢性呼吸衰竭是指原有慢性疾病,包括呼吸和神经肌肉系统疾病等,导致呼吸功能损害逐渐加重,经过较长时间才发展为呼吸衰竭。在引起慢性呼吸衰竭的病因中,以支气管-肺疾病为最多见,如COPD、重症肺结核、肺间质纤维化尘肺等。胸廓及神经肌肉病变亦可导致慢性呼吸衰竭的发生。

(二)发病机制

缺氧和二氧化碳潴留发生的主要机制为肺泡通气量不足,通气/血流比例失调,以及气体弥散障碍。

1.肺泡通气不足

COPD可引起气道阻力增加,呼吸动力减弱,生理无效腔增加,最终导致肺泡通气不足。肺泡通气不足引起缺氧和二氧化碳潴留。

2.通气/血流比例失调

通气/血流比例失调是造成低氧血症最常见的原因。正常每分钟肺泡通气量(V)为4L,肺毛细血管血流量(Q)为5L,两者之比(V/Q)在正常情况下应保持在0.8,才能保证有效的气体交换。若$V/Q<0.8$,则静脉血不能充分氧合,形成肺动-静脉分流;若$V/Q>0.8$,吸入气体则不能与血液进行有效的气体交换,即生理无效腔增多。V/Q失调通常只引起缺氧而无二氧化碳潴留。

3.弥散障碍

肺内气体交换是通过弥散过程来实现的。弥散过程受多种因素影响,如弥散面积、肺泡膜的厚度、气体的弥散能力、气体分压差等。氧的弥散能力仅为二氧化碳的1/20,故弥散障碍主要影响氧的交换,产生单纯缺氧。

二、分类

(一)按动脉血气分析分类

1.Ⅰ型呼吸衰竭

Ⅰ型呼吸衰竭有缺氧但无二氧化碳潴留,即PaO_2<60mmHg,$PaCO_2$降低或正常,见于存

在换气功能障碍(通气/血流比例失调、弥散功能损害和肺动一静脉分流)的患者,如ARDS等。

2.Ⅱ型呼吸衰竭

Ⅱ型呼吸衰竭有缺氧同时伴二氧化碳潴留,即 $PaO_2<60mmHg$、$PaCO_2>50mmHg$,系肺泡通气不足所致,单纯通气不足,缺氧和二氧化碳潴留的程度是平行的,若伴换气功能损害,则缺氧更为严重,如 COPD。

(二)按发病急缓分类

1.急性呼吸衰竭

急性呼吸衰竭是指呼吸功能原来正常,由于多种突发致病因素使通气或换气功能迅速出现严重损害,在短时间内发展为呼衰。

2.慢性呼吸衰竭

慢性呼吸衰竭多发生在一些慢性疾病,主要是在呼吸和神经肌肉系统疾病的基础上,导致呼吸功能损害逐渐加重,经过较长时间才发展为呼衰。

(三)按发病机制分类

1.泵衰竭

泵衰竭由呼吸泵(驱动或制约呼吸运动的神经、肌肉和胸廓)功能障碍引起。

2.肺衰竭

肺衰竭是由肺组织及肺血管病变或气道阻塞引起。

三、临床表现

(一)症状

除原发病症状外,主要是缺氧和二氧化碳潴留引起的呼吸困难和多脏器功能紊乱的表现。

1.呼吸困难

呼吸困难是最早、最突出的症状,患者可出现呼吸频率、节律和深度的改变。表现为呼吸浅促、点头、提肩呼吸,或出现“三凹征”。严重者,有呼吸节律的改变,如中枢性呼吸衰竭呈潮式、间歇或抽泣样呼吸;严重肺心病并发呼吸衰竭二氧化碳麻醉时,可出现浅慢呼吸。

2.发绀

发绀是缺氧的典型症状,当动脉血氧饱和度(SaO_2)<90%时,可在口唇、甲床等处出现发绀。因发绀的程度与还原血红蛋白含量相关,故伴有严重贫血或出血者,发绀可不显露,而COPD的患者,由于红细胞数量增多,发绀则更明显。

3.精神神经症状

慢性呼衰的精神症状不如急性呼衰明显,多表现为智力或定向功能障碍。缺氧早期由于脑血管扩张、血流量增加,出现搏动性头痛,继而注意力分散,智力或定向力减退;随着缺氧程度的加重,患者可逐渐出现烦躁不安、神志恍惚,进而嗜睡、昏迷。二氧化碳潴留常表现出先兴奋后抑制的症状,兴奋症状包括多汗、烦躁不安、白天嗜睡、夜间失眠等;二氧化碳潴留加重时,中枢神经系统则表现出抑制作用,患者出现神志淡漠、肌肉震颤或扑翼样震颤、间歇抽搐、昏睡、昏迷等称“肺性脑病”。

4.心血管系统症状

二氧化碳潴留使外周浅表静脉充盈、皮肤充血、温暖多汗。早期，由于心排血量增多，患者可有心率增快、血压升高；后期出现周围循环衰竭、血压下降、心率减慢和心律失常，同时，由于长期的慢性缺氧和二氧化碳潴留引起肺动脉高压，患者可出现右心衰竭的症状。

(二)体征

主要为缺氧和二氧化碳潴留的表现。除与症状共有的表现外，可见外周浅表静脉充盈，皮肤温暖、面色潮红、多汗，球结膜充血水肿。部分患者可见视神经盘水肿，瞳孔缩小，腱反射减弱或消失，锥体束征阳性等。

四、护理

(一)护理目标

患者呼吸困难缓解，发绀减轻或消失；气道通畅，痰能排出，痰鸣音明显减少或消失；精神状态好转，神志逐渐清醒；体重增加，营养状态好转；能够与医护人员有效沟通，并积极配合治疗护理；各种紊乱得以纠正，并发症能被及时发现并采取相应措施。

(二)护理措施

本病为临床急症，一旦发现，应立即采取有效措施。处理原则是在保持呼吸道通畅的条件下，改善缺氧，纠正二氧化碳潴留以及代谢功能紊乱，防止多器官功能损害，从而为基础疾病和诱发因素的治疗争取时间和创造条件。慢性呼吸衰竭病死率的高低，与能否早期诊断、合理治疗与护理有密切关系。

1.改善呼吸，保持气道通畅

(1)休息与体位：协助患者取半卧位，以利于增加通气量。注意室内空气清新、温暖，定时消毒，防止交叉感染。

(2)清除呼吸道分泌物：注意清除口咽部分泌物或胃内反流物，预防呕吐物反流入气管。要鼓励患者多饮水和用力咳嗽排痰；对咳嗽无力者应定时帮助翻身、拍背，边拍边鼓励排痰。可遵医嘱给予口服祛痰剂，无效时采用雾化吸入的方法以湿化气道。对昏迷患者则定时使用无菌多孔导管吸痰，以保持呼吸道通畅。

(3)缓解支气管痉挛：遵医嘱应用支气管扩张剂，以松弛支气管平滑肌，减少气道阻力，改善通气功能。

(4)控制感染：呼吸衰竭时，呼吸道分泌物积滞常易导致继发感染而加重呼吸困难。因此，在保持呼吸道引流通畅的前提下，根据痰菌培养和药敏试验结果，选择有效的抗生素控制呼吸道感染十分重要。在实施氧疗、气管插管、气管切开、建立人工气道进行机械通气的过程中，必须注意无菌操作，并注意保暖和口腔清洁，以防呼吸道感染。

(5)建立人工气道：对于病情严重又不能配合，昏迷或呼吸道大量痰液潴留伴有窒息危险，全身状态较差，明显无力，或动脉血二氧化碳分压进行性增高的患者，应及时建立人工气道和机械通气支持。

(6)鼻插管护理：为避免气管插管及气管切开，近年来多采用经鼻插管。经鼻插管的患者耐受性好，可停留较长时间，并减少了并发症的发生。①插管前将塑料导管经 30℃ 加温使之变软，使之易于经鼻腔从鼻孔插入气道，减少插管对气道的机械损伤。②因管腔长，吸痰管必须超过导管顶端，吸痰时边抽边旋转吸痰，将深部分泌物吸出。③充分湿化气道使痰液稀释，以利清除，防止管腔阻塞。④塑料导管气囊压力较好，每天仅需放气1～2次，气囊可减少口咽分泌物进入下呼吸道。

2.合理给氧

通过增加吸氧浓度，提高肺泡内氧分压（PaO_2），进而提高 PaO_2 和 SaO_2，可纠正缺氧和改善呼吸功能。目前多采用鼻导管、鼻塞或面罩给氧，配合机械通气可气管内给氧。

（1）对于低氧血症伴高碳酸血症者，应低流量（1～2L/min）、低浓度（25%～29%）持续给氧，主要原因在于：在缺氧伴高碳酸血症的慢性呼衰患者，其呼吸中枢化学感受器对二氧化碳的反应性差，此时呼吸的维持主要依靠缺氧对颈动脉窦和主动脉体化学感受器的兴奋作用；若吸入高浓度氧，PaO_2 迅速上升，使外周化学感受器失去了缺氧的刺激，其结果是患者的呼吸变慢变浅，肺泡通气量下降，$PaCO_2$ 随即迅速上升，严重时可陷入二氧化碳麻醉状态，病情加重。在使用呼吸兴奋剂刺激通气或使用辅助呼吸机改善通气时，吸入氧浓度可稍高。

（2）对低氧血症不伴高碳酸血症者，应予以高浓度吸氧（＞35%），使 PaO_2 提高到60mmHg 或 SaO_2 在90%以上。此类患者的主要病变是氧合障碍，由于通气量足够，高浓度吸氧后，不会引起二氧化碳潴留。

（3）给氧过程中，若呼吸频率正常、心率减慢、发绀减轻、尿量增多、神志清醒、皮肤转暖，提示组织缺氧改善，氧疗有效。当患者发绀消失、神志清楚、精神好转、PaO_2＞60mmHg（8.0kPa），$PaCO_2$＜50mmHg（6.7kPa）时，可考虑终止氧疗。停止吸氧前必须间断吸氧，以后逐渐停止氧疗。

3.加强病情观察

（1）注意生命体征和意识改变，随时发现病情变化，及时报告医生。

（2）加强安全防范措施。因患者常有烦躁、抽搐、神志恍惚等现象，故应加强安全防范措施，如加床档等，以防受伤。

4.理解关心患者，促进身心休息

护士在解除患者疾苦的同时，要多了解和关心患者，特别是建立人工气道和使用呼吸机治疗的患者，应经常作床旁巡视、照料，通过语言或非语言交流抚慰患者，在采用各项医疗护理措施前，应向患者作简要说明，并以同情、关切的态度和有条不紊的工作作风给患者以安全感，取得患者信任和合作。

5.观察及预防并发症

（1）体液失衡：定期采血进行血气分析和血生化检查，根据血气分析结果判断酸碱失衡情况。呼吸衰竭中常见的酸碱失衡包括：呼吸性酸中毒、呼吸性酸中毒合并代谢性酸中毒、呼吸性酸中毒合并代谢性碱中毒。针对这些酸碱失衡，临床上除做到充分供氧和改善通气以纠正呼吸性酸中毒外，护士可遵医嘱静脉滴注少量5%碳酸氢钠以治疗代谢性酸中毒，或通过采取避免二氧化碳排出过快、适当补氯、补钾等措施缓解代谢性碱中毒。

（2）上消化道出血：严重缺氧和二氧化碳潴留患者，应根据医嘱服用硫糖铝以保护胃黏膜，预防上消化道出血，同时予以充足热量及高蛋白、易消化、少刺激、富维生素饮食。注意观察呕吐物和粪便情况，出现黑便时，予以温凉流质饮食；出现呕血时，应暂禁食，并静脉输入西咪替丁、奥美拉唑等。

6.用药护理

(1)抗生素:呼吸道感染是呼吸衰竭最常见的诱因,建立人工气道进行机械通气和免疫功能低下的患者可因反复感染而加重病情。在保持气道通畅的条件下,根据痰细菌培养和药敏试验结果,选择有效的抗生素积极控制感染。

(2)呼吸兴奋剂:为改善肺泡通气,促进二氧化碳的排出,可遵医嘱使用呼吸兴奋剂,以刺激呼吸中枢,增加呼吸频率和潮气量,从而改善通气。尼可刹米是目前常用的呼吸中枢兴奋剂,可兴奋呼吸中枢、增加通气量并有一定的苏醒作用。使用中应密切观察药物的不良反应。都可喜是口服的呼吸兴奋剂,主要通过刺激颈动脉窦和主动脉体化学感受器来兴奋呼吸中枢,适用于较轻的呼衰患者。

7.健康指导

(1)向患者及家属讲解疾病的发病机制、发展和转归。语言力求通俗易懂,尤其对一些文化程度不高的老年患者应反复讲解。

(2)教会患者缩唇、腹式呼吸等呼吸功能锻炼的方法,以促进康复、延缓肺功能的恶化。指导患者如何进行体位引流以及有效地咳嗽、咳痰,以保持气道通畅。

(3)嘱患者坚持正确用药,掌握药物剂量、用法和注意事项。对出院后仍需吸氧的患者,应指导患者和家属学会合理的家庭氧疗方法,并了解氧疗时应注意的问题,保证用氧安全。

(4)增强体质,积极避免各种引起呼吸衰竭的诱因。具体包括:教会患者预防上呼吸道感染的方法,如用冷水洗脸等耐寒锻炼;鼓励患者改进膳食结构,加强营养;避免吸入刺激性气体,劝告吸烟者戒烟;避免日常生活中不良因素的刺激,如情绪激动等,以免加重气急而诱发呼吸衰竭;尽量少去客流较大公共场所,减少与感冒者的接触,减少呼吸道感染的机会。

(5)若有咳嗽、咳痰加重,痰量增多、出现脓性痰,气急加重或伴发热,应及时就医,以控制呼吸道感染。

(三)护理评价

患者呼吸频率、幅度和节律正常,动脉血氧分压和二氧化碳分压在正常范围;掌握有效咳嗽,咳痰技术,呼吸道通畅;焦虑缓解,无明显体重减轻;无与低氧血症和高碳酸血症相关的损害发生。

第二章 消化内科疾病的护理

第一节 胃炎

胃炎指的是任何病因引起的胃黏膜炎症，常伴有上皮损伤和细胞再生。胃黏膜对损害的反应涉及上皮损伤、黏膜炎症和上皮细胞再生等过程。胃炎是最常见的消化道疾病之一。按临床发病的缓急和病程的长短，一般将胃炎分为急性胃炎和慢性胃炎。

一、急性胃炎

急性胃炎是由多种病因引起的急性胃黏膜炎症。临床上急性发病，常表现为上腹部症状。内镜检查可见胃黏膜充血、水肿、出血、糜烂(可伴有浅表溃疡)等一过性病变。病理组织学特征为胃黏膜固有层见到以中性粒细胞为主的炎症细胞浸润。

急性胃炎主要包括：①急性幽门螺杆菌感染引起的急性胃炎。但临床上很难诊断幽门螺杆菌感染引起的急性胃炎，因为一过性的上腹部症状多不为患者注意，亦极少需要胃镜检查，加之可能多数患者症状很轻或无症状。感染幽门螺杆菌后，如不予治疗，幽门螺杆菌感染可长期存在并发展为慢性胃炎。②除幽门螺杆菌之外的病原体感染及(或)其毒素对胃黏膜损害引起的急性胃炎。进食被微生物及(或)其毒素污染的不洁食物所引起的急性胃肠炎，以肠道炎症为主。由于胃酸的强力抑菌作用，除幽门螺杆菌之外的细菌很难在胃内存活而感染胃黏膜，因此一般人很少患除幽门螺杆菌之外的感染性胃炎。但当机体免疫力下降时，可发生各种细菌、真菌、病毒所引起的急性感染性胃炎。③急性糜烂出血性胃炎。本病是由各种病因引起的、以胃黏膜多发性糜烂为特征的急性胃黏膜病变，常伴有胃黏膜出血，可伴有一过性浅溃疡形成。因为本病胃黏膜炎症很轻或阙如，因此严格来说应称为急性糜烂出血性胃病。急性糜烂出血性胃炎临床常见，需要积极治疗，本节予以重点讨论。

(一)病因及发病机制

引起急性糜烂出血性胃炎的常见病因如下。

1.药物

常见的有非甾体抗感染药(NSAID)，如阿司匹林、吲哚美辛等，某些抗肿瘤药，如氟尿嘧啶、口服氯化钾或铁剂等。这些药物直接损伤胃黏膜上皮层。其中，NSAID 还通过抑制环氧合酶的作用而抑制胃黏膜生理性前列腺素的产生，削弱胃黏膜的屏障功能；氟尿嘧啶对快速分裂的细胞如胃肠道黏膜细胞产生明显的细胞毒作用。

2.急性应激

严重创伤、大手术、大面积烧伤、颅内病变、败血症及其他严重脏器病变或多器官功能衰竭等均可引起胃黏膜糜烂、出血，严重者发生急性溃疡并大量出血，如烧伤所致者称 Curling 溃疡，中枢神经系统病变所致者称 Cushing 溃疡。一般认为急性应激引起急性糜烂出血性胃炎机制是应激状态下胃黏膜微循环不能正常运行而造成黏膜缺血、缺氧，由此可导致胃黏膜黏液和碳酸氢盐分泌不足、局部前列腺素合成不足、上皮再生能力减弱等改变，使胃黏膜屏障受损。

3.酒精

酒精具亲脂性和溶脂能力，高浓度酒精因而可直接破坏胃黏膜屏障。黏膜屏障的正常保护功能是维持胃腔与胃黏膜内氢离子高梯度状态的重要保证。当上述因素导致胃黏膜屏障破坏，则胃腔内氢离子便会反弥散进入胃黏膜内，从而进一步加重胃黏膜的损害，最终导致胃黏膜糜烂和出血。上述各种因素亦可能导致增加十二指肠液反流入胃腔，其中的胆汁和各种胰酶，参与了胃黏膜屏障的破坏。

（二）临床表现

1.症状

本病大多无症状，一部分仅有上腹不适、腹胀、食欲减退等症状。一部分表现为突发的呕血和（或）黑便，是上消化道出血的常见病因之一。上消化道出血中10%～25%的由急性糜烂出血性胃炎引起。

2.体征

急性糜烂出血性胃炎可有上腹部不同程度的压痛。大量出血可引起休克、贫血。

（三）护理

1.护理目标

患者病因祛除，无腹痛、消化道出血。

2.护理措施

（1）一般护理。①休息与活动：患者应注意休息，减少活动，对急性应激造成者应卧床休息。同时应做好患者的心理疏导，解除其精神紧张。②合理饮食：进食应定时、有规律，一般进少渣、温凉半流质饮食。如有少量出血可给牛奶、米汤等流质以中和胃酸，有利于黏膜的修复。急性大出血或呕吐频繁时应禁食。

（2）治疗用药护理：指导正确使用阿司匹林、吲哚美辛等对胃黏膜有刺激的药物，必要时应用制酸剂、胃黏膜保护剂预防疾病的发生。大出血时立即建立静脉通道。配合医生迅速、准确地实施输血、输液、各种止血治疗及用药等抢救措施，并观察治疗效果及不良反应。输液开始宜快，必要时测定中心静脉压作为调整输液量和速度的依据。避免因输液、输血过多、过快而引起急性肺水肿，对老年患者和心肺功能不全者尤应注意。

（3）病情观察：观察患者呕血及黑便大致数量，血压、脉搏、血红蛋白变化情况。观察原发病及其他病因的转归情况。

（4）心理护理：安慰解释，使患者消除焦虑和恐惧，积极配合治疗。

（5）健康指导：向患者及家属介绍急性胃炎的有关知识、预防方法和自我护理措施。避免使用对胃黏膜有刺激的药物，必须使用时应同时服用制酸剂；嗜酒者应戒酒；对于急性应激状态患者，要注意保护胃黏膜治疗；注意饮食卫生，生活要有规律，保持轻松愉快的心情。

3.护理评价

患者无腹痛及呕血黑便；能戒除烟酒，饮食规律；能够了解急性应激及药物原因所致急性胃炎防治知识。

二、慢性胃炎

慢性胃炎是由各种病因引起的胃黏膜慢性炎症。以国际上新悉尼系统的分类方法,将慢性胃炎分为浅表性(又称非萎缩性)、萎缩性和特殊类型三大类。慢性浅表性胃炎是指不伴有胃黏膜萎缩性改变、胃黏膜层见以淋巴细胞和浆细胞为主的慢性炎性细胞浸润的慢性胃炎,幽门螺杆菌感染是此类慢性胃炎的主要病因。慢性萎缩性胃炎是指胃黏膜已发生了萎缩性改变的慢性胃炎,常伴有肠上皮化生。慢性萎缩性胃炎又可再分为多灶萎缩性胃炎和自身免疫性胃炎两大类。特殊类型胃炎种类很多,由不同病因所致,临床上较少见,如感染性胃炎、化学性胃炎等。慢性胃炎是一种常见病,其发病率在各种胃病中居首位。男性稍多于女性。随年龄增长发病率逐渐增高。自身免疫性胃炎在我国仅有少数个案报道。由幽门螺杆菌引起的慢性胃炎呈世界范围分布,我国属于幽门螺杆菌高感染率国家,估计人群中幽门螺杆菌的感染率达40%～70%。幽门螺杆菌感染可几乎无例外地引起胃黏膜炎症,且感染后机体一般难以将其清除而变成慢性感染。

(一)病因与发病机制

1.幽门螺杆菌感染(Hp)

目前认为幽门螺杆菌感染是慢性浅表性胃炎最主要的病因,其机制是如下。

(1)幽门螺杆菌具有鞭毛结构,可在胃内黏液层中自由活动,并依靠其黏附素与胃黏膜上皮细胞紧密接触,直接侵袭胃黏膜。

(2)幽门螺杆菌所分泌的尿素酶,能分解尿素产生 NHs,中和胃酸,既形成了有利于幽门螺杆菌定居和繁殖的中性环境,又损伤了,上皮细胞膜。

(3)幽门螺杆菌能产生细胞毒素使上皮细胞空泡变性,造成黏膜损害和炎症。

(4)幽门螺杆菌的菌体胞壁还可作为抗原诱导自身免疫反应。

2.饮食和环境因素

流行病学资料显示,饮食中高盐和缺乏新鲜蔬菜、水果与慢性胃炎的发生密切相关。幽门螺杆菌感染增加了胃黏膜对环境因素损害的易感性。

3.自身免疫

自身免疫性胃炎以富含壁细胞的胃体黏膜萎缩为主。壁细胞损伤后能作为自身抗原刺激机体的免疫系统而产生相应的壁细胞抗体和内因子抗体,破坏壁细胞,使胃酸分泌减少乃至缺失,还可影响维生素 B_{12} 吸收,导致恶性贫血。

4.物理及化学因素

长期饮浓茶、烈酒、咖啡,食用过热、过冷、过于粗糙的食物,可损伤胃黏膜;服用大量非甾体类抗感染药可破坏黏膜屏障;各种原因引起的十二指肠液反流,因其中的胆汁和胰液等会削弱胃黏膜的屏障功能,使其易受胃酸-胃蛋白酶的损害。

(二)临床表现

1.症状

慢性胃炎大多无症状,部分有上腹痛或不适、食欲缺乏、饱胀、嗳气、反酸、恶心和呕吐等消化不良的表现。少数可有少量上消化道出血。一些患者可出现明显畏食、贫血和体重减轻,见于自身免疫性胃炎。

2.体征

慢性胃炎可有上腹部轻压痛。

(三)护理

1.护理目标

病因祛除,无腹痛、营养状况改善、焦虑减轻。

2.护理措施

(1)一般护理。①休息与活动:伴有贫血时适当休息,平时,进行适当的锻炼,以增强机体抗病力。②合理饮食:以高营养、易消化、丰富的新鲜蔬菜水果为饮食原则。避免摄入过咸、过甜、过辣的刺激性食物。避免长期饮浓茶、烈酒、咖啡,避免食用过热、过冷、过于粗糙的食物。

(2)用药护理:遵医嘱给患者以清除幽门螺杆菌感染治疗时,注意观察药物的疗效及不良反应。枸橼酸铋钾(CBS)为常用制剂,因其在酸性环境中方起作用,故宜餐前 30min 服用。服 CBS 过程中可使齿、舌变黑,可用吸管直接吸入。部分患者服药后出现便秘和粪便变黑,停药后可自行消失。少数患者有恶心、一过性血清转氨酶升高等,极少数出现急性肾衰竭。阿莫西林服用前应询问患者有无青霉素过敏史,应用过程中注意有无迟发性过敏反应的出现,如皮疹。甲硝唑可引起恶心、呕吐等胃肠道反应,应在餐后 30min 服用,并可遵医嘱用甲氧氯普胺、维生素 B_2 等拮抗。

(3)心理护理:及时了解患者心理,耐心解释患者疑虑,尤其有异型增生的患者,常因担心恶变而恐惧。护理人员应主动安慰患者,说明本病经过正规治疗是可以逆转的。对于异型增生,经严密随访,即使有恶变,及时手术也可获得满意的疗效,使患者乐观、积极配合治疗消除焦虑、恐惧心理。

(4)健康指导:①向患者及家属介绍本病的有关病因,指导健康的饮食习惯。②介绍根除幽门螺杆菌治疗的意义和适应证。指导药物治疗注意事项,如避免使用对胃黏膜有刺激的药物,必须使用时应同时服用制酸剂或胃黏膜保护剂;介绍药物的不良反应,如有异常及时复诊,定期门诊复查。③对胃黏膜异型增生的患者,嘱其定期随访。

3.护理评价

经过治疗和护理患者不适减轻;了解相关知识;及时发现和处理并发症。

第二节　消化性溃疡

消化性溃疡主要指发生在胃和十二指肠的慢性溃疡,即胃溃疡(GU)和十二指肠溃疡(DU)。溃疡的黏膜缺损超过黏膜肌层,不同于糜烂。本病中年最为常见,DU 多见于青壮年,而 GU 多见于中老年,后者发病高峰比前者约迟 10 年。男性患病比女性较多。临床上 DU 比 GU 多见,两者之比为(2～3)∶1,但有地区差异,在胃癌高发区 GU 所占的比例有所增加。

一、病因及发病机制

在正常生理情况下,胃十二指肠黏膜经常接触有强侵蚀力的胃酸和在酸性环境下被激活,能水解蛋白质的胃蛋白酶，此外，还经常受摄入的各种有害物质的侵袭，但却能抵御这些侵袭因素的损害，维持黏膜的完整性，这是因为胃、十二指肠黏膜具有一系列防御和修复机制。目前认为，胃十二指肠黏膜的这一完善而有效的防御和修复机制，足以抵抗胃酸/胃蛋白酶的侵蚀。一般而言，只有当某些因素损害了这一机制才可能发生胃酸/胃蛋白酶侵蚀黏膜而导致溃疡形成。

(一)幽门螺杆菌

幽门螺杆菌为消化性溃疡的重要病因。Hp 可造成胃十二指肠黏膜的上皮细胞受损和强烈的炎症反应，损害了局部黏膜的防御一修复机制。

(二)非甾体抗感染药(NSAID)

NSAID 是引起消化性溃疡的另一个常见病因。大量研究资料显示，在长期服用 NSAID 患者中 10%～25%可发现胃或十二指肠溃疡，有 1%～4%患者发生出血、穿孔等溃疡并发症。NSAID 引起的溃疡以 GU 较 DU 多见。溃疡形成及其并发症发生的危险性除与服用 NSAID 种类、剂量、疗程有关外，尚与高龄、同时服用抗凝血药、糖皮质激素等因素有关。NSAID 通过削弱黏膜的防御和修复功能而导致消化性溃疡发病。NSAID 和幽门螺杆菌是引起消化性溃疡发病的两个独立因素。

(三)胃酸

消化性溃疡的最终形成是由于胃酸/胃蛋白酶对黏膜自身消化所致。因胃蛋白酶活性是 pH 依赖性的，在 pH>4 时便失去活性，因此在探讨消化性溃疡发病机制时主要考虑胃酸是溃疡形成的直接原因。胃酸的这一损害作用一般只有在正常黏膜防御和修复功能遭受破坏时才能发生。

(四)其他

(1)吸烟：吸烟者消化性溃疡发生率比不吸烟者高，吸烟影响溃疡愈合和促进溃疡复发。

(2)遗传：消化性溃疡的家族史可能是幽门螺杆菌感染的“家庭聚集”现象；O 型血胃上皮细胞表面表达更多黏附受体而有利于幽门螺杆菌定植。遗传因素的作用尚有待进一步研究。

(3)急性应激可引起应激性溃疡。长期精神紧张、过劳，易使溃疡发作或加重，情绪应激可能主要起诱因作用。

(4)胃十二指肠运动异常：研究发现部分 DU 患者胃排空增快，这可使十二指肠球部酸负荷增大；部分 GU 患者有胃排空延迟，这可增加十二指肠液反流入胃，加重胃黏膜屏障损害。胃肠运动障碍不大可能是原发病因，但可加重幽门螺杆菌或 NSAID 对黏膜的损害。

概言之，消化性溃疡是一种多因素疾病，其中幽门螺杆菌感染和服用 NSAID 是已知的主要病因，溃疡发生是黏膜侵袭因素和防御因素失平衡的结果，胃酸在溃疡形成中起关键作用。

二、临床表现

(一)症状

典型的消化性溃疡有如下临床特点：①慢性过程，病史可达数年至数十年。②周期性发作，发作与自发缓解相交替，发作期可为数周或数月，缓解期亦长短不一，短者数周、长者数年；发作常有季节性，多在秋冬或冬春之交发病，可因精神情绪不良或过劳而诱发。③发作时上腹痛呈节律性，表现为空腹痛即餐后 2～4h 或(及)午夜痛，腹痛多为进食或服用抗酸药所缓解，典型节律性表现在 DU 多见。腹痛性质多为灼痛，亦可为钝痛、胀痛、剧痛或饥饿样不适感。腹痛多位于中上腹，可偏右或偏左。部分患者无上述典型表现的疼痛，而仅表现为无规律性的上腹隐痛或不适。但部分患者可无症状或症状较轻以至不为患者所注意。④可有反酸、嗳气、上腹胀等症状。

(二)体征

溃疡活动时上腹部可有局限性轻压痛，缓解期无明显体征。

(三)临床特殊类型

1.复合溃疡

复合溃疡指胃和十二指肠同时发生的溃疡。DU 往往先于 GU 出现。幽门梗阻发生率较高。

2.幽门管溃疡

幽门管位于胃远端，与十二指肠交界，长约 2cm。幽门管溃疡与 DU 相似，胃酸分泌一般较高。幽门，管溃疡上腹痛的节律性不明显，对药物治疗反应较差，呕吐较多见，较易发生幽门梗阻。出血和穿孔等并发症。

3.球后溃疡

DU 大多发生在十二指肠球部，发生在球部远段十二指肠的溃疡称球后溃疡。多发生在十二指肠乳头的近端。具 DU 的临床特点，但午夜痛及背部放射痛多见，对药物治疗反应较差，较易并发出血。

4.巨大溃疡

巨大溃疡指直径＞2cm 的溃疡，对药物治疗反应较差、愈合时间较慢，易发生慢性穿透或穿孔。

5.老年人消化性溃疡

近年老年人发生消化性溃疡的报道增多。临床表现多不典型，GU 多位于胃体上部甚至胃底部、溃疡常较大，易误诊为胃癌。

6.无症状性溃疡

约 15％消化性溃疡患者可无症状，而以出血、穿孔等并发症为首发症状。可见于任何年龄，以老年人较多见；NSAID 引起的溃疡近半数无症状。

三、并发症

50％以上的消化道出血是由于消化性溃疡所致。出血是消化性溃疡最常见的并发症。DU 比 GU 容易发生。常因服用 NSAID 而诱发，部分患者(10％～25％)以上消化道出血为首发症状。

2.穿孔

穿孔是消化性溃疡最严重的并发症，见于 2％～10％的病例。消化性溃疡穿孔的后果有 3 种，如下。

(1)溃疡穿透浆膜层达腹腔致弥散性腹膜炎，引起突发的剧烈腹痛，称游离穿孔。

(2)溃疡穿透并与邻近实质性器官相连，往往表现为腹痛规律发生改变，变得顽固而持久，称为穿透性溃疡。

(3)溃疡穿孔入空腔器官形成瘘管。

3.幽门梗阻

幽门梗阻见于2%～4%的病例，大多由DU或幽门管溃疡引起。急性梗阻多因炎症水肿和幽门部痉挛所致，梗阻为暂时性，随炎症好转而缓解；慢性梗阻主要由于溃疡愈合后瘢痕收缩而呈持久性。幽门梗阻使胃排空延迟，患者可感上腹饱胀不适，疼痛于餐后加重，且有反复大量呕吐，呕吐物呈酸腐味的宿食，大量呕吐后疼痛可暂缓解。严重频繁呕吐可致失水和低氯低钾性碱中毒，常继发营养不良。上腹饱胀和逆蠕动的胃型，以及空腹时检查胃内有振水音、抽出胃液量＞200mL，是幽门梗阻的特征性表现。

4.癌变

少数GU可发生癌变，癌变率在1%以下，DU则极少见。对长期GU病史，年龄在45岁以上，经严格内科治疗4～6周症状无好转，大便隐血试验持续阳性者，应怀疑是否癌变，需进一步检查和定期随访。

四、护理

(一)护理目标

患者能够了解并避免发病诱因，能够描述正确的溃疡防治知识，主动参与、积极配合防治；未出现上消化道出血、穿孔、幽门梗阻、溃疡癌变等并发症或出现能被及时发现和处理；焦虑程度减轻或消失。

(二)护理措施

1.一般护理

(1)休息和活动：症状较重或有并发症时，应卧床休息。溃疡缓解期，应适当活动，工作宜劳逸结合，以不感到劳累和诱发疼痛为原则。

(2)饮食护理。①饮食原则：定时定量，以维持正常消化活动的节律，避免餐间零食和睡前进食，使胃酸分泌有规律；少食多餐，少食可避免胃窦部过度扩张引起的促胃液素分泌增加，以减少胃酸对病灶的刺激，多餐可使胃中经常保持适量的食物以中和胃酸，利于溃疡面的愈合；细嚼慢咽，以减少对消化道过强的机械刺激，同时咀嚼还可增加唾液分泌，后者具有稀释和中和胃酸的作用；食物选择应营养丰富、搭配合理、清淡、易于消化、刺激性小，各种食物应切细、煮软。可选择牛奶、鸡蛋、鱼及面食、稍加碱的软米饭或米粥等偏碱性食物，脂肪摄取也应适量。避免生、冷、硬、粗纤维的蔬菜、水果，忌用生姜、生蒜、生萝卜、油炸食物以及浓咖啡、浓茶和辣椒、酸醋；进餐时避免情绪不安，精神紧张。②营养状况监测：经常评估患者的饮食和营养状况。

2.病情观察

(1)病情监测：注意观察及详细了解患者疼痛的规律和特点，指导患者准备抑酸性食物(苏打饼干等)在疼痛前进食，或服用抑酸剂以防疼痛。也可采用局部热敷或针灸止痛等。监测生命体征及腹部体征的变化，以及时发现并纠正并发症。

(2)帮助患者认识和祛除病因及诱因：①对服用NSAID者，应停药。②对嗜烟酒者，应督促患者戒烟戒酒。

3.并发症的护理

当发生急性穿孔和瘢痕性幽门梗阻时,应立即遵医嘱做好手术前准备。亚急性穿孔和慢性穿孔时,注意观察疼痛的性质。急性幽门梗阻时,做好呕吐物的观察与处理,指导患者禁食水,行胃肠减压,保持口腔清洁,遵医嘱静脉补充液体,并做好解痉药和抗生素的用药护理。

4.用药护理

遵医嘱对患者进行药物治疗,并注意观察药效及不良反应。

(1)碱性抗酸药:如氢氧化铝凝胶等,应在饭后1h和睡前服用。服用片剂时应嚼服,乳剂给药前应充分摇匀。抗酸药应避免与奶制品同时服用,因两者相互作用可形成络合物。酸性的食物及饮料不宜与抗酸药同服。氢氧化铝凝胶能阻碍磷的吸收,引起磷缺乏症,表现为食欲缺乏、软弱无力等症状,甚至可导致骨质疏松。长期大量服用还可引起严重便秘、代谢性碱中毒与钠潴留,甚至造成肾损害。如服用镁制剂则易引起腹泻。

(2)H_2受体拮抗剂:应在餐中或餐后即刻服用,也可把一日剂量在睡前服用。如需同时服用抗酸药,则两药应间隔1h以上服用。如用于静脉给药时应注意控制速度,速度过快可引起低血压和心律失常。西咪替丁对雄性激素受体有亲和力,可产生男性乳腺发育、阳痿以及性功能紊乱,肾脏是其排泄的主要部位,应用期间应注意患者肾功能。此外,少数患者还可出现一过性肝功能损害和粒细胞缺乏,亦可出现头痛、头晕、疲倦、腹泻及皮疹等反应,如出现上述反应应及时协助医生进行处理。药物可从母乳排出,哺乳期应停止用药。

(3)其他药物:奥美拉唑可引起头晕,特别是用药初期,应嘱患者用药期间避免开车或做其他必须注意力高度集中的事。硫糖铝片宜在每次进餐前1h服用。可有便秘、口干、皮疹、眩晕、嗜睡等不良反应。因其含糖量较高,糖尿病患者应慎用。不能与多酶片同服,以免降低两者的效价。

5.心理护理

及时了解并减轻各种焦虑,护理人员应关心患者,鼓励其说出心中的顾虑与疑问,护士应耐心倾听并给予解答。正确评估患者及家属对疾病的认识程度和心理状态。积极进行健康宣教,减轻不良心理反应。

6.健康指导

(1)向患者及家属讲解有关溃疡病的知识,如病因、诱因、饮食原则。

(2)指导患者保持乐观的情绪、规律的生活,避免过度紧张与劳累。

(3)指导患者戒除烟酒,慎用或勿用致溃疡药物,如阿司匹林、咖啡因、泼尼松等。

(4)指导患者按医嘱正确服药,学会观察药效及不良反应,不随便停药,以减少复发。

(5)让患者了解并发症的症状、体征,能在病情加重时及时就医。

(6)年龄偏大的胃溃疡患者应嘱其定期到门诊复查,防止癌变。

(三)护理评价

患者能说出引起疼痛的原因、诱因,戒除烟酒,饮食规律,能选择适宜的食物,未因饮食不当诱发疼痛;能正确服药,上腹部疼痛减轻并渐消失,无恶心、呕吐、呕血、黑便;情绪稳定,无焦虑或恐惧,生活态度积极乐观。

第三节 胃癌

胃癌约占胃恶性肿瘤的95%以上。每年新诊断的癌症病例数中，胃癌位居第四位，在癌症病死率中排列第二位，该病在我国仍是最常见的恶性肿瘤之一。男性胃癌的发病率和病死率高于女性，男女之比约为2∶1。发病年龄以中老年居多，35岁以下较低，55～70岁为高发年龄段。我国胃癌的发病率在不同地区之间有很大差异。

一、病因及发病机制

胃癌的发生是一个多步骤、多因素进行性发展的过程。在正常情况下，胃黏膜上皮细胞的增生和凋亡之间保持动态平衡。这种平衡的维持有赖于癌基因、抑癌基因及一些生长因子的共同调控。这种平衡一旦破坏，即癌基因被激活，抑癌基因被抑制，使胃上皮细胞过度增生又不能启动凋亡信号，则可能逐渐进展为胃癌。多种因素会影响上述调控体系，共同参与胃癌的发生。

（一）环境和饮食因素

环境因素可直接或间接经饮食途径参与胃癌的发生，在胃癌发生中起重要作用。如火山岩地带、高泥炭土壤、水土含硝酸盐过多、微量元素比例失调或化学污染均为致癌因素。多吃新鲜水果和蔬菜、使用冰箱及正确贮藏食物，可降低胃癌的发生。经常食用霉变食品、咸菜腌制烟熏食品，以及过多摄入食盐，可增加危险性。

（二）幽门螺杆菌感染

幽门螺杆菌感染与胃癌的关系已引起关注。1994年WHO宣布Hp是人类胃癌的Ⅰ类致癌原。胃癌可能是Hp长期感染与其他因素共同作用的结果，其中Hp可能起先导作用。

（三）遗传因素

胃癌有明显的家族聚集倾向，家族发病率高于人群2～3倍。浸润型胃癌有更高的家族发病倾向，提示该型与遗传因素有关。一般认为遗传素质使致癌物质对易感者更易致癌。

（四）癌前状态

胃癌的癌前状态分为癌前疾病和癌前病变，前者是指与胃癌相关的胃良性疾病，有发生胃癌的危险性，后者是指较易转变为癌组织的病理学变化。

1.癌前疾病

（1）慢性萎缩性胃炎、残胃炎：因有胃酸分泌不足，有利于细菌生长。胃内增加的细菌可促进亚硝酸盐类致癌物质产生，长期作用于胃黏膜将导致癌变。另外老年人胃癌发病率高亦与此有关。毕Ⅱ式胃切除术后，癌变常在术后10～15年发生。

（2）胃息肉：炎性息肉约占80%，直径多在2cm以下，癌变率低；腺瘤性息肉癌变的概率较高，特别是直径＞2cm的广基息肉。

（3）胃溃疡：癌变多从溃疡边缘发生，多因溃疡边缘的炎症、糜烂、再生及异型增生所致。

2.癌前病变

（1）肠型化生：肠化有小肠型和大肠型两种。大肠型化生又称不完全肠化，其肠化细胞不含亮氨酸氨基肽酶和碱性磷酸酶，被吸收的致癌物质易于在细胞内积聚，导致细胞异型增生而发生癌变。

(2)异型增生：胃黏膜腺管结构及上皮细胞失去正常的状态出现异型性改变，组织学上介于良恶性之间。因此，对上述癌前病变应注意密切随访。

二、临床表现

(一)症状

早期无或者仅有非特异性消化道症状。进展期症状是上腹痛，常同时伴有食欲缺乏，厌食，体重减轻。腹痛可急可缓，开始仅为上腹饱胀不适，餐后更甚，继之有隐痛不适，偶呈节律性溃疡样疼痛，但这种疼痛不能被进食或服用制酸剂缓解。患者常有早饱感及软弱无力。早饱感是指患者虽感饥饿，但稍一进食即感饱胀不适。早饱感或呕吐是胃壁受累的表现，皮革胃或部分梗阻时这种症状尤为突出。

发生并发症或转移时可出现一些特殊症状，贲门癌累及食管下段时可出现吞咽困难。并发幽门梗阻时可有恶心呕吐，溃疡型胃癌出血时可引起呕血或黑便，继之出现贫血。胃癌转移至肝脏可引起右上腹痛，黄疸和(或)发热；转移至肺可引起咳嗽、呃逆、咯血，累及胸膜可产生胸腔积液而发生呼吸困难；肿瘤侵及胰腺时，可出现背部放射性疼痛。

(二)体征

早期胃癌无明显体征，进展期在上腹部可扪及肿块，有压痛。肿块多位于上腹偏右相当于胃窦处。如肿瘤转移至肝脏可致肝大及出现黄疸，甚至出现腹腔积液。腹膜有转移时也可发生腹腔积液，移动性浊音阳性。侵犯门静脉或脾静脉时有脾脏增大。有远处淋巴结转移时可扪及 Virchow 淋巴结，质硬不活动。肛门指检在直肠膀胱凹陷可扪及一板样肿块。

一些胃癌患者可以出现副癌综合征，包括反复发作的表浅性血栓静脉炎(Trousseau 征)及过度色素沉着；黑棘皮症，皮肤褶皱处有过度色素沉着，尤其是双腋下；皮肌炎、膜性肾病、累及感觉和运动通路的神经肌肉病变等。

三、护理

(一)护理目标

患者疼痛得到控制，营养状态改善，情绪稳定，能积极配合治疗。

(二)护理措施

1.一般护理

(1)休息与活动：轻症患者可适当参加日常活动、进行身体锻炼，以不感到劳累、腹痛为原则。重症患者应卧床休息。

(2)饮食护理；对能进食者鼓励其尽可能进食易消化、营养丰富的流质或半流质饮食。对食欲缺乏者，应为患者提供清洁的进食环境，选择适合患者口味的食品和烹调方法，并注意变换食物的色、香、味，以增进食欲。定期测量体重，监测血清蛋白和血红蛋白等营养指标以监测患者的营养状态。

(3)静脉营养支持：对消化功能不全不能进食的患者，遵医嘱静脉补充液体及能量。

2.病情观察

(1)疼痛的观察与处理：观察疼痛特点，注意评估疼痛的性质、部位，是否伴有严重的恶心和呕吐、吞咽困难、呕血及黑便等症状。如出现剧烈腹痛和腹膜刺激征，应考虑发生穿孔的可能性，及时协助医师进行有关检查或手术治疗。教会患者一些放松和转移注意力的技巧，疼痛剧烈时，可腹部热敷止痛。

(2)监测患者的感染征象：密切观察患者的生命体征及血常规检查的改变，询问患者有无咽痛、尿痛等不适，及时发现感染迹象并协助医师进行处理。病房应定期消毒，减少探视，保持室内空气新鲜；严格遵循无菌原则进行各项操作，防止交叉感染。协助患者做好皮肤、口腔护理，注意会阴部及肛门的清洁，减少感染的机会。

3.用药护理

(1)化疗药物：遵医嘱进行化学治疗，以抑制和杀伤癌细胞，注意观察药物的疗效及不良反应。

(2)止痛药物：遵循 WHO 推荐的三阶梯疗法，遵医嘱给予相应的止痛药，第一阶段从非阿片类镇痛剂开始，如阿司匹林、强痛定(布桂嗪)、平痛新(奈福泮)、消炎痛(吲哚美辛)栓等。若不能缓解，在此基础上，加弱阿片类镇痛剂，如可卡因、丙氧酚等；若疼痛剧烈，则可用强阿片类镇痛剂，如哌替啶、美施康定等，现在又有一种新型贴剂多瑞吉，镇痛效果可达到 72h。

4.心理护理

护理人员应与患者建立良好的护患关系，运用倾听、解释、安慰等技巧与患者沟通，表示关心与体贴，耐心听取患者自身感受的叙述，并给予支持和鼓励。同时介绍有关胃癌治疗进展信息，提高患者治疗的信心，用积极的心态面对疾病。此外，及时取得家属的配合，协助患者得到家庭和社会的支持，控制焦虑、抑郁情绪，使患者保持乐观的生活态度。

5.健康指导

(1)疾病预防指导：对健康人群开展卫生宣教，提倡多食富含维生素 C 的新鲜水果、蔬菜，多食肉类、鱼类、豆制品和乳制品；避免高盐饮食，少进咸菜、烟熏和腌制食品；食品贮存要科学，不食霉变食物。对胃癌高危人群如中度或重度胃黏膜萎缩、中度或重度肠化，不典型增生或有胃癌家族史者应遵医嘱给予根除幽门螺杆菌治疗及定期复查，以便早期诊断及治疗。

(2)生活指导：指导患者生活规律，保证充足的睡眠，根据病情和体力，适量活动，增强机体抵抗力。注意个人卫生，特别是体质衰弱者，应做好口腔、皮肤黏膜的护理，防止继发性感染。指导患者运用适当的心理防卫机制，保持乐观态度和良好的心理状态、以积极的心态面对疾病。

(3)用药及疾病指导：指导患者合理使用止痛药，并应发挥自身积极的应对能力以提高控制疼痛的效果。嘱患者定期复诊，以监测病情变化和及时调整治疗方案。教会患者及家属如何早期识别并发症，及时就诊。

(三)护理评价

患者情绪稳定，积极配合治疗；疼痛得到明显缓解，营养改善，体力增强。

第四节　炎症性肠病

炎症性肠病是一种病因不明的肠道慢性非特异性炎症性疾病。包括溃疡性结肠炎(UC)和克罗恩病(CD)。一般认为,UC和CD是同一疾病的不同亚类,组织损伤的基本病理过程相似,但可能由于致病因素不同,发病的具体环节不同,最终导致组织损害的表现不同。

一、溃疡性结肠炎

UC是一种病因不明的直肠和结肠慢性非特异性炎症性疾病。病变主要位于大肠的黏膜与黏膜下层。主要症状有腹泻、黏液脓血便和腹痛,病程漫长,病情轻重不一,常反复发作。本病多见于20～40岁,男女发病率无明显差别。

(一)病理

病变主要位于直肠和乙状结肠,可延伸到降结肠,甚至整个结肠。病变一般仅限于黏膜和黏膜下层,少数重症者可,累及肌层。活动期黏膜呈弥散性炎症反应,可见水肿、充血与灶性出血,黏膜脆弱,触之易出血。由于黏膜与黏膜下层有炎性细胞浸润,大量中性粒细胞在肠腺隐窝底部聚集,形成小的隐窝脓肿。当隐窝脓肿融合破溃,黏膜即出现广泛的浅小溃疡,并可逐渐融合成不规则的大片溃疡。结肠炎症在反复发作的慢性过程中,大量新生肉芽组织增生,常出现炎性息肉。黏膜因不断破坏和修复,丧失其正常结构,并且由于溃疡愈合形成瘢痕,黏膜肌层与肌层增厚,使结肠变形缩短,结肠袋消失,甚至出现肠腔狭窄。少数患者有结肠癌变,以恶性程度较高的未分化型多见。

(二)临床分型

临床上根据本病的病程、程度、范围和病期进行综合分型。

1.根据病程经过分型

(1)初发型:无既往史的首次发作。

(2)慢性复发型:最多见,发作期与缓解期交替。

(3)慢性持续型:病变范围广,症状持续半年以上。

(4)急性暴发型:少见,病情严重,全身毒血症状明显,易发生大出血和其他并发症。

上述后3型可相互转化。

2.根据病情程度分型

(1)轻型:多见,腹泻每天4次以下,便血轻或无,无发热、脉速,贫血轻或无,血沉正常。

(2)重型:腹泻频繁并有明显黏液脓血便,有发热、脉速等全身症状,血沉加快、血红蛋白下降。

(3)中型:介于轻型和重型之间。

3.根据病变范围分型

可分为直肠炎、直肠乙状结肠炎、左半结肠炎、全结肠炎以及区域性结肠炎。

4.根据病期分型

可分为活动期和缓解期。

(三)临床表现

起病多数缓慢,少数急性起病,偶见急性暴发起病。病程长,呈慢性经过,常有发作期与缓解期交替,少数症状持续并逐渐加重。

1.症状

(1)消化系统表现:主要表现为腹泻与腹痛。①腹泻为最主要的症状,黏液脓血便是本病活动期的重要表现。腹泻主要与炎症导致大肠黏膜对水钠吸收障碍以及结肠运动功能失常有关。粪便中的黏液或黏液脓血,为炎症渗出和黏膜糜烂及溃疡所致。排便次数和便血程度可反映病情程度,轻者每天排便2~4次,粪便呈糊状,可混有黏液、脓血,便血轻或无,重者腹泻每天可达10次以上,大量脓血,甚至呈血水样粪便。病变限于直肠和乙状结肠的患者,偶有腹泻与便秘交替的现象,此与病变直肠排空功能障碍有关。②腹痛,轻者或缓解期患者多无腹痛或仅有腹部不适,活动期有轻或中度腹痛,为左下腹的阵痛,亦可涉及全腹。有疼痛-便意-便后缓解的规律,大多伴有里急后重,为直肠炎症刺激所致。若并发中毒性巨结肠或腹膜炎,则腹痛持续且剧烈。③其他症状可有腹胀、食欲缺乏、恶心、呕吐等。

(2)全身表现:中、重型患者活动期有低热或中等度发热,高热多提示有并发症或急性暴发型。重症患者可出现衰弱、消瘦、贫血、低清蛋白血症、水和电解质平衡紊乱等表现。

(3)肠外表现:本病可伴有一系列肠外表现,包括口腔黏膜溃疡、结节性红斑外周关节炎、黄疸性脓皮病、虹膜睫状体炎等。

2.体征

患者呈慢性病容,精神状态差,重者呈消瘦贫血貌。轻者仅有左下腹轻压痛,有时可触及痉挛的降结肠和乙状结肠。重症者常有明显腹部压痛和鼓肠。若有反跳痛、腹肌紧张、肠鸣音减弱等应注意中毒性巨结肠和肠穿孔等并发症。

(四)护理

1.护理目标

患者大便次数减少,粪质正常;腹痛缓解,营养改善,体重恢复,未发生并发症,焦虑减轻。

2.护理措施

(1)一般护理。①休息与活动:在急性发作期或病情严重时均应卧床休息,缓解期适当休息,注意劳逸结合。②合理饮食:指导患者食用质软、易消化、少纤维素又富含营养,有足够热量的食物,以利于吸收、减轻对肠黏膜的刺激并供给足够的热量,以维持机体代谢的需要。避免食用冷饮、水果、多纤维的蔬菜及其他刺激性食物,忌食牛乳和乳制品。急性发作期患者,应进流质或半流质饮食,病情严重者应禁食,按医嘱给予静脉高营养,以改善全身状况。应注意给患者提供良好的进餐环境,避免不良刺激,以增进患者食欲。

(2)病情观察:观察患者腹泻的次数、性质,腹泻伴随症状,如发热、腹痛等,监测粪便检查结果。严密观察腹痛的性质、部位以及生命体征的变化,以了解病情的进展情况,如腹痛性质突然改变,应注意是否发生大出血、肠梗阻、中毒性巨结肠、肠穿孔等并发症。观察患者进食情况,定期测量患者的体重,监测血红蛋白、血清电解质和清蛋白的变化,了解营养状况的变化。

(3)用药护理:遵医嘱给予柳氮磺吡啶(SASP)、糖皮质激素、免疫抑制剂等治疗,以控制病情,使腹痛缓解。注意药物的疗效及不良反应,如应用SASP时,患者可出现恶心、呕吐、皮疹、粒细胞减少及再生障碍性贫血等。应嘱患者餐后服药，服药期间定期复查血常规，应用糖皮质激素者，要注意激素不良反应，不可随意停药，防止反跳现象，应用硫唑嘌呤或巯嘌呤时患者可出现骨髓抑制的表现，应注意监测白细胞计数。

(4)心理护理：安慰鼓励患者，向患者解释病情，使患者以平和的心态应对疾病，自觉地配合治疗。

(5)健康指导。①心理指导：由于病情反复发作，迁延不愈，常给患者带来痛苦，尤其是排便次数的增加，给患者的精神和日常生活带来很多困扰，易产生自卑、忧虑，甚至恐惧心理。应鼓励患者以平和的心态应对疾病，积极配合治疗。②指导患者合理饮食及活动：指导患者食用质软、易消化、少纤维素又富含营养、有足够热量的食物，避免食用冷饮、水果、多纤维的蔬菜及其他刺激性食物，忌食牛乳和乳制品。在急性发作期或病情严重时均应卧床休息，缓解期适当休息，注意劳逸结合。③用药指导：嘱患者坚持治疗，不要随意更换药物或停药。教会患者识别药物的不良反应，出现异常症状要及时就诊，以免耽搁病情。

3.护理评价

患者腹泻、腹痛缓解，营养改善，体重恢复。

二、克罗恩病

CD是一种病因尚不十分清楚的胃肠道慢性炎性肉芽肿性疾病。病变多见于末段回肠和邻近结肠，但从口腔至肛门各段消化道均可受累，呈节段性或跳跃式分布。临床上以腹痛、腹泻、体重下降、腹块、瘘管形成和肠梗阻为特点，可伴有发热等全身表现以及关节、皮肤、眼、口腔黏膜等肠外损害。本病有终生复发倾向，重症患者迁延不愈，预后不良。

(一)病理

病变表现为同时累及回肠末段与邻近右侧结肠者，只涉及小肠者，局限在结肠者。病变可涉及口腔、食管、胃、十二指肠，但少见。

大体形态上，克罗恩病特点为：①病变呈节段性或跳跃性，而不呈连续性。②黏膜溃疡早期呈鹅口疮样溃疡，随后溃疡增大、融合，形成纵行溃疡和裂隙溃疡，将黏膜分割呈鹅卵石样外观。③病变累及肠壁全层，肠壁增厚变硬，肠腔狭窄。

组织学上，克罗恩病的特点为：①非干酪性肉芽肿，由类上皮细胞和多核巨细胞构成，可发生在肠壁各层和局部淋巴结。②裂隙溃疡，呈缝隙状，可深达黏膜下层甚至肌层。③肠壁各层炎症，伴固有膜底部和黏膜下层淋巴细胞聚集、黏膜下层增宽、淋巴管扩张及神经节炎等。肠壁全层病变致肠腔狭窄，可发生肠梗阻。溃疡穿孔引起局部脓肿，或穿透至其他肠段、器官、腹壁，形成内瘘或外瘘。肠壁浆膜纤维素渗出、慢性穿孔均可引起肠粘连。

(二)临床分型

区别本病不同临床情况，有助全面估计病情和预后，制订治疗方案。

1.临床类型

依疾病行为分型，可分为狭窄型(以肠腔狭窄所致的临床表现为主)、穿通型(有瘘管形成)和非狭窄非穿通型(炎症型)。各型可有交叉或互相转化。

2.病变部位

参考影像和内镜结果确定，可分为小肠型、结肠型、回结肠型。如消化道其他部分受累亦应注明。

3.严重程度

根据主要临床表现的程度及并发症计算CD活动指数(CDAI),用于疾病活动期与缓解期区分、病情严重程度估计(轻、中、重度)和疗效评定。

(三)临床表现

起病大多隐匿、缓渐,从发病早期症状出现至确诊往往需数月至数年。病程呈慢性,长短不等的活动期与缓解期交替,有终生复发倾向。少数急性起病,可表现为急腹症,酷似急性阑尾炎或急性肠梗阻。腹痛、腹泻和体重下降三大症状是本病的主要临床表现。但本病的临床表现复杂多变,这与临床类型、病变部位、病期及并发症有关。

1.消化系统表现

(1)腹痛:为最常见症状。多位于右下腹或脐周,间歇性发作,常为痉挛性阵痛伴腹鸣。常于进餐后加重,排便或肛门排气后缓解。腹痛的发生可能与进餐引起胃肠反射或肠内容物通过炎症、狭窄肠段,引起局部肠痉挛有关。体检常有腹部压痛,部位多在右下腹。腹痛亦可由部分或完全性肠梗阻引起,此时伴有肠梗阻症状。出现持续性腹痛和明显压痛,提示炎症波及腹膜或腹腔内脓肿形成。全腹剧痛和腹肌紧张,提示病变肠段急性穿孔。

(2)腹泻:亦为本病常见症状,主要由病变肠段炎症渗出、蠕动增加及继发性吸收不良引起。腹泻先是间歇发作,病程后期可转为持续性。粪便多为糊状,一般无脓血和黏液。病变涉及下段结肠或肛门直肠者,可有黏液血便及里急后重。

(3)腹部包块:见于10%～20%的患者,由于肠粘连、肠壁增厚、肠系膜淋巴结肿大、内瘘或局部脓肿形成所致。多位于右下腹与脐周。固定的腹块提示有粘连,多已有内瘘形成。

(4)瘘管形成:是克罗恩病的特征性临床表现,因透壁性炎性病变穿透肠壁全层至肠外组织或器官而成。瘘分内瘘和外瘘,前者可通向其他肠段、肠系膜、膀胱、输尿管、阴道、腹膜后等处,后者通向腹壁或肛周皮肤。肠段之间内瘘形成可致腹泻加重及营养不良。肠瘘通向的组织与器官因粪便污染可致继发性感染。外瘘或通向膀胱、阴道的内瘘均可见粪便与气体排出。

(5)肛门周围病变:包括肛门周围瘘管、脓肿形成及肛裂等病变,见于部分患者,有结肠受累者较多见。有时这些病变可为本病的首发或突出的临床表现。

2.全身表现

(1)发热:为常见的全身表现之一,与肠道炎症活动及继发感染有关。间歇性低热或中度热常见,少数呈弛张高热伴毒血症。少数患者以发热为主要症状,甚至较长时间不明原因发热之后才出现消化道症状。

(2)营养障碍:由慢性腹泻、食欲减退及慢性消耗等因素所致。主要表现为体重下降,可有贫血、低蛋白血症和维生素缺乏等表现。青春期前患者常有生长发育迟滞。

3.肠外表现

本病肠外表现与溃疡性结肠炎的肠外表现相似,但发生率较高,据我国统计报道以口腔黏膜溃疡、皮肤结节性红斑、关节炎及眼病为常见。

(四)护理

1.护理目标

患者腹泻、腹痛缓解,营养改善,体重恢复,无并发症。

2.护理措施

(1)一般护理。①休息与活动:在急性发作期或病情严重时均应卧床休息,缓解期适当休息,注意劳逸结合。必须戒烟。②合理饮食:一般给高营养低渣饮食,适当给予叶酸、维生素B_{12}等多种维生素。重症患者酌用要素饮食或全胃肠外营养,除营养支持外还有助诱导缓解。

(2)病情观察:观察患者腹泻的次数、性质,腹泻伴随症状,如发热、腹痛等,监测粪便检查结果。严密观察腹痛的性质、部位以及生命体征的变化,测量患者的体重,监测血红蛋白、血清电解质和清蛋白的变化,了解营养状况的变化。

(3)用药护理:遵医嘱腹痛、腹泻可使用抗胆碱能药物或止泻药,合并感染者静脉途径给予广谱抗生素。给予柳氮磺吡啶(SASP)、糖皮质激素、免疫抑制剂等治疗,以控制病情,使腹痛缓解。注意避免药物的不良反应,如应嘱患者餐后服药,服药期间定期复查血常规,不可随意停药,防止反跳现象等。

(4)心理护理:向患者解释病情,使患者树立战胜疾病信心,自觉地配合治疗。

(5)健康指导。①疾病知识指导:指导患者合理休息与活动,戒烟,食用质软、易消化、少纤维素又富含营养、有足够热量的食物,避免食用冷饮、水果、多纤维的蔬菜及其他刺激性食物,忌食牛乳和乳制品。②安慰鼓励患者:使患者树立信心,积极地配合治疗。③用药指导:嘱患者坚持服药并了解药物的不良反应,病情有异常变化要及时就诊。

3.护理评价

患者腹泻、腹痛缓解,无发热、营养不良,体重增加。

第五节　肝硬化

肝硬化是一种由不同病因引起的慢性进行性弥散性肝病。病理特点为广泛的肝细胞变性坏死、再生结节形成、结缔组织增生,致使正常肝小叶结构破坏和假小叶形成。临床可有多系统受累,主要表现为肝功能损害和门静脉高压,晚期出现消化道出血、肝性脑病、感染等严重并发症。在我国,肝硬化是常见疾病和主要死因之一。本病占内科总住院人数的4.3%~14.2%。

一、病因与发病机制

(一)病毒性肝炎

主要为乙型病毒性肝炎,其次为丙型肝炎,或乙型加丁型重叠感染,甲型和戊型一般不发展为肝硬化。

(二)日本血吸虫病

我国长江流域血吸虫病流行区多见。反复或长期感染血吸虫病者,虫卵及其毒性产物在肝脏汇管区刺激结缔组织增生,导致肝纤维化和门脉高压,称为血吸虫病性肝纤维化。

(三)酒精中毒

长期大量饮酒者,酒精及其中间代谢产物(乙醛)直接引起酒精性肝炎,并发展为肝硬化,酗酒所致的长期营养失调也对肝脏起一定损害作用。

(四)药物或化学毒物

长期服用双醋酚丁、甲基多巴等药物,或长期反复接触磷、砷、四氯化碳等化学毒物,可引起中毒性肝炎,最终演变为肝硬化

(五)胆汁淤积

持续存在肝外胆管阻塞或肝内胆汁淤积时,高浓度的胆汁酸和胆红素损害肝细胞,导致肝硬化。

(六)循环障碍

慢性充血性心力衰竭、缩窄性心包炎、肝静脉或下腔静脉阻塞等使肝脏长期淤血,肝细胞缺氧、坏死和结缔组织增生,最后发展为肝硬化。

(七)遗传和代谢疾病

由于遗传性或代谢性疾病,某些物质或其代谢产物沉积于肝,造成肝损害,并可致肝硬化,如肝豆状核变性、血色病、半乳糖血症和 α_1-抗胰蛋白酶缺乏症。

(八)营养失调

食物中长期缺乏蛋白质、维生素、胆碱等,以及慢性炎症性肠病,可引起营养不良和吸收不良,降低肝细胞对致病因素的抵抗力,成为肝硬化的直接或间接病因。

此外,部分病例发病原因难以确定,称为隐源性肝硬化,其中部分病例与无黄疸型病毒性肝炎,尤其是丙型肝炎有关。自身免疫性肝炎也可发展为肝硬化。各种病因引起的肝硬化,其病理变化和发展演变过程是基本一致的。特征为广泛肝细胞变性坏死,结节性再生,弥散性结缔组织增生,假小叶形成。上述病理变化造成肝内血管扭曲、受压、闭塞而致血管床缩小,肝内门静脉、肝静脉和肝动脉小分支之间发生异常吻合而形成短路,导致肝血循环紊乱。这些严重的肝内血循环障碍,是形成门静脉高压的病理基础,且使肝细胞营养障碍加重,促使肝硬化病变进一步发展。

二、临床表现

肝硬化的病程发展通常比较缓慢,可隐伏 3～5 年或更长时间。临床上分为肝功能代偿期和失代偿期。

(一)代偿期

早期症状轻,以乏力、食欲缺乏为主要表现,可伴有恶心、厌油腻、腹胀、上腹隐痛及腹泻等。症状常因劳累或伴发病而出现,经休息或治疗可缓解。患者营养状况一般或消瘦,肝轻度大,质地偏硬,可有轻度压痛,脾轻至中度大。肝功能多在正常范围内或轻度异常。

(二)失代偿期

主要为肝功能减退和门静脉高压所致的全身多系统症状和体征。

1.肝功能减退

(1)全身症状和体征:一般状况与营养状况均较差、乏力、消瘦、不规则低热、面色灰暗黝黑(肝病面容)、皮肤干枯粗糙、水肿、舌炎、口角炎等。

(2)消化道症状:食欲减退甚至畏食进食后上腹饱胀不适、恶心、呕吐、稍进油腻肉食易引起腹泻,因腹腔积液和胃肠积气而腹胀不适。肝细胞有进行性或广泛性坏死时可出现黄疸。

(3)出血倾向和贫血:常有鼻出血、牙龈出血、皮肤紫癜和胃肠出血等倾向,系肝合成凝血因子减少、脾功能亢进和毛细血管脆性增加所致。贫血可因缺铁、缺乏叶酸和维生素 B_{12},脾功能亢进等因素引起。

(4)内分泌失调:①雌激素增多、雄激素和糖皮质激素减少,肝对雌激素的灭活功能减退,故体内雌激素增多。雌激素增多时,通过负反馈抑制腺垂体分泌促性腺激素及促肾上腺皮质激素的功能,致雄激素和肾上腺糖皮质激素减少。雌激素与雄激素比例失调,男性患者常有性欲减退、睾丸萎缩、毛发脱落及乳房发育;女性患者可有月经失调、闭经,不孕等。部分患者出现蜘蛛痣,主要分布在面颈部上胸、肩背和上肢等上腔静脉引流区域;手掌大小鱼际和指端腹侧部位皮肤发红称为肝掌。肾上腺皮质功能减退,表现为面部和其他暴露部位皮肤色素沉着。②醛固酮和抗利尿激素增多、肝功能减退时对醛固酮和抗利尿激素的灭活作用减弱,致体内醛固酮及抗利尿激素增多。醛固酮作用于远端肾小管,使钠重吸收增加;抗利尿激素作用于集合管,使水的重吸收增加。水钠潴留导致尿少、水肿,并促进腹腔积液形成。

2.门静脉高压

(1)脾大:门静脉高压致脾静脉压力增高,脾淤血而肿大,一般为轻、中度大,有时可为巨脾。上消化道大量出血时,脾脏可暂时缩小,待出血停止并补足血容量后,脾脏再度增大。晚期脾大常伴有对血细胞破坏增加,使周围血中白细胞、红细胞和血小板减少,称为脾功能亢进。

(2)侧支循环的建立和开放:正常情况下,门静脉系与腔静脉系之间的交通支很细小,血流量很少。门静脉高压形成后,来自消化器官和脾脏的回心血液流经肝脏受阻,使门腔静脉交通支充盈扩张,血流量增加,建立起侧支循环。

临床上重要的侧支循环有:①食管下段和胃底静脉曲张,主要是门静脉系的胃冠状静脉和腔静脉系的食管静脉、奇静脉等沟通开放,常在恶心、呕吐、咳嗽、负重等使腹内压突然升高,或因粗糙食物机械损伤、胃酸反流腐蚀损伤时,导致曲张静脉破裂出血,出现呕血、黑便及休克等表现。②腹壁静脉曲张,由于脐静脉重新开放,与附脐静脉、腹壁静脉等连接,在脐周和腹壁可见迂曲静脉以脐为中心向上及下腹壁延伸。③痔核形成,为门静脉系的直肠上静脉与下腔静脉系的直肠中、下静脉吻合扩张形成,破裂时引起便血。

(3)腹腔积液:是肝硬化肝功能失代偿期最为显著的临床表现。腹腔积液出现前,常有腹胀,以饭后明显。大量腹腔积液时腹部隆起,腹壁绷紧发亮,患者行动困难,可发生脐疝,膈抬高,出现呼吸困难、心悸。部分患者伴有胸腔积液。

腹腔积液形成的因素有:①门静脉压力增高使腹腔脏器毛细血管床静水压增高,组织间液回吸收减少而漏入腹腔。②低清蛋白血症系指血浆清蛋白＜30g/L,肝功能减退使清蛋白合成减少及蛋白质摄入和吸收障碍,低清蛋白血症时血浆胶体渗透压降低,血管内液外渗。③肝淋巴液生成过多,肝静脉回流受阻时,肝内淋巴液生成增多,超过胸导管引流能力,淋巴管内压力增高,使大量淋巴液自肝包膜和肝门淋巴管渗出至腹腔。④抗利尿激素及继发性醛固酮增多,引起水钠重吸收增加。⑤肾脏因素,有效循环血容量不足致肾血流量减少,肾小球滤过率降低,排钠和排尿量减少。

3.肝脏情况

早期肝脏增大,表面尚平滑,质中等硬;晚期肝脏缩小,表面可呈结节状,质地坚硬;一般无压痛，但在肝细胞进行性坏死或并发肝炎和肝周围炎时可有压痛与叩击痛。

三、并发症

(一)上消化道出血

上消化道出血为本病最常见的并发症。由于食管下段或胃底静脉曲张破裂，引起突然大量的呕血和黑便，常引起出血性休克或诱发肝性脑病，病死率高。

(二)感染

由于患者抵抗力低下、门腔静脉侧支循环开放等因素，增加细菌入侵繁殖机会，易并发感染如肺炎、胆道感染、大肠埃希菌败血症、自发性腹膜炎等。自发性腹膜炎系指无任何邻近组织炎症的情况下发生的腹膜和(或)腹腔积液的细菌性感染。其主要原因是肝硬化时单核-吞噬细胞的噬菌作用减弱，肠道内细菌异常繁殖并经由肠壁进入腹膜腔，以及带菌的淋巴液漏入腹腔引起感染，致病菌多为革兰阴性杆菌。患者可出现发热、腹痛、腹胀、腹膜刺激征、腹腔积液迅速增长或持续不减，少数病例发生中毒性休克。

(三)肝性脑病

肝性脑病是晚期肝硬化的最严重并发症。

(四)原发性肝癌

肝硬化患者短期内出现肝脏迅速增大、持续性肝区疼痛、腹腔积液增多且为血性、不明原因的发热等，应考虑并发原发性肝癌，需作进一步检查。

(五)功能性肾衰竭

功能性肾衰竭又称肝肾综合征，表现为少尿或无尿、氮质血症、稀释性低钠血症和低尿钠，但肾无明显器质性损害。主要由于肾血管收缩和肾内血液重新分布，导致肾皮质血流量和肾小球滤过率下降等因素引起。

(六)电解质和酸碱平衡紊乱

出现腹腔积液和其他并发症后患者电解质紊乱趋于明显，常见的如下。

1.低钠血症

长期低钠饮食致原发性低钠，长期利尿和大量放腹腔积液等致钠丢失，抗利尿激素增多使水潴留超过钠潴留而致稀释性低钠。

2.低钾低氯血症与代谢性碱中毒

进食少、呕吐、腹泻、长期应用利尿剂或高渗葡萄糖液、继发性醛固酮增多等可引起低钾低氯，而低钾低氯血症可致代谢性碱中毒，诱发肝性脑病。

四、护理

(一)护理目标

患者能描述营养不良的原因，遵循饮食计划，保证各种营养物质的摄入；能叙述腹腔积液和水肿的主要原因，腹腔积液和水肿有所减轻，身体舒适感增加；能了解常见并发症防治知识，尽力避免并发症；无皮肤破损或感染，焦虑减轻或消失。

(二)护理措施

1.一般护理

(1)休息和活动：休息代偿期患者宜适当减少活动、避免劳累、保证休息，失代偿期尤当出现并发症时患者需卧床休息。

(2)饮食护理:饮食以高热量、高蛋白(肝性脑病除外)和维生素丰富而易消化的食物为原则。盐和水的摄入视病情调整,有腹腔积液者应低盐或无盐饮食,钠限制在每天500～800mg(氯化钠1.2～2.0g),进水量限制在每天1000mL左右。应向患者介绍各种食物的成分,例如高钠食物有咸肉、酱菜、酱油、罐头食品、含钠味精等,应尽量少食用;含钠较少的食物有粮谷类、瓜茄类、水果等;含钾多的食物有水果,硬壳果、马铃薯、干豆、肉类等。评估患者有无不恰当的饮食习惯而加重水钠潴留,切实控制钠和水的摄入量。限钠饮食常使患者感到食物淡而无味,可适量添加柠檬汁、食醋等,改善食品的调味,以增进食欲。禁酒,忌用对肝有损害药物。有食管静脉曲张者避免进食粗糙、坚硬食物。避免损伤曲张静脉,食管胃底静脉曲张者应食菜泥、肉末、软食,进餐时细嚼慢咽,咽下的食团宜小且外表光滑,切勿混入糠皮、硬屑、鱼刺、甲壳等,药物应磨成粉末,以防损伤曲张的静脉导致出血。

2.体液过多的护理

(1)休息和体位:多卧床休息,卧床时尽量取平卧位,以增加肝、肾血流量,改善肝细胞的营养,提高肾小球滤过率。可抬高下肢,以减轻水肿。阴囊水肿者可用托带托起阴囊,以利水肿消退。大量腹腔积液者卧床时可取半卧位,以使膈下降,有利于呼吸运动,减轻呼吸困难和心悸。

(2)避免腹内压骤增:大量腹腔积液时,应避免使腹内压突然剧增的因素,例如剧烈咳嗽、打喷嚏、用力排便等。

(3)用药护理:使用利尿剂时应特别注意维持水电解质和酸碱平衡。利尿速度不宜过快,以每天体重减轻不超过0.5kg为宜。

(4)病情监测:观察腹腔积液和下肢水肿的消长,准确记录出入量,测量腹围、体重,并教会患者正确的测量和记录方法。进食量不足、呕吐、腹泻者,或遵医嘱应用利尿剂、放腹腔积液后更应密切观察。监测血清电解质和酸碱度的变化,以及时发现并纠正水电解质、酸碱平衡紊乱,防止肝性脑病、功能性肾衰竭的发生。

(5)腹腔穿刺放腹腔积液的护理:术前说明注意事项,测量体重、腹围、生命体征,排空膀胱以免误伤;术中及术后监测生命体征,观察有无不适反应;术毕用无菌敷料覆盖穿刺部位,如有溢液可用吸收性明胶海绵处置;术毕缚紧腹带,以免腹内压骤然下降;记录抽出腹腔积液的量、性质和颜色,标本及时送检。

3.活动无耐力护理

肝硬化患者的精神、体力状况随病情进展而减退,疲倦乏力、精神不振逐渐加重,严重时衰弱而卧床不起。应根据病情适当安排休息和活动。代偿期患者无明显的精神、体力减退,可参加轻工作,避免过度疲劳;失代偿期患者以卧床休息为主,但过多的躺卧易引起消化不良、情绪不佳,故应视病情安排适量的活动,活动量以不感到疲劳、不加重症状为度。

4.有皮肤完整性受损危险的护理

肝硬化患者因常有皮肤干燥、水肿,有黄疸时可有皮肤瘙痒和长期卧床等因素,易发生皮肤破损和继发感染。除常规的皮肤护理、预防压疮措施外,应注意沐浴时避免水温过高,或使用有刺激性的皂类和沐浴液,沐浴后可使用性质柔和的润肤品,以减轻皮肤干燥和瘙痒;皮肤瘙痒者给予止痒处理，嘱患者勿用手抓搔，以免皮肤破损。

5.心理护理

及时了解并减轻各种焦虑，护理人员应关心患者，鼓励其说出心中的顾虑与疑问，护士应耐心倾听并给予解答。

6.健康指导

(1)心理指导：护士应帮助患者和家属掌握本病的有关知识和自我护理方法，分析和消除不利于个人和家庭应对的各种因素，家属应理解和关心患者，细心观察、及早识别病情变化，例如当患者出现性格，行为改变等可能为肝性脑病的前驱症状时，或消化道出血等其他并发症时，应及时就诊。定期门诊随诊。

(2)休息指导：保证身心休息，应有足够的休息和睡眠，生活起居有规律。活动量以不加重疲劳感和其他症状为度。应十分注意情绪的调节和稳定。在安排好治疗、身体调理的同时，勿过多考虑病情，遇事豁达开朗。

(3)生活指导：注意保暖和个人卫生，预防感染。切实遵循饮食治疗原则和计划，安排好营养食谱。

(4)用药指导：按医师处方用药，加用药物需征得医师同意，以免服药不当而加重肝脏负担和肝功能损害。应向患者详细介绍所用药物的名称、剂量、给药时间和方法，教会其观察药物疗效和不良反应。例如服用利尿剂者，如出现软弱无力、心悸等症状时，提示低钠、低钾血症，应及时就医。

(三)护理评价

患者能自己选择符合饮食治疗计划的食物，保证每天所需热量、蛋白质、维生素等营养成分的摄入；能陈述减轻水钠潴留的有关措施，正确测量和记录出入量、腹围和体重，腹腔积液和皮下水肿及其引起的身体不适有所减轻；能按计划进行活动和休息，活动未致疲乏感加重，活动耐力增加；皮肤无破损和感染，瘙痒感减轻或消失。

第六节　原发性肝癌

原发性肝癌指原发于肝细胞和肝内胆管细胞的癌肿，为我国常见恶性肿瘤之一，其病死率在消化系统恶性肿瘤中列第三位，仅次于胃癌和食管癌。

一、病因与发病机制

原发性肝癌病因与发病机制尚未完全肯定，可能与多种因素的综合作用有关。

(一)病毒性肝炎

流行病学调查发现约1/3的原发性肝癌患者有慢性肝炎史，肝癌高发区人群的HBsAg阳性率高于低发区，肝癌患者血清HBsAg及其他乙型肝炎标志的阳性率可达90%，显著高于健康人群；提示乙型肝炎病毒与肝癌发病有关。近年研究发现肝细胞癌中5%～8%的患者抗HCV阳性，提示丙型病毒性肝炎与肝癌的发病关系密切。因此，乙型和丙型肝炎病毒均为肝癌的促发因素。

(二)肝硬化

原发性肝癌合并肝硬化者占50%～90%，多数为乙型或丙型病毒性肝炎发展成肝硬化。肝细胞恶变可能在肝细胞受损害后引起再生或不典型增生的过程中发生。在我国，肝癌主要在病毒性肝炎后肝硬化的基础上发生。一般认为，胆汁性和淤血性肝硬化、血吸虫病性肝纤维化与原发性肝癌的发生无关。

(三)黄曲霉毒素

黄曲霉素的代谢产物黄曲霉毒素 B_1 有强烈的致癌作用。流行病学调查发现在粮油、食品受黄曲霉毒素 B_1 污染严重的地区，肝癌发病率也较高，提示黄曲霉毒素$_1$与肝癌的发生有关。

(四)其他因素

近年发现池塘中生长的蓝绿藻产生的藻类毒素可污染水源，造成饮用水污染而致肝癌。此外，遗传、酒精中毒、有机氯类农药、亚硝胺类化学物、寄生虫等，可能与肝癌发生有关。

原发性肝癌可经血行转移、淋巴转移、种植转移造成癌细胞扩散。肝内血行转移发生最早、最常见，很容易侵犯门静脉分支形成肝内多发性转移灶，并在肝外转移至肺、肾上腺、骨等形成肝外转移灶。

二、临床表现

(一)症状

早期缺乏典型症状，中晚期主要特征如下。

1.肝区疼痛

半数以上患者有肝区疼痛，多呈持续性钝痛或胀痛，由癌肿迅速生长使肝包膜绷紧所致。若肿瘤侵犯膈，疼痛可放射至右肩；如肿瘤生长缓慢，则无或仅有轻微钝痛。当肝表面癌结节包膜下出血或向腹腔破溃，腹痛突然加剧，可有急腹症的表现，如出血量大，则引起昏厥和休克。

2.消化道症状

患者常有食欲减退、腹胀，也可有恶心、呕吐、腹泻等。

3.全身症状

全身症状有乏力、进行性消瘦、发热、营养不良，晚期患者可呈恶病质等。少数患者由于癌肿本身代谢异常，进而对机体产生影响引起内分泌或代谢异常，可有自发性低血糖、红细胞增多症、高血钙、高血脂等伴癌综合征。对肝大伴有此类表现的患者，应警惕肝癌的存在。

4.转移灶症状

肿瘤转移之处有相应症状，如转移至肺可引起胸痛和血性胸腔积液；胸腔转移以右侧多见，可有胸腔积液征；骨骼和脊柱转移，可引起局部压痛或神经受压症状；颅内转移可有相应的神经定位症状和体征。

(二)体征

1.肝大

肝呈进行性肿大，质地坚硬，表面及边缘不规则，有大小不等的结节或巨块，常有不同程度的压痛。如癌肿突出于右肋弓下或剑突下，上腹可呈现局部隆起或饱满；如癌肿位于膈面，则主要表现为膈抬高而肝下缘可不大；如压迫血管，致动脉内径变窄，可在腹壁上听到吹风样血管杂音。

2.黄疸

黄疸一般在晚期出现，由于肝细胞损害，或癌肿压迫、侵犯肝门附近的胆管，或癌组织和血块脱落引起胆道梗阻所致。

3.肝硬化征象

肝癌伴肝硬化门脉高压者可有脾大、静脉侧支循环形成及腹腔积液等表现。腹腔积液一般为漏出液，也有血性腹腔积液出现。

三、并发症

(一)肝性脑病

肝性脑病常为肝癌终末期的并发症，约 1/3 的患者因此死亡。

(二)上消化道出血

上消化道出血约占肝癌死亡原因的 15%。肝癌常因合并肝硬化或门静脉、肝静脉癌栓致门静脉高压，引起食管胃底静脉曲张破裂出血。也可因胃肠道黏膜糜烂、凝血功能障碍等而出血。

(三)肝癌结节破裂出血

约 10%的肝癌患者因癌结节破裂出血致死。肝癌组织坏死、液化可致自发破裂，或因外力作用而破裂。如限于包膜下，可形成压痛性包块，破入腹腔可引起急性腹痛和腹膜刺激征。

(四)继发感染

本类患者在长期消耗或因放射、化学治疗而致白细胞减少的情况下，抵抗力减弱，加之长期卧床等因素，容易并发各种感染，如肺炎、败血症、肠道感染等。

四、护理

(一)护理目标

患者疼痛缓解，情绪稳定；能配合治疗；营养状况改善；未发生感染及并发症或出现并发症被及时控制。

(二)护理措施

1.一般护理

(1)休息与活动：患者应保持生活规律，注意劳逸结合，避免情绪剧烈波动和劳累。

(2)合理饮食：鼓励患者进食。安排良好的进食环境，保持患者口腔清洁，以增加患者的食欲。饮食以高蛋白、适当热量、高维生素为宜，避免摄入高脂、高热量和刺激性食物，使肝脏负担加重。如疼痛剧烈应暂停进食，待疼痛减轻再进食。有恶心、呕吐时，于服用止吐剂后进少量食物，增加餐次，尽量增加摄入量。如有肝性脑病倾向，应减少蛋白质摄入，以免诱发肝昏迷。对晚期肝癌患者，可根据医嘱静脉补充营养，维持机体代谢需要。应及时根据患者营养状况，调整饮食计划。

2.治疗护理

(1)指导并协助患者减轻疼痛，根据医嘱给予止痛药物。根据医嘱给患者应用抗肿瘤的化学药物治疗，注意药物疗效及不良反应。

(2)减少感染的机会：病房应减少探视，定期空气，衣物消毒，保持室内空气新鲜。严格遵循无菌原则进行各项操作，防止交叉感染。指导并协助患者做好皮肤、口腔护理，注意会阴部及肛门的清洁，减少感染的机会。

3.病情观察

观察患者感染征象，密切观察患者体温、脉搏、呼吸及血常规改变，询问患者有无咽痛、咳嗽、尿痛等不适，及时发现感染迹象并协助医生进行处理。注意经常评估患者疼痛的程度、性质、部位及伴随症状，及时发现和处理异常情况。

4.心理护理

(1)充分认识患者的心理-社会反应，给予正确的心理疏导，安慰解释，使患者消除焦虑和恐惧，接受疾病诊断的事实，积极配合治疗。

(2)建立良好的护患关系，多与患者交谈以深入了解其内心活动，鼓励患者说出其内心感受，给予适当的解释。对于由于极度恐惧可能有危险行为发生的患者，应加强患者的监护，并尽快将患者的心理状况与患者亲属沟通，取得患者亲属的配合，避免意外发生。

5.健康指导

(1)指导患者保持乐观情绪，保持生活规律，注意劳逸结合，避免情绪剧烈波动和劳累。

(2)指导患者和家属熟悉肝癌的有关知识和并发症的预防和识别，以便随时发现病情变化，及时就诊，调整治疗方案。

(3)指导患者合理进食，增强机体抵抗力。注意环境卫生及饮食卫生。防止合并感染。

(三)护理评价

患者疼痛得到控制，营养改善，情绪稳定，及时发现并处理并发症。

第七节　肝性脑病

肝性脑病又称肝昏迷，是严重肝病引起的、以代谢紊乱为基础的中枢神经系统功能失调的综合征，其主要表现是意识障碍、行为异常和昏迷。无明显临床表现和生化异常、仅能用精细的智力试验和(或)电生理检测才可做出诊断的肝性脑病，称为亚临床或隐性肝性脑病。

一、病因和诱因

大部分肝性脑病是由各型肝硬化引起的，其中肝炎后肝硬化最多见；还可因其他严重肝损害引起，如原发性肝癌、急性重症肝炎、妊娠急性脂肪肝、严重中毒性肝炎等；也可见于门体分流手术后。由肝硬化引起的肝性脑病的发生多有明显诱因，常见的有：上消化道出血、摄入过高的蛋白质饮食、大量排钾利尿和放腹腔积液、感染、镇静催眠和麻醉药、便秘、低血糖。

二、发病机制

肝性脑病的发病机制尚未完全明了，目前关于其发病机制的学说主要如下。

(一)氨中毒学说

这是目前公认的并有较确实的依据的学说。

1.氨的形成和代谢

氨主要在肠道内产生。大部分是由血循环弥散至肠道的尿素经肠菌的尿素酶分解产生，小部分是食物中的蛋白质被肠菌的氨基酸氧化酶分解产生。游离的NH_3有毒性，且能透过血脑屏障；NH_4^+呈盐类形式存在，相对无毒，不能透过血脑屏障。

机体清除血氨的主要途径为：肝脏合成尿素；脑、肝、肾等组织利用和消耗氨，以合成谷氨酸和谷氨酰胺（α-酮戊二酸＋NH_3→谷氨酸，谷氨酸＋NH_3→谷氨酰胺）；肾脏排出大量尿素和NH_4＋；从肺部呼出少量。

2.血氨增高的原因

血氨的增高主要是由于生成过多和（或）代谢清除减少。①产生多：肠道产氨增多，如摄入过多的含氮食物（高蛋白饮食）或药物、上消化道出血、便秘；低钾性碱中毒时，游离的NH3增多，通过血脑屏障进入脑细胞产生毒性。②清除少：肝功能衰竭时，合成为尿素的能力减退；低血容量如上消化道出血、大量利尿和放腹腔积液、休克等，可致肾前性氮质血症，使排出减少。

3.氨干扰脑的能量代谢

氨使大脑细胞的能量供应不足，消耗大脑兴奋性神经递质谷氨酸，使大脑兴奋性下降。

（二）氨、硫醇及短链脂肪酸的协同毒性作用学说

甲基硫醇是蛋氨酸在胃肠道内被细菌代谢的产物、甲基硫醇及其衍变的二甲基亚砜和氨这3种物质对中枢神经系统产生协同毒性作用。

（三）GABA/BZ复合受体学说

γ氨基丁酸（GABA）是哺乳动物大脑的主要抑制性神经递质，由肠道细菌产生。肝衰竭时，GABA血浓度增高，大脑突触后神经元的GABA受体显著增多，这种受体不仅能与GABA结合，也能与巴比妥类和弱安定类（BZs）药物结合，故称为GABA/BZ复合受体，产生抑制作用。

（四）假性神经介质学说

肝功能衰竭时，食物中的芳香族氨基酸分解减少，经肠道内细菌作用可转变为与正常神经递质去甲肾上腺素相似的神经递质，但却不具有神经递质的生理功能，因此被称为假性神经介质。当假性神经介质被脑细胞摄取并取代了突触中的正常递质时，则出现神经冲动传导障碍，兴奋冲动不能正常地传入大脑而产生抑制，出现意识障碍及昏迷。

（五）氨基酸代谢失衡学说

肝功能衰竭时，芳香族氨基酸分解减少，血浆中芳香族氨基酸（如苯丙氨酸、酪氨酸、色氨酸）增多，而支链氨基酸（如亮氨酸、异亮氨酸）减少。当进入脑中的芳香族氨基酸增多时，它们或可进一步形成假性神经介质，导致意识障碍和昏迷。

三、临床表现

急性而严重的肝性脑病的发病常可无明显诱因，患者在起病数周内即在无任何前驱症状的情况下进入昏迷状态直至死亡。慢性肝脏疾病如肝硬化患者发生的肝性脑病常有明显的诱因，起病时多有前驱症状，其发作可根据患者的神经系统表现、意识障碍和脑电图改变分为四期。

Ⅰ期（前驱期）：有轻度的性格改变和行为异常。表现为欣快激动或淡漠寡言、衣冠不整、随地便溺；对答尚准确，但吐词不清且较缓慢；患者可有扑翼(击)样震颤。此期病理反射多阴性，脑电图多正常。

Ⅱ期(昏迷前期)：原有Ⅰ期症状加重，睡眠障碍、意识错乱、行为失常是突出表现。定向力和理解力减退，对人、地、时的概念混乱，不能完成简单的计算和构图。言语不清，书写障碍，举止反常。多有睡眠时间倒错，昼睡夜醒。部分患者可能出现幻觉、狂躁等较严重的精神症状。患者有扑翼样震颤，同时伴有明显的肌张力增高，腱反射亢进，巴宾斯基征阳性。脑电图有特异性改变。

Ⅲ期(昏睡期)：以昏睡和精神错乱为主，患者大部分时间呈昏睡状，但可被唤醒，醒时尚能对答，神志不清，常有幻觉。扑翼样震颤仍可引出，肌张力增加，腱反射亢进，锥体束征呈阳性。脑电图有异常波形。

Ⅳ期(昏迷期)：神志完全丧失，不能唤醒。浅昏迷时对疼痛刺激尚有反应，患者扑翼样震颤无法引出；深昏迷时，各种反射消失，肌张力降低，瞳孔常散大，可有抽搐和换气过度。部分患者有肝臭。脑电图明显异常。

四、实验室和其他检查

(一)血氨

慢性肝性脑病尤其是门体分流性脑病血氨多增高，急性肝性脑病血氨多正常。

(二)脑电图

典型改变为脑电波节律变慢，出现每秒 4～7 次的 θ 波和每秒 1～3 次的 δ 波，昏迷期双侧同时出现对称的高波幅的 δ 波。

(三)心理智能测验

对诊断早期肝性脑病包括亚临床脑病最简便而有效。最常用的有数字连接试验，其他如搭积木、构词、书写、画图等。

五、诊断要点

肝性脑病的主要诊断依据为：严重肝病和(或)广泛门体侧支循环，精神错乱、昏睡或昏迷，有肝性脑病的诱因，明显肝功能损害或血氨增高。扑翼样震颤和典型脑电图改变有重要参考价值。对肝硬化患者进行常规的简易智力测试(如数字连接试验)，可发现轻微肝性脑病。

六、治疗要点

目前尚无特效治疗，多采取综合措施。

(1)消除诱因，避免诱发和加重肝性脑病。

(2)减少肠内毒物的生成和吸收。包括禁食蛋白食物，每天保证足够的以葡萄糖为主的热量摄入；灌肠或导泻，清洁肠道；抑制肠道细菌的生长。

饮食：开始数日内禁食蛋白质，以糖类为主和补充足量维生素，热量 5.0～6.7kJ/d。神志清楚后，可逐渐增加蛋白质。

灌肠和导泻：清除肠内积食、积血或其他含氮物。①灌肠：使用生理盐水或弱酸性溶液(如稀醋酸液)，弱酸溶液可使肠内 pH 保持在 5.0～6.0，有利于 NH_3 在肠内与 H^+ 合成 NH_4^+ 随粪便排出，禁用肥皂水灌肠。对急性门体分流性脑病昏迷患者，应首选 66.7%乳果糖 500mL 灌肠。②导泻：口服或鼻饲 25%硫酸镁 30～60mL 导泻。也可口服乳果糖 30～60g/d，分 3 次服，从小剂量开始，以调整到每天排便2～3次，粪便pH5～6为宜。乳梨醇疗效与乳果糖相同，30～45g/d，分3次服用。

3)抑制肠道细菌生长：口服新霉素或甲硝唑。

(3)促进体内有毒物质的代谢清除，纠正氨基酸失衡。①应用降氨药物，常用的有谷氨酸钠、谷氨酸钾、精氨酸，可促进尿素合成，降低血氨。②纠正氨基酸代谢紊乱：口服或静脉输注以支链氨基酸为主的氨基酸混合液。③服用GABA/BZ复合受体拮抗药，如氟马西尼。④人工肝：用活性炭、树脂等进行血液灌注可清除血氨。

(4)对症治疗。纠正水、电解质和酸碱平衡失调，对肝硬化腹腔积液患者的入液量应加以控制，一般为尿量加1000mL，防止稀释性低钠，及时纠正缺钾和碱中毒；保护脑细胞功能；保持呼吸道通畅；防治脑水肿、出血与休克；进行腹膜透析或血液透析等。

(5)肝移植。这是各种终末期肝病的有效治疗手段。

七、常用护理诊断/问题

(一)急性意识障碍

急性意识障碍与未经肝脏解毒的有毒代谢产物引起大脑功能紊乱有关。

(二)营养失调：低于机体需要量

营养失调：低于机体需要量与代谢紊乱、进食少等有关。

(三)潜在并发症

脑水肿。

八、护理措施

(一)一般护理

1.合理饮食

以糖类为主要食物，每天保证充足的热量和维生素。对昏迷患者，可采用经鼻导管鼻饲或静脉滴注葡萄糖供给热量，以减少蛋白质的分解；对需长期静脉内补充者，可做锁骨下静脉和颈静脉穿刺插管供给营养。食物配制中应含有丰富的维生素，尤其是维生素C、B族维生素、维生素K、维生素E等，但不宜用B族维生素，因其可使多巴在周围神经处转为多巴胺，影响多巴进入脑组织，减少中枢神经的正常传导递质。昏迷患者应暂禁蛋白质，以减少氨的生成。保证足够热量，以糖类为主，对不能进食者鼻饲或静脉补充葡萄糖，以减少蛋白质的分解。清醒后可逐渐恢复，从小量开始，每天20g，每隔2d增加10g，逐渐达到50g左右，但需密切观察患者对蛋白质的耐受力，反复尝试，掌握较适当的蛋白质量。如有复发现象，则再度禁用蛋白质。患者恢复蛋白质饮食，主要以植物蛋白为好，因为植物蛋白含蛋氨酸芳香氨基酸较少，含非吸收性纤维素较多，有利于氨的排除，也可少量选用酸牛奶等含必需氨基酸的蛋白质。

注意事项：脂肪可延缓胃的排空，尽量少用。显著腹腔积液者钠量应限制在250mg/d，入水量一般为前日尿量加1000mL/L。

2.加强护理，提供感情支持

(1)训练患者定向力：安排专人护理，利用媒体提供环境刺激。

(2)注意患者安全：对烦躁患者注意保护，可加床档，必要时使用约束带，以免患者坠床。

(3)尊重患者：切忌嘲笑患者的异常行为，安慰患者，尊重患者的人格。

（二）病情观察

注意早期征象，如欣快或冷漠、行为异常、有无扑翼样震颤等。加强对患者血压、脉搏、呼吸、体温、瞳孔等生命体征的监测并做记录。定期抽血复查肝、肾功能和电解质的变化。对出现意识障碍者应加强巡视，注意其安全；对昏迷患者按昏迷患者护理。

（三）消除和避免诱因

(1)保持大便通畅：发生便秘时，应给予灌肠或导泻，对导泻患者应注意观察血压、脉搏，记录尿量、排便量和粪便颜色，加强肛周皮肤护理。对血容量不足、血压不稳定者不能导泻，以免因大量脱水而影响循环血量。

(2)慎用药物：避免使用含氮药物及对肝脏有毒的药物，如有烦躁不安或抽搐，可注射地西泮 5～10mg。忌用水合氯醛、吗啡，硫苯妥钠等药物。

(3)注意保持水和电解质的平衡：对有肝性脑病倾向的患者，应避免使用快速、大量排钾利尿剂和大量放腹腔积液。

(4)预防感染：机体感染一方面加重肝脏吞噬、免疫和解毒的负荷，另一方面使组织的分解代谢加速而增加产氨和机体的耗氧量。所以，感染时应按医嘱及时应用有效的抗生素。

(5)积极控制上消化道出血：及时清除肠道内积存血液、食物或其他含氮物质。因肝性脑病易并发于上消化道出血后，故应及时灌肠和导泻。

(6)避免发生低血糖：禁食和限食者应避免发生低血糖。因葡萄糖是大脑的重要供能物质，低血糖时，脑内去氨活动停滞，氨的毒性增加。

（四）维持体液平衡

正确记录出入液量，肝性脑病多有水钠潴留倾向，水不宜摄入过多，一般为尿量加 1 000mL/d，对疑有脑水肿的患者尤应限制；显著腹腔积液者钠盐应限制在 250mg/d。除肾功能有障碍者，钾应补足。按需要测定血钠、钾、氯化物、血氨、尿素等。有肝性脑病倾向的患者应避免快速和大量利尿及放腹腔积液。

（五）用药护理

1.降氨药物

常用的有谷氨酸钠、谷氨酸钾、精氨酸。

(1)谷氨酸钠：严重水肿、腹腔积液、心力衰竭、脑水肿时慎用谷氨酸钠。使用这些药物时，滴速不宜过快，否则可出现流涎、呕吐、面色潮红等反应。

(2)谷氨酸钾：一般根据患者血钠、血钾情况混合使用。患者有肝肾综合征、尿少、尿闭时慎用谷氨酸钾，以防血钾过高。

(3)精氨酸：常用于血 pH 偏高患者的降氨治疗，精氨酸系酸性溶液，含氯离子，不宜与碱性溶液配伍。

2.乳果糖

降低肠腔 pH，减少氨的形成和吸收。

(1)适应证：对有肾功能损害或耳聋、忌用新霉素的患者，或需长期治疗者，乳果糖常为首选药物。

(2)不良反应：乳果糖有轻泻作用，多从小剂量开始服用，需观察服药后的排便次数，以每天排便2～3次、粪便pH5.0～6.0为宜。该药在肠内产气较多，易出现腹胀、腹痛、恶心、呕吐，也可引起电解质紊乱。

(3)必需氨基酸：静脉注射支链氨基酸可以补充能量，降低血氨。静脉注射精氨酸时速度不宜过快，以免引起流涎、面色潮红与呕吐等。

(4)新霉素：少数可出现听力和肾脏损害，故服用新霉素不宜超过6个月，做好听力和肾功能监测。

(5)大量输注葡萄糖的过程中，必须警惕低血钾、心力衰竭和脑水肿。

九、健康指导

本病的发生有明显诱因且易去除，肝功能恢复较好，门体分流性肝性脑病者预后较好；腹腔积液、黄疸明显，有出血倾向者预后较差。

(1)告诫患者及家属保持合理的饮食，保持大便通畅，不滥用损伤肝脏的药物，积极防治各种感染，戒烟戒酒等，是减少和防止肝性脑病发生的重要措施。

(2)既要使患者认识本病的严重性，以引起患者重视，又要让患者对通过自我保健可使疾病不致恶化树立起信心，自觉地进行自我保健。

(3)要求患者必须严格遵医嘱用药，不可擅自停用和改换其他药物，也不能随意增减药物用量；患者应定期门诊复查。

第八节　胆道蛔虫病

蛔虫进入胆总管、肝内胆管和胆囊引起急腹症统称为胆道蛔虫病，本病发病率与卫生条件有关，我国农村发病率较高，多发于青少年。近年由于卫生条件的改善，发病率明显下降，在大城市医院已成为少见病。

蛔虫寄生在小肠中下段，厌酸喜碱，具有钻孔习性。当宿主高热、消化功能紊乱、饮食不节、驱烟虫不当、胃酸降低、Oddi括约肌功能失调，肠道内环境改变时，蛔虫窜动，经十二指肠乳头钻入胆道，刺激Oddi括约肌发生痉挛，引起胆绞痛、胆道梗阻、胆道感染、肝脓肿、胰腺炎及胆道结石。蛔虫还可经胆囊管钻入胆囊，引起胆囊穿孔。

一、护理评估

(一)健康史

应注意询问患者的饮食卫生习惯，有无肠道蛔虫病史。

(二)身体状况

1.症状

(1)腹痛：突起剑突下阵发性钻顶样绞痛，可放射至右肩及背部，患者常弯腰捧腹，坐卧不宁，大汗淋漓，表情痛苦。不痛时安然如常。如此反复发作，持续时间不一。

(2)恶心、呕吐：30%的患者呕出蛔虫。

(3)发热、黄疸:提示合并胆道梗阻、感染。

2.体征

单纯性胆道蛔虫病,腹软,剑突右下方仅有轻度深压痛,此种体征与症状不相符合,是胆道蛔虫的最大特点。若并发胆道感染、胰腺炎、肝脓肿等,则有相应的体征。

(三)心理-社会状况

由于患者突发剧烈疼痛,难以忍受,使患者及其亲属十分恐惧。

(四)辅助检查

1.实验室检查

大便内可找到蛔虫卵,白细胞计数及嗜酸性粒细胞计数比例可升高。

2.B超检查

可能显示胆道内蛔虫。

3.ERCP

偶可见胆总管开口处有蛔虫。

(五)治疗要点

多数胆道蛔虫病,可通过中西医结合,以解痉、止痛、消炎利胆、排蛔,并驱除肠道蛔虫等非手术治疗可治愈。少数患者因非手术治疗无效或出现严重胆道感染时才考虑手术取蛔虫。

二、护理诊断及合作性问题

(一)急性疼痛

与蛔虫钻入胆道,Oddi括约肌阵发性痉挛有关。

(二)体温过高

与蛔虫携带细菌进入胆道,引起继发感染,并发胆道炎症、胆源性肝脓肿等有关。

(三)知识缺乏

与卫生基本知识缺乏,卫生习惯不良有关。

三、护理措施

(一)密切观察及时施治

注意观察体温、腹痛情况,遵医嘱及时给予解痉、止痛,输液抗感染等治疗。出现高热、黄疸等症状提示有严重胆道感染,应及时报告医生做进一步处理。

(二)驱虫护理

驱虫尽量在症状缓解期进行,于清晨空腹或晚上临睡前服药;服药后注意观察有无蛔虫排出。

(三)手术准备

如患者出现严重胆道感染,需要手术治疗,应积极完成术前各项准备。

(四)健康指导

宣传卫生知识,养成良好的饮食卫生习惯。

第三章　内分泌科疾病的护理

第一节　糖尿病

糖尿病是一常见的代谢内分泌疾病，可分为原发性和继发性两类。原发者简称糖尿病，其基本病理生理改变为胰岛素分泌绝对或相对不足，从而引起糖、脂肪和蛋白质代谢紊乱。临床以血糖升高、糖耐量降低和尿糖以及多尿、多饮、多食和消瘦为特点。长期血糖控制不良可并发血管、神经、眼、心脏和肾脏等慢性并发症，急性并发症中以酮症酸中毒和高渗非酮性昏迷最多见和最严重。糖尿病的患病率在国内为300万人，占总人口2%～3.6%，居世界第二位。继发性糖尿病又称症状性糖尿病，大多继发于拮抗胰岛素的内分泌疾病。

一、病因

本病病因至今未明，目前认为与下列因素有关。

(一)遗传因素

遗传因素在糖尿病发病中的重要作用较为肯定，但遗传方式不清。糖尿病患者，尤其成年发病的糖尿病患者有明显的遗传因素已在家系调查中得到证实。同卵孪生子，一个发现糖尿病，另一个发病的机会就很大。

(二)病毒感染

尤以柯萨奇病毒 B_4、巨细胞病毒、心肌炎、腮腺炎、脑膜炎病毒感染后，导致胰岛 β 细胞破坏致糖尿病。幼年型发病的糖尿病患者与病毒感染致胰岛功能减退关系更为密切。

(三)自身免疫紊乱

糖尿病患者常发现同时并发其他自身免疫性疾病，如甲亢、慢性淋巴细胞性甲状腺炎等。此外，在部分糖尿病患者血清中可发现抗胰岛细胞的抗体。

(四)胰高糖素过多

胰岛细胞分泌胰岛糖素，其分泌受胰岛素和生长激素抑制因子的抑制。糖尿病患者常发现胰高糖素水平增高，故认为糖尿病除有胰岛素相对或绝对不足外，还有胰高糖素的分泌增多。

(五)其他因素

现公认的现代生活方式、摄入的热卡过高而体力活动减少导致肥胖、紧张的生活工作节奏、社会、精神应激增加等都与糖尿病的发病有密切的关系。

二、糖尿病的分类

(一)1型糖尿病

1型糖尿病其特征为起病较急，三多一少症状典型，有酮症倾向，体内胰岛素绝对缺乏，故必须用胰岛素治疗，多为幼年发病。多伴特异性免疫或自身免疫反应，血中抗胰岛细胞抗体阳性。

(二)2 型糖尿病

2 型糖尿病多为成年起病，症状不典型，发病前常有肥胖，病情进展缓慢。对口服降糖药反应好，但后期可因胰岛 β 细胞功能衰竭而需胰岛素治疗。本型中有部分糖尿病患者幼年起病、肥胖、有明显遗传倾向，无须胰岛素治疗，称为幼年起病的成年型糖尿病(MODY)。2 型糖尿病中体重超过理想体重 20%的为肥胖型，余为非肥胖型。

(三)其他类型(继发性糖尿病)

(1)因胰腺损伤、胰腺炎、肿瘤、外伤、手术等损伤了胰岛，引起糖尿病。

(2)内分泌疾病引起的糖尿病：如继发于库欣综合征、肢端肥大症、嗜铬细胞瘤、甲状腺功能亢进症等，升糖激素分泌过多。

(3)药物或化学物质损伤了胰岛 β 细胞引起糖尿病。

(4)胰岛素受体异常。

(5)某些遗传性综合征伴发的糖尿病。

(6)葡萄糖耐量异常：一般无自觉症状，多见于肥胖者。葡萄糖耐量显示血糖水平高于正常人，但低于糖尿病的诊断标准。有报道，对这部分人跟踪观察，其中 50%最终转化为糖尿病。部分经控制饮食减轻体重，可使糖耐量恢复正常。

(7)妊娠期糖尿病(GDM)：指妊娠期发生的糖尿病或糖耐量异常。多数患者分娩后，糖耐量可恢复正常，约 1/3 的患者以后可转化为真性糖尿病。

三、临床表现

(一)代谢紊乱综合征

1.1 型糖尿病

1 型糖尿病以青少年多见，起病急，症状有口渴、多饮、多尿、多食、善饥、乏力，组织修复力和抵抗力降低，生长发育障碍等，易发生酮症酸中毒。

2.2 型糖尿病

40 岁以上，体型肥胖的患者多发。症状较轻，有些患者空腹血糖正常，仅进食后出现高血糖，尿糖阳性。部分患者饭后胰岛素分泌持续增加，3～5h 后甚至引起低血糖。在急性应激情况下，患者亦可能发生酮症酸中毒。

(二)糖尿病慢性病变

1.大血管病变

大、中动脉粥样硬化主要侵犯主动脉、冠状动脉、大脑动脉、肾动脉和肢体外周动脉，引起冠心病(心肌梗死)、脑血栓形成、肾动脉硬化、肢体动脉硬化等。患病年龄较轻，病情进展也较快。冠心病和脑血管意外的患病率较非糖尿病者高 2～3 倍，是近代糖尿病的主要死因。肢体外周动脉硬化常以下肢动脉病变为主，表现为下肢疼痛、感觉异常和间歇性跛行等症状，严重者可导致肢端黄疸，糖尿病者肢端黄疸的发生率约为正常人的 70 倍，我国少见。心脏微血管病变及心肌代谢紊乱，可导致心肌广泛损害，称为糖尿病性心肌病。其主要表现为心律失常、心力衰竭、猝死。

2.糖尿病性肾病变

糖尿病史超过 10 年者合并肾脏病变较常见，主要表现在糖尿病性微血管病变，毛细血管间肾小球硬化症，肾动脉硬化和慢性肾盂肾炎。毛细血管间肾小球硬化症表现为蛋白尿、水肿、高血压，肾功能逐渐减退至衰竭，1型糖尿病患者约40%的死于肾衰竭。

3.眼部病变

糖尿病患者眼部表现较多，血糖增高可使晶体和眼液（房水和玻璃体）中葡萄糖浓度也相应增高，临床表现为视觉模糊、调节功能减低、近视、玻璃体混浊和白内障。最常见的是糖尿病视网膜病变。糖尿病病史超过15年，半数以上患者出现这些并发症，并可有小静脉扩张、水肿、渗出、微血管病变，严重者可导致失明。

4.神经病变

神经病变最常见的是周围神经病变，病程在10年以上者90%以上的均出现。临床表现为对称性长袜形感觉异常，轻者为对称性麻木、触觉过敏、蚁行感。典型症状是针刺样或烧灼样疼痛，卧床休息时明显，活动时可稍减轻，以致患者不能安宁，触觉和痛觉在晚期减退是患者肢端易受创伤的原因。亦可有运动神经受累，肌张力低下、肌力减弱、肌萎缩等晚期运动神经损害的表现。自主神经损害表现为直立性低血压、瞳孔小而不规则、光反射消失、泌汗异常、心动过速、胃肠功能失调、胃张力降低、胃内容物滞留、便秘与腹泻交替、排尿异常、尿潴留、尿失禁、性功能减退、阳痿等。

5.皮肤及其他病变

皮肤感染极为常见，如疖、痈、毛囊炎。真菌感染多见于足部感染、阴道炎、肛门周围脓肿。

四、实验室检查

（1）空腹尿糖，餐后2h尿糖阳性。

（2）空腹血糖＞7mmol/L，餐后2h血糖＞11.1mmol/L。

（3）血糖、尿糖检查不能确定糖尿病诊断时，可做口服葡萄糖耐量试验，如糖耐量减低，又能排除非糖尿病所致的糖耐量降低的因素，则有助于糖尿病的诊断。

（4）血浆胰岛素水平：胰岛素依赖型者，空腹胰岛素水平低于正常值。

五、护理观察要点

（一）病情判断

糖尿病患者入院后首先要明确患者是属于哪一型的，是Ⅰ型还是Ⅱ型。病情的轻重、有无并发症，包括急性和慢性并发症。对于合并急性并发症如糖尿病酮症酸中毒，高渗非酮性昏迷等应迅速抢救，做好给氧、输液、定时检测血糖、血气分析、血电解质及尿糖、尿酮体等检查准备。

（二）胰岛素相对或绝对不足所致代谢紊乱症群观察

（1）葡萄糖利用障碍：由于肝糖原合成降低，分解加速，糖异生增加，临床出现明显高血糖和尿糖，口渴、多饮、多尿、善饥多食症状加剧。

（2）蛋白质分解代谢加速，导致负氮平衡，患者表现为体重下降、乏力，组织修复和抵抗力降低，儿童则出现发育障碍、延迟。

（3）脂肪动用增加，血游离脂肪酸浓度增高，酮体的生成超过组织排泄速度，可发展为酮症及酮症酸中毒。脂肪代谢紊乱可导致动脉粥样硬化，影响眼底动脉、脑动脉、冠状动脉、肾动脉及下肢动脉，发生相应的病变如心肌梗死、脑血栓形成、肾动脉硬化、肢端坏死等。

(三)其他糖尿病慢性病变观察

神经系统症状、视力障碍、皮肤变化,有无创伤、感染等。

(四)生化检验

尿糖、血糖、糖化血红蛋白、血脂、肝功能、肾功能、血电解质、血气分析等。

(五)糖尿病酮症酸中毒观察

1.诱因

常见的诱因是感染、胰岛素中断或减量过多、饮食不当、外伤、手术、分娩、情绪压力、过度疲劳等,对胰岛素的需要量增加。

2.症状

症状有烦渴、多尿、消瘦、软弱加重,逐渐出现恶心、呕吐、脱水,甚至少尿、肌肉疼痛、痉挛。亦可有不明原因的腹部疼痛,中枢神经系统有头痛、幻觉、嗜睡,甚至昏迷。

3.体征

(1)有脱水征:皮肤干燥,缺乏弹性、眼球下陷。

(2)库斯莫尔呼吸:呼吸深快和节律不整,呼气有酮味(烂苹果味)。

(3)循环衰竭表现:脉细速、四肢厥冷、血压下降甚至休克。

(4)各种反射迟钝、消失,嗜睡甚至昏迷。

4.实验室改变

血糖显著升高>16.7mmol/L,血酮增高,二氧化碳结合力降低、尿糖及尿酮体呈强阳性反应,血白细胞增高。酸中毒失代偿期血 pH<7.35,动脉 HCO_3^- 低于 15mmol/L,剩余碱负值增大,血 K^+、Na^+、Cl^- 降低。

(六)低血糖观察

1.常见原因

糖尿病患者过多使用胰岛素,口服降糖药物,进食减少,或活动量增加而未增加食物的摄入。

2.症状

头晕眼花、饥饿感、软弱无力、颤抖、出冷汗、心悸、脉快、严重者出现精神、神经症状甚至昏迷。

3.体征

面色苍白、四肢湿冷、心率加快、初期血压上升后期下降,共济失调,定向障碍甚至昏迷。

4.实验室改变

血糖<2.78mmol/L。

(七)高渗非酮性糖尿病昏迷的观察

1.诱因

最常见于 50～70 岁老年糖尿病患者,常突然发作。感染、急性胃肠炎、胰腺炎、脑血管意外、严重肾脏疾患、血液透析治疗、手术及服用加重糖尿病的某些药物:如可的松、免疫抑制剂,噻嗪类利尿剂,在病程早期因误诊而输入葡萄糖液,口服大量糖水、牛奶,诱发或促使病情发展恶化,出现高渗非酮性糖尿病昏迷。

2.症状

多尿、多饮、发热、食欲减退、恶心、失水、嗜睡幻觉、上肢震颤,最后陷入昏迷。

3.体征

失水及休克体征。

4.实验室改变

血糖高于>33.0mmol/L、高血浆渗透压>350mmol/L,高钠血症>155mmol/L 和氮质血症,血酮、尿酮阴性或轻度增高。

六、检查护理

(一)血糖

关于血糖的监测目前国内大多地区一直用静脉抽取血浆(或离心取血清)测血糖,这对于病情轻,血糖控制满意者,只需数周观察一次血糖者仍是目前常用方法。但这种方法不可能自我监测。近年来袖珍式,快速毛细血管血糖计的应用日渐趋普遍,用这种方法就可能由患者自己操作,进行监测。这种测定仪器体积较小,可随身携带,取手指血或耳垂血,只需一滴血,滴在血糖试纸条的有试剂部分,袖珍血糖计的种类很多,从操作来说大致可分两类:一类是要抹去血液的,另一类则不必抹去血液。约 1min 即可得到血糖结果。血糖监测的频度应该根据病情而定。袖珍血糖计只要操作正确,即可反映血糖水平,但操作不符合要求,如对于要抹去血液的血糖计,如血液抹得不干净、血量不足、计时不准确等可造成误差。国外医院内设有专门的 DM 教员,由高级护师担任,指导患者正确的使用方法、如何校正血糖计、更换电池等。

1.空腹血糖

一般指过夜空腹 8h 以上,于晨 6~8 时采血测得的血糖。反映了无糖负荷时体内的基础血糖水平。测定结果可受到前 1 日晚餐进食量及成分、夜间睡眠情况、情绪变化等因素的影响。故于测试前晚应避免进食过量或含油脂过高的食物,在保证睡眠及情绪稳定时检测。一般从肘静脉取血,止血带压迫时间不宜过长,应在几秒内抽出血液,以免血糖数值不准确。采血后立即送检。正常人空腹血糖为 3.8~6.1mmol/L,如空腹血糖大于 7mmol/L,提示胰岛分泌能力减少 3/4。

2.餐后 2h 血糖

指进餐后 2h 所采取的血糖。有标准餐或随意餐 2 种进餐方式。标准餐是指按统一规定的糖类含量所进的饮食,如 100g 或 75g 葡萄糖或 100g 馒头等;随意餐多指患者平时常规早餐,包括早餐前、后常规服用的药物,为平常治疗效果的 1 个观察指标。均反映了定量糖负荷后机体的耐受情况。正常人餐后 2h 血糖应小于 7mmol/L。

3.即刻血糖

根据病情观察需要所选择的时间采血测定血糖,反映了所要观察时的血糖水平。

4.口服葡萄糖耐量试验(OGTT)

观察空腹及葡萄糖负荷后各时点血糖的动态变化,了解机体对葡萄糖的利用和耐受情况,是诊断糖尿病和糖耐量低减的重要检查。①方法:空腹过夜 10h 以上,于晨 6~8 时抽血测定空腹血糖,抽血后即饮用含 75g 葡萄糖的溶液(75g 葡萄糖溶于 250~300mL,20~30℃的温开水中，3～5min 内饮完)，于饮葡萄糖水后 1h、2h 分别采血测定血糖。②判断标准：成人服 75g 葡萄糖后 2h 血糖≥11.1mmol/L 可诊断为糖尿病。血糖在 7～11.1mmol/L 为葡萄糖耐量低减(IGT)。

要熟知本试验方法，并注意以下影响因素：①饮食因素：试验前 3d 要求饮食中含糖量每天不少于 200g。②剧烈体力活动：在服糖前剧烈体力活动可使血糖升高，服糖后剧烈活动可致低血糖反应。③精神因素：情绪剧烈变化可使血糖升高。④药物因素影响：如避孕药、普萘洛尔等应在试验前 3d 停药。此外，采血时间要准确，要及时观察患者的反应。

5.馒头餐试验

原理同 OGTT。本试验主要是对已明确诊断的糖尿病患者，须了解其对定量糖负荷后的耐受程度时选用。也可适用于不适应口服葡萄糖液的患者。准备 100g 的馒头一个，其中含碳化合物的量约等于 75g 葡萄糖；抽取空腹血后食用，10min 内吃完，从吃第 1 口开始计算时间，分别是于食后 1h、2h 采血测定血糖。结果判断同 OGTT。

(二)尿糖

检查尿糖是诊断糖尿病最简单的方法，正常人每天仅有极少量葡萄糖从尿中排出(小于 100mg/d)，一般检测方法不能测出。如果每天尿中排糖量大于 150mg，则可测出。但除葡萄糖外，果糖、乳糖或尿中一些还原性物质(如吗啡、水杨酸类、水合氯醛、氨基比林、尿酸等)都可发生尿糖阳性。尿糖含量的多少除反映血糖水平外，还受到肾糖阈的影响，故对尿糖结果的判定要综合分析。下面是临床常用的尿糖测定的方法。

1.定性测定

定性测定为较粗糙的尿糖测定方法，依尿糖含量的高低，分为 5 个等级。因检测方便，易为患者接受。常用班氏试剂检测法：试管内滴班氏试剂 20 滴加尿液 2 滴煮沸冷却，观察尿液的颜色以判断结果。近年来尿糖试纸亦广泛应用，为患者提供了方便。根据临床需要，常用以下几种测定形式。

2.随机尿糖测定

随机尿糖测定常作为粗筛检查。随机留取尿液测定尿糖，其结果反映测定前末次排尿后至测定时这一段时间所排尿中的含糖量。

3.次尿糖测定

次尿糖测定也称即刻尿糖测定。方法如下准备测定前先将膀胱内原有尿液排尽，适量(200mL)饮水，30min 后再留尿测定尿糖，此结果反映了测定当时尿中含糖量，常作为了解餐前血糖水平的间接指标。常用于新入院或首次使用胰岛素的患者、糖尿病酮症酸中毒患者抢救时，可根据三餐前及睡前 4 次尿糖定性结果，推测患者即时血糖水平，以利随时调整胰岛素的用量。

4.分段尿糖测定

将一天按三餐、睡眠分为 4 个阶段，测定每个阶段尿中的排糖情况及尿量，间接了解机体在 3 餐进餐后及夜间空腹状态下的血糖变化情况，作为调整饮食及治疗药物用量的观察指标。方法为按 4 段时间分别收集各阶段时间内的全部尿液，测量各段尿量并记录，分别留取 4 段尿标本 10mL 测定尿糖。第一段：早餐后至午餐前(上午 7 时至 11 时)；第二段：午餐后至晚餐前

(上午 11 时至下午 5 时);第三段:晚餐后至睡前(下午 5 时至晚上 10 时);第四段:入睡后至次日早餐前(晚上 10 时至次日上午 7 时)。

5.尿糖定量测定

尿糖定量测定指单位时间内排出尿糖的定量测定。通常计算 24h 尿的排糖量。此项检查是对糖尿病患者病情及治疗效果观察的一个重要指标。方法如下:留取 24h 全部尿液收集于一个储尿器内,测量总量并记录,留取 10mL 送检,余尿弃之。或从已留取的四段尿标本中用滴管依各段尿量按比例(50mL 取 1 滴)吸取尿液,混匀送检即可。经葡萄糖氧化酶法测定每 100mL 尿液中含糖量,结果乘以全天尿量(mL 数),再除以 100,即为检查日 24h 排糖总量。

七、饮食治疗护理

饮食治疗是糖尿病治疗中最基本的措施。通过饮食控制,减轻胰岛 β 细胞负担,以求恢复或部分恢复胰岛的分泌功能,对于年老肥胖者饮食治疗常常是主要或单一的治疗方法。

(一)饮食细算法

1.计算出患者的理想体重

身高(cm)-105=体重(kg)。

2.饮食总热卡的估计

根据理想体重和工作性质,估计每天所需总热量。

儿童、孕妇、乳母、营养不良及消瘦者、伴有消耗性疾病者应酌情增加;肥胖者酌减,使患者体重逐渐下降到正常体重±5%左右。

3.食物中糖、蛋白质、脂肪的分配比例

蛋白质按成人每天每千克体重(1~1.5)×10^{-3}kg 计算,脂肪约每 8 每千克体重(0.6~1)×10^{-3}kg,从总热量中减去蛋白质和脂肪所供热量,余则为糖所提供的热量。总括来说:糖类占饮食总热量的 50%~60%,蛋白质占 12%~15%,脂肪约占 30%。但近来有实验证明,在总热卡不变的情况下,增加糖供热卡的比例,即糖类占热卡的 60%~65%,对糖尿病的控制有利。此外,在糖类食物中,以高纤维糖类更为有利。

4.热卡分布

三餐热量分布约 1/5、2/5、2/5 或 1/3、1/3、1/3,亦可按饮食习惯和病情予以调整,如可以分为 1/7、2/7、3/7、4/7 四餐等。

(二)饮食粗算法

(1)肥胖患者,每天主食 4~6 两(200~300g),副食中蛋白质约 30~60g,脂肪 25g。

(2)体重在正常范围者:轻体力劳动每天主食 250~400g,重体力劳动,每天主食 400~500g。

(三)注意事项

(1)首先向患者阐明饮食治疗的目的和要求,使患者自觉遵守医嘱按规定进食。

(2)应严格定时进食,对于使用胰岛素治疗的患者,尤应注意。如因故不能进食,餐前应暂停注射胰岛素,注射胰岛素后,要定时进食。

(3)除三餐主食外,糖尿病患者应严格限制食用糖和糕点甜食。水果含糖量多,病情控制不好时应禁止食用;病情控制较好,可少量食用。医护人员应劝说患者亲友不送其他食物,并要检查每次进餐情况，核对数量是否符合要求，患者是否按量进食。

(4)患者喜食甜食时，一般食用糖精或木糖醇或其他代糖品。

(5)控制饮食的关键在于控制总热量。在治疗开始，患者会因饮食控制而出现易饥的感觉，此时可增加蔬菜，豆制品等副食。在蔬菜中糖类含量少于5%的有南瓜、青蒜、小白菜、油菜、菠菜、西红柿、冬瓜、黄瓜、芹菜、大白菜、茄子、卷心菜、茭白、韭菜、丝瓜、倭瓜等。豆制品含糖类为1%～3%的有豆浆，豆腐，含4%～6%的有豆腐干等均可食用。

(6)在总热量不变的原则下，凡增加一种食物应同时相应减去其他食物，以保证平衡。指导患者熟悉并灵活掌握食品热量交换表。

(7)定期测量体重，一般每周1次，如体重改变>2kg，应报告医师。定期监测血糖、尿糖变化，观察饮食控制效果。

(8)当患者腹泻或饮食锐减时，要警惕腹泻诱发的糖尿病急性并发症，同时也应注意有无电解质失衡，必要时给予输液以免过度脱水。

八、运动疗法护理

(一)运动的目的

运动能促进血液循环中的葡萄糖与游离脂肪酸的利用，降低血糖、三酰甘油，增加人体对胰岛素的敏感性，使胰岛素与受体的结合率增加。尤其对肥胖的糖尿病患者，运动既可减轻体重，降低血压，又能改善机体的异常代谢状况，改善血液循环与肌肉张力，增强体力，同时还能减轻患者的压力和紧张性。

(二)运动方式

最好做有氧运动，如散步、跑步、骑自行车、做广播操、游泳、爬山、打太极拳、打羽毛球、滑冰、划船等。其中步行安全简便，容易坚持，可作为首选的锻炼方式。如步行30min约消耗能量0.4J，如每天坚持步行30min，1年内可减轻体重4kg。骑自行车每小时消耗1.2J，游泳每小时消耗1.2J，跳舞每小时消耗1.21J，球类活动每小时消耗1.6～2.0J。

(三)运动时间的选择

Ⅱ型患者运动时肌肉利用葡萄糖增多、血糖明显下降，但不易出现低血糖。因此，Ⅱ型患者什么时候进行运动无严格限制。Ⅰ型患者在餐后0.5～1.5h运动较为合适，可使血糖下降。

(四)注意事项

(1)在运动前，首先请医生评估糖尿病的控制情况，有无增生性视网膜病变、肾病和心血管病变。有微血管病变的糖尿病患者，在运动时最大心率应限制在同年龄正常人最大心率的80%～85%，血压升高不要超过26.6/13.8kPa，晚期病变者，应限于快步走路或轻体力活动。

(2)采用适中的运动量，逐渐增加，循序渐进。

(3)不在胰岛素作用高峰时间运动，以免发生低血糖。

(4)运动肢体注射胰岛素，可使胰岛素吸收加快，应予注意。

(5)注意运动诱发的迟发性低血糖，可在运动停止后数小时发生。

(6)制订运动计划，持之以恒，不要随便中断，但要避免过度运动，反而使病情加重。

九、口服降糖药物治疗护理

口服降糖药主要有磺胺类和双胍类，是治疗大多数Ⅱ型的有效药物。

（一）磺胺类

磺胺类包括D860、优降糖、达美康、美吡哒、格列波脲、糖适平等餐前服用。

1.作用机制

主要是刺激胰岛β细胞释放胰岛素，还可以减少肝糖原输出，增加周围组织对糖的利用。

2.适应证与禁忌证

只适用于胰岛β细胞有分泌胰岛素功能者。①Ⅱ型的轻、中度患者。②单纯饮食治疗无效的Ⅱ型。Ⅰ型和重度糖尿病、有酮症史或出现严重的并发症以及肝、肾疾患和对磺胺类药物过敏者均不宜使用。

3.服药观察事项

(1)磺胺类药物，尤其是优降糖，用药剂量过大时，可发生低血糖反应，甚至低血糖昏迷，如果患者伴有肝、肾功能不全或同时服用一些可以延长磺胺类药物作用时间的药物，如普萘洛尔、苯妥英钠、水杨酸制剂等都可能促进低血糖反应出现。

(2)胃肠道反应，如恶心、厌食、腹泻等。出现这些不良反应时，服用制酸剂可以使症状减轻。

(3)出现较少的不良反应如变态反应，表现为皮肤红斑、荨麻疹。

(4)发生粒细胞减少，血小板减少、全血细胞减少和溶血性贫血。这些症状常出现在用药6～8周后，出现这些症状或不良反应时，应及时停药和予以相应处理。

（二）双胍类

常用药物有降糖片(二甲双胍)。苯乙双胍现已少用。

1.作用机制

双胍类降糖药可增加外周组织对葡萄糖的利用，减少糖原异生，使肝糖原输出下降，也可通过抑制肠道吸收葡萄糖、氨基酸、脂肪、胆固醇来发挥作用。

2.适应证

(1)主要用于治疗Ⅱ型肥胖者经饮食控制失败者。

(2)肥胖需减重但又难控制饮食者。

(3)Ⅰ型用胰岛素后血糖不稳定者可加服二甲双胍。

(4)已试用磺胺类药物或已加用运动治疗失效时。

3.禁忌证

(1)凡肝肾功能不好、低血容量等用此药物易引发乳酸性酸中毒。

(2)Ⅰ型糖尿病者不能单用此药。

(3)有严重糖尿病并发症。

4.服药观察事项

服用本药易发生胃肠道反应，因有效剂量与发生不良反应剂量很接近，常见胃肠症状有厌食、恶心、呕吐、腹胀、腹泻等；多发生在用药1～2d内，易致体重下降，故消瘦者慎用。双胍类药物可抑制维生素B_{12}吸收，导致维生素B_{12}缺乏；可引起乳酸性酸中毒；长期服用可致嗜睡、头昏、倦息、乏力。

十、胰岛素治疗护理

胰岛素能加速糖利用，抑制糖原异生以降低血糖，并改善脂肪和蛋白质代谢，目前使用的胰岛素制剂是从家畜（牛、猪）或鱼的胰腺制取，现已有人工基因重组合成的人胰岛素也常用，如诺和灵、优泌林等。因胰岛素是一种蛋白质，口服后易被消化酶破坏而失效，故需用注射法给药。

（一）适应证

胰岛素治疗的适应证：①Ⅰ型患者。②重型消瘦型。③糖尿病急性并发症或有严重心、肾、眼并发症的糖尿病。④饮食控制或口服降糖药不能控制病情时。⑤外科大手术前后。⑥妊娠期、分娩期。

（二）制剂类型

可分为速（短）效、中效和长效三种。这三种均可经皮下或肌内注射，而仅短效胰岛素可做静脉注射用。

（三）注意事项

（1）胰岛素的保存：长效及中效胰岛素在5℃可放置3年效价不变，而普通胰岛素（RI）在5℃放置3个月后效价稍减。一般而言，中效及长效胰岛素比RI稳定。胰岛素在使用时放在室温中1个月效价不会改变。胰岛素不能冰冻，温度太低可使胰岛素变性。在使用前应注意观察，如发现有异样或结成小粒的情况应弃之不用。

（2）注射胰岛素剂量需准确，用1mL注射器抽吸。要注意剂量换算，有的胰岛素1mL内含40U，也有含80U、100U的，必须分清，注意不要把"U"误认为"mL"。

（3）使用时注意胰岛素的有效期，一般各种胰岛素出厂后有效期多为1～2年，过期胰岛素影响效价。

（4）用具和消毒：1mL玻璃注射器及针头用高压蒸气消毒最理想，在家庭中可采用75%酒精浸泡法，每周用水煮沸15min。现多采用一次性注射器、笔式胰岛素注射器等。

（5）混合胰岛素的抽吸：普通胰岛素（RI）和鱼精蛋白锌胰岛素（PZI）同时注射时要先抽RI后抽PZI并充分混匀，因为RI是酸性，其溶液不含酸碱缓冲液，而PZI则含缓冲液，若先抽PZI则可能使RI因pH改变而变性，反之，如果把小量RI混至PZI中，因PZI有缓冲液，对pH的影响不大。另外RI与PZI混合后，在混合液中RI的含量减少，而PZI含量增加，这是因为PZI里面所含鱼精蛋白锌只有一部分和胰岛素结合，一部分没有结合，当RI与其混合后，没有结合的一部分能和加入的RI结合，使其变成PZI。大约1U可结合0.5U，也有人认为可以结合1U。

（6）注射部位的选择与轮替：胰岛素采用皮下注射法，宜选择皮肤疏松部位，如上臂三角肌、臀大肌、股部、腹部等，若患者自己注射以股部和腹部最方便。注射部位要有计划地轮替进行（左肩→右肩→左股→右股→左臀→右臀→腹部→左肩），针眼之间应间隔1.5～2cm，1周内不要在同一部位注射2次。以免形成局部硬结，影响药物的吸收及疗效。

（7）经常运动的部位会造成胰岛素吸收太快，应避免注射。吸收速度依注射部位而定，如普通胰岛素（RI）注射于三角肌后吸收速度快于大腿前侧，大腿、腹部注射又快于臀部。

（8）餐前1小时注射胰岛素，严格要求患者按时就餐，注射时间与进餐时间要密切配合好，防止低血糖反应的发生。

(9)各种原因引起的食欲减退、进食量少或因胃肠道疾病呕吐、腹泻、而未及时减少胰岛素用量,都可引起低血糖,因此注射前要注意患者的病情变化,询问进食情况,如有异常,及时报告医师做相应处理。

(10)如从动物胰岛素改换成人胰岛素,则应减少剂量,大约减少 1/4 剂量。

(四)不良反应观察

1.低血糖反应

低血糖反应是最常见不良反应,其反应有饥饿、头晕、软弱、心悸、出汗、脉速等,重者昏厥、昏迷、癫痫等,轻者进食饼干、糖水,重者静脉注射 50%葡萄糖 20～40mL。

2.过敏反应

极少数人有,如荨麻疹、血管神经性水肿、紫癜等。可用抗组织胺类药物,重者需调换胰岛素剂型,或采用脱敏疗法。

3.胰岛素性水肿

胰岛素性水肿多发生在糖尿病控制不良、糖代谢显著失调经胰岛素治疗迅速得到控制时出现。表现为下肢轻度水肿直至全身性水肿,可自然消退。处理方法主要给患者低盐饮食、限制水的摄入,必要时给予利尿剂。

4.局部反应

注射部位红肿、发痒、硬结、皮下脂肪萎缩等,多见于小儿与青年。预防可采用高纯度胰岛素制剂,注射部位轮替、胰岛素深部注射法。

十一、慢性并发症的护理

(一)感染的预防护理

糖尿病患者因三大代谢紊乱,机体抵抗力下降,易发生各种感染,因此,需采取以下护理措施。

(1)加强皮肤护理:因高血糖及 B 族维生素代谢紊乱,可致皮肤干燥、发痒;在酮症酸中毒时酮体自汗腺排出可刺激皮肤而致瘙痒。故须勤沐浴,以减轻刺痒,避免因皮肤抓伤而引起感染,皮肤干燥者可涂擦羊毛脂保护。

(2)女患者因尿糖刺激,外阴常瘙痒,必须每晚用温水清洗,尿后可用 4%硼酸液冲洗。

(3)对皮肤感觉障碍者,应避免强烈刺激。避免用热水袋保暖,防止烫伤。

(4)每晚用温水泡脚,水温不宜过热,防止烫伤。穿宽松柔软鞋袜,修剪趾甲勿损伤皮肤,以免发生皮肤感染,形成糖尿病足。

(5)保持口腔卫生,坚持早晚刷牙,饭后漱口,酮症酸中毒患者口腔有烂苹果味,必须加强口腔护理。

(6)嘱患者预防呼吸系统感染,及时增减衣服,注意保暖,已有感染时,应及时治疗,预防并发肺炎。

(7)根据细菌感染的病变部位,进行针对性观察护理。如泌尿道感染时,要注意有无排尿困难、尿少、尿频、尿痛等症状,注意尿标本的收集,保持外阴部清洁;皮肤化脓感染时进行清洁换药。

(二)糖尿病肾脏病变护理

除积极控制高血糖外,主要是限制患者活动,给予低盐高蛋白饮食,对应用激素的患者,注意观察用药效果和不良反应。一旦出现肾衰竭,则需限制蛋白。由于肾衰竭,胰岛素灭活减弱,一些应用胰岛素治疗的患者,常因胰岛素未能及时调整而产生低血糖反应,甚至发生低血糖昏迷。

(三)神经病变的护理

(1)密切观察病情,及早控制高血糖,以减轻或预防神经病变。

(2)对于因周围神经损害而剧烈疼痛者除用止痛剂及大量B族维生素外,要进行局部按摩和理疗,以改善血液循环。对于那些痛觉异常过敏,不能接触皮肤,甚至接触被服亦难忍受者,要注意室内保暖,用支撑架支撑被褥,以避免接触引起的剧痛,并注意安慰患者,解除其烦恼。教会患者每天检查足部,预防糖尿病足的发生。

(3)如出现五更泄泻或膀胱收缩无力等自主神经症状,要注意勤换内裤、被褥,做好肛周清洁护理,防止损伤肛周皮肤。

(4)对膀胱收缩无力者,鼓励患者定时自行解小便和按压下腹部尽量排出残余尿,并要训练患者白天每2～3h排尿1次,以弥补排尿感缺乏造成的不足。尿潴留明显领导尿时应严格无菌技术操作,采用闭式引流,每天用1∶5000呋喃西林液冲洗膀胱,病情允许时尽早拔尿管。

(5)颅神经损害者,依不同病变部位采取不同的措施,如面神经损害影响眼睛不能闭合时,应注意保护眼睛,定期涂眼膏、戴眼罩。第Ⅸ、Ⅹ对颅神经损害进食困难者,应鼻饲流质饮食,维持营养,并防止吸入性肺炎、口腔炎,及化脓性腮腺炎的发生。

(四)糖尿病足的护理

1.原因

因糖尿病引起神经功能缺损及循环障碍,引起下肢及足部缺血、疼痛、麻木、感觉异常。40岁以上糖尿病患者或糖尿病病史10年以上者,糖尿病足的发病率明显增高。

2.糖尿病足的危险信号

(1)吸烟者,因为吸烟可使循环障碍加重。

(2)末梢神经感觉丧失及末梢动脉搏动减弱或消失者。

(3)足的畸形如高足弓爪形趾者。

(4)有足部溃疡甲沟炎、甲癣、红肿、水疱或截肢史者。

3.护理措施

(1)每天查足部是否有水泡、裂口、擦伤以及其他异常改变。如发现有皮肤发红、肿胀或脓肿等感染征象时,应立即到医院治疗。

(2)每天晚上用温水(低于40℃)及软皂洗足,用柔软而吸水性强的毛巾,轻柔地将脚擦干。然后用羊毛脂或植物油涂抹并按摩足部皮肤,以保护皮肤的柔软性,防止干燥。

(3)如为汗脚者,可放少许滑石粉于趾间、鞋里及袜中。

(4)勿赤足行走,以免足部受伤。

(5)严禁用强烈的消毒药物如碘酒等,避免使用侵蚀性药物抹擦鸡眼和胼胝。

(6)为防止烫伤足,慎用热水袋、电热毯及其他热源温暖足部。可通过多穿袜子、穿护脚套等保暖。但不要有松紧带,以免妨碍血液循环。

(7)足部变形者应选择质地柔软、透气性好,鞋头宽大的运动鞋或软底布鞋。

(8)每天做小腿和足部运动,以改善血液循环。

(9)若趾甲干脆,可用1%硼砂温水浸泡半小时,以软化趾甲。

(10)指导患者每天检查并按摩双脚,注意足部皮肤颜色、完整性、表面温度及感染征象等。

十二、急性并发症抢救护理

(一)酮症酸中毒的护理

(1)按糖尿病及昏迷护理常规。

(2)密切观察T、P、R、BP、神志以及全身症状,尤其要注意呼吸的气味,深度和频度的改变。

(3)留好标本提供诊治依据:尽快留取好血糖、钾、钠、氯、二氧化碳结合力,肾功能、动脉血气分析、尿酮体等标本,及时送检。切勿在输液肢体抽取血标本,以免影响化验结果。

(4)患者入院后立即建立2条静脉通道,一条通道用以输入胰岛素,另一条通道主要用于大量补液及输入抗生素和碱性液体、电解质,以维持水电解质及酸碱平衡。

(5)采用小剂量胰岛素疗法,按胰岛素4~10U/h,如24U胰岛素加入1000mL生理盐水中静脉滴注,调整好输液速度250mL/h,70滴/min左右,最好使用输液泵调节。

(6)禁食,待神志清醒后改为糖尿病半流质饮食或普食。

(7)做好基础护理,预防皮肤、口腔、黏膜、肺部及泌尿系感染等并发症。

(二)低血糖的护理

(1)首先了解胰岛素治疗情况,根据低血糖临床表现做出正确判断(与低血糖昏迷鉴别)。

(2)立即测定血糖浓度。

(3)休息与补糖:低血糖发作时卧床休息,轻者食用少量馒头、饼干等食物,重者(血糖低于2.7mmol/L)立即口服或静脉注射50%葡萄糖40~60mL。

(4)心理护理:对神志清楚者,给予精神安慰,嘱其勿紧张,主动配合治疗。

(三)高渗非酮性昏迷的护理

(1)按糖尿病及昏迷护理常规。

(2)严密观察患者神志、精神、体温、脉搏、呼吸、血压、瞳孔等变化。

(3)入院后立即采集血糖、乳酸、二氧化碳结合力、血pH、K^+、Na^+、Cl^-及血、尿渗透压标本送检,并注意观察其结果,及时提供诊断治疗依据。

(4)立即建立静脉通道,做好补液护理,补液内容应依据所测得的血生化指标参数,正确选择输液种类。无血压下降者遵医嘱静脉滴注低渗盐水(0.45%~0.6%),输入时速度宜慢,慎防发生静脉内溶血及血压下降,注意观察血压、血钠、血糖情况。小剂量应用胰岛素,在血糖稳步下降的同时,严密观察患者有无低血糖的症状,一旦发现及时与医师联系进行处理。补钾时,注意液体勿渗出血管外,以免血管周围组织坏死。

(5)按昏迷护理常规,做好基础护理。

第二节　腺垂体功能减退症

腺垂体功能减退症，是由多种病因引起的腺垂体前叶激素减少或缺乏所致的一系列临床综合征。腺垂体功能减退症可原发于垂体病变，或继发于下丘脑病变，表现为甲状腺、肾上腺、性腺等功能减退症和(或)蝶鞍区占位性病变。由于病因多，涉及的激素种类和数量多，故临床症状变化大，但补充所缺乏激素治疗后症状可快速缓解。

一、病因与发病机制

(一)垂体瘤

成人最常见的原因，大都属于良性肿瘤。肿瘤可分为功能性和无功能性。腺瘤增大可压迫正常垂体组织，引起垂体功能减退或功能亢进，并与腺垂体功能减退症同时存在。

(二)下丘脑病变

如肿瘤、炎症、浸润性病变(如淋巴瘤、白血病等)、肉芽肿(如结节病)等，可直接破坏下丘脑神经内分泌细胞，使释放激素分泌减少。

(三)垂体缺血性坏死

妊娠期垂体呈生理性肥大，血供丰富，若围生期前置胎盘、胎盘早期剥离、胎盘滞留、子宫收缩无力等引起大出血、休克、血栓形成，可使腺垂体大部分缺血坏死和纤维化，致腺垂体功能低下，临床称为希恩综合征。动脉粥样硬化、子痫、糖尿病血管病变使垂体供血障碍也可导致垂体缺血性坏死。

(四)蝶鞍区手术、放疗和创伤

垂体瘤切除、术后放疗以及乳腺癌做垂体切除治疗等，均可导致垂体损伤。颅底骨折可损毁垂体柄和垂体门静脉血液供应。鼻咽癌放疗也可损坏下丘脑和垂体，引起腺垂体功能减退。

(五)各种颅内感染和炎症

细菌、病毒、真菌等感染引起的脑炎、脑膜炎、流行性出血热、梅毒或疟疾等均可损伤下丘脑和垂体。

(六)糖皮质激素长期治疗

大量糖皮质激素可抑制下丘脑垂体-肾上腺皮质轴，突然停用糖皮质激素后可出现医源性腺垂体功能减退，表现为肾上腺皮质功能减退。

(七)先天遗传性

腺垂体激素合成障碍可有基因遗传缺陷，转录因子突变可见于特发性垂体单一或多激素缺乏症患者。

(八)垂体卒中

垂体瘤内突然出血，瘤体骤然增大，压迫正常垂体组织和邻近视神经束，可出现急症危象。

(九)其他

自身免疫性垂体炎、空泡蝶鞍、颞动脉炎、海绵窦处颈内动脉瘤均可引起腺垂体功能减退。

二、临床表现

垂体组织破坏达95%的临床表现为重度,75%的临床表现为中度,60%的为轻度,50%的以下者不出现功能减退症状。促性腺激素、生长激素(GH)和催乳素(PRL)缺乏为最早表现;促甲状腺激素(TSH)缺乏次之;然后可伴有促皮质素(ACTH)缺乏。希恩综合征患者往往因围生期大出血休克而有全垂体功能减退症,即垂体激素均缺乏,但无占位性病变发现。腺垂体功能减退主要表现为相应靶腺(性腺、甲状腺、肾上腺)功能减退。

(一)靶腺功能减退表现

1.性腺(卵巢、睾丸)功能减退

常最早出现。女性多数有产后大出血、休克、昏迷病史,表现为产后无乳、绝经、乳房萎缩、性欲减退,不育、性交痛、阴道炎等。查体见阴道分泌物减少,外阴、子宫和阴道萎缩,毛发脱落,尤以阴毛、腋毛为甚。成年男子表现为性欲减退、阳痿、无男性气质等,查体见肌力减弱、皮脂分泌减少、睾丸松软缩小、胡须稀少、骨质疏松等。

2.甲状腺功能减退

表现与原发性甲状腺功能减退症相似,但通常无甲状腺肿。

3.肾上腺功能减退

表现与原发性慢性肾上腺皮质功能减退症相似,所不同的是本病由于缺乏黑素细胞刺激素,故皮肤色素减退,表现为面色苍白、乳晕色素浅淡,而原发性慢性肾上腺功能减退症则表现为皮肤色素加深。

4.生长激素不足

成人一般无特殊症状,儿童出现生长障碍,表现为侏儒症。

(二)垂体内或其附近肿瘤压迫症群

最常见的为头痛及视神经交叉受损引起的偏盲甚至失明。

(三)垂体功能减退性危象

在全垂体功能减退症基础上,各种应激反应如感染、败血症、腹泻、呕吐、失水、饥饿、寒冷、急性心肌梗死、脑血管意外、手术、外伤、麻醉及使用镇静药、安眠药、降糖药等均可诱发垂体功能减退性危象(简称垂体危象)。临床表现为:①高热型(体温>40℃)。②低温型(体温<30℃)。③低血糖型。④低血压、循环虚脱型。⑤水中毒型。⑥混合型。各种类型可伴有相应的症状,突出表现为消化系统、循环系统和神经精神方面的症状,如高热、循环衰竭、休克、恶心、呕吐、头痛、神志不清、谵妄、抽搐、昏迷等严重垂危状态。

三、医学检查

(一)性腺功能测定

女性有血雌二醇水平降低,没有排卵及基础体温改变,阴道涂片未见雌激素作用的周期性改变;男性见血睾酮水平降低或正常低值,精液检查精子数量减少,形态改变,活动度差,精液量少。

(二)甲状腺功能测定

游离 T_4、血清总 T_4 均降低,而游离 T_3、总 T_3 可正常或降低。

(三)肾上腺皮质功能测定

24h 尿 17-羟皮质类固醇及游离皮质醇排出量减少;血浆皮质醇浓度降低,但节律正常;葡萄糖耐量试验显示血糖曲线低平。

(四)腺垂体分泌激素测定

如 FSH、LH、TSH、ACTH、GH、PRL 均减少。

(五)腺垂体内分泌细胞的储备功能测定

可采用 TRH、PRL 和 LRH 兴奋试验。胰岛素低血糖激发试验忌用于老年人、冠心病、惊厥和黏液性水肿的患者。

(六)其他检查

通过 X 线、CT、MRI 无创检查来了解、辨别病变部位、大小、性质及其对邻近组织的侵犯程度。肝、骨髓和淋巴结等活检,可用于判断原发性疾病的原因。

四、诊断要点

本病诊断须根据病史、症状、体征,结合实验室检查和影像学发现进行全面分析,排除其他影响因素和疾病后才能明确。

五、治疗

(一)病因治疗

肿瘤患者可通过手术、放疗或化疗等措施缓解症状,对于鞍区占位性病变,首先必须解除压迫及破坏作用,减轻和缓解颅内高压症状;出血、休克而引起的缺血性垂体坏死,预防是关键,应加强产妇围生期的监护。

(二)靶腺激素替代治疗

去除病因后需长期甚至终身维持治疗。①糖皮质激素:为预防肾上腺危象发生,应先补糖皮质激素。常用氢化可的松,20～30mg/d,服用方法按照生理分泌节律为宜,剂量根据病情变化做相应调整。②甲状腺激素:常用左甲状腺素 50～150μg/d,或甲状腺干粉片 40～120mg/d。对于冠心病、老年人、骨密度低的患者,用药从最小剂量开始缓慢递增剂量,防止诱发危象。③性激素:育龄女性病情较轻者可采用人工月经周期治疗,维持第二性征和性功能;男性患者可用丙酸睾酮治疗,以改善性功能与性生活。

(三)垂体危象抢救

抢救过程中,禁用或慎用麻醉剂、镇静药、催眠药或降糖药等。

六、护理诊断/问题

(一)性功能障碍

与促性腺激素分泌不足有关。

(二)自我形象紊乱

与身体外观改变有关。

(三)体温过低

与继发性甲状腺功能减退有关。

(四)潜在并发症

垂体危象。

七、护理措施

(一)安全与舒适管理

根据自身体力情况安排适当的活动量,保持情绪稳定,注意生活规律,避免感染、饥饿、寒冷、手术、外伤、过劳等诱因。更换体位时注意动作易缓慢,以免发生昏厥。

(二)疾病监测

1.常规监测

观察有无视力障碍,脑神经压迫症状及颅内压增高征象。

2.并发症监测

严密观察患者生命体征、意识、瞳孔变化,一旦出现低血糖、低血压、高热或体温过低、谵妄、恶心、呕吐、抽搐甚至昏迷等垂体危象的表现,立即通知医生并配合抢救。

(三)对症护理

对于性功能障碍的患者,应安排恰当的时间与患者沟通,了解患者目前的性功能、性活动与性生活情况。向患者解释疾病及药物对性功能的影响,为患者提供信息咨询服务的途径,如专业医师、心理咨询师、性咨询门诊等。鼓励患者与配偶交流感受,共同参加性健康教育及阅读有关性健康教育的材料。女性患者若存在性交痛,推荐使用润滑剂。

(四)用药护理

向患者介绍口服药物的名称、剂量、用法、剂量不足和不良反应的表现;服甲状腺激素应观察心率、心律、体温及体重的变化;嘱患者避免服用镇静剂、麻醉剂等药物。应用激素替代疗法的患者,应使其认识到长期坚持按量服药的重要性和随意停药的危险性。严重水中毒水肿明显者,应用利尿剂应注意观察药物治疗效果,加强皮肤护理,防止擦伤,皮肤干燥者涂以润肤剂。

(五)垂体危象护理

急救配合:立即建立静脉通路,维持输液通畅,保证药物、液体输入;保持呼吸道通畅,氧气吸入;做好对症护理,低温者可用热水袋或电热毯保暖,但要注意防止烫伤;高热者应进行降温处理,如酒精擦浴、冰敷或遵医嘱用药。加强基础护理,如口腔护理、皮肤护理,防止感染。

八、健康指导

(一)预防疾病

保持皮肤清洁,注意个人卫生,督促患者勤换衣、勤洗澡。保持口腔清洁,避免到人多拥挤的公共场所。鼓励患者活动,减少皮肤感染和皮肤完整性受损的机会;告知患者要注意休息,保持心情愉快,避免精神刺激和情绪激动。

(二)管理疾病

指导患者定期复查,发现病情加重或有变化时及时就诊。嘱患者外出时随身携带识别卡,以便发生意外时能及时救治。

(三)康复指导

遵医嘱定时、定量服用激素,勿随意停药。若需要生育者,可在医生指导下使用性激素替代疗法,以促进精子(卵子)生成。

第三节　库欣综合征

一、疾病概述

(一)概念和特点

库欣综合征是由各种原因引起肾上腺皮质分泌过量的糖皮质激素所致病症的总称，以满月脸、多血质外貌、向心性肥胖、皮肤紫纹、痤疮、继发性糖尿病、高血压、骨质疏松等为主要表现。

(二)相关病理生理

高皮质醇血症是本病主要病生理学基础。皮质醇为人体代谢及应激等所必需，过量则引起全身代谢紊乱，导致临床综合征的发生。

(三)病因与诱因

肾上腺皮质主要受下丘脑-垂体的调节形成下丘脑-垂体-肾上腺皮质轴。这个轴的任何环节出现紊乱，都会影响肾上腺皮质的功能，使其分泌的激素发生变化，导致机体产生一系列病理生理过程，引起肾上腺皮质疾病。因此本病既可原发于肾上腺疾病，也可继发于下丘脑垂体疾病。

1.依赖 ACTH 的 Cushing 综合征

(1)Cushing 病最常见，约占 Cushing 综合征的 70%，指垂体 ACTH 分泌过多，伴肾上腺皮质增生。垂体多有微腺瘤，也有未能发现肿瘤者。

(2)异位 ACTH 综合征，是由于垂体以外的恶性肿瘤产生 ACTH，刺激肾上腺皮质增生，分泌过量的皮质醇。最常见的是肺癌(约占 50%)，其次是胸腺癌和胰腺癌(各约 10%)，甲状腺髓样癌。鼻咽症等。

2.不依赖 ACTH 的 Cushing 综合征

(1)肾上腺皮质腺瘤：占 Cushing 综合征的 15%～20%。

(2)肾上腺皮质癌：占 Cushing 综合征的 5%以下，病情重，进展快。

(3)不依赖 ACTH 的双侧肾上腺小结节性增生：患者血中 ACTH 低或检测不到，大剂量地塞米松不能抑制。发病机制与遗传和免疫有关。

(4)不依赖 ACTH 的双侧肾上腺大结节性增生：可能为抑胃肽促进皮质醇分泌，同时又反馈抑制垂体和下丘脑。

(四)临床表现

1.脂肪代谢障碍

向心性肥胖，多数为轻至中度肥胖、满月脸、水牛背、多血质、紫纹等。锁骨上窝脂肪垫。颊部及锁骨上窝堆积有特征性。

2.蛋白质代谢障碍

患者蛋白质分解加速、合成减少，以致负氮平衡状态，而引起皮肤弹性纤维断裂，可见微血管的红色紫纹。毛细血管脆性增加易有皮下淤血。肌萎缩及无力。骨质疏松，病理性骨折。

3.糖代谢障碍

有半数患者糖耐量低减，改 20%有显性糖尿病，外周组织糖利用减少，肝糖输出增多，糖异生增加。

4.电解质紊乱

过多皮质醇致潴钠排钾，高血压，低血钾(去氧皮质铜盐皮质样作用)、水肿及夜尿增加，低血钾性碱中毒(异位 ACTH 综合征和肾上腺皮致癌)。

5.心血管病变

高血压常见，皮质醇和去氧皮质酮等增多是其主要原因。患者伴有动脉硬化和肾小动脉硬化，既是高血压的后果，又可加重高血压。

6.感染

长期皮质醇分泌增多使患者免疫功能减弱，患者容易感染某些化脓性细菌、真菌和病毒性疾病。因皮质醇增多使发热等机体防御反应被抑制，患者的感染征象往往不显著，易造成漏诊，后果严重。

7.造血系统及血液改变

大量的皮质醇使红细胞计数和血红蛋白含量偏高，且患者皮肤菲薄而呈多血质面容，白细胞总数及中性粒细胞增多，淋巴细胞和嗜酸性粒细胞减少。

8.性功能异常

女患者出现月经减少，不规则或停经表现，多伴有不孕、轻度脱毛、痤疮等。男患者性欲减退、阴茎缩小、睾丸变软、男性性征减少等。

9.神经、精神障碍

患者常有不同程度的精神、情绪变化，如情绪不稳定、有之快感、烦躁、失眠，严重者精神变态，个别可发生偏执狂。

10.皮肤色素沉着

异位 ACTH 综合征患者皮肤色素明显加深。

(五)实验室及其他检查

(1)血浆皮质醇测定：血浆皮质醇水平增高且昼夜节律消失，早晨高于正常，晚上不显著低于早晨。

(2)24h 尿 17-羟皮质类固醇、血游离皮质醇升高。

(3)地塞米松抑制试验：小剂量地塞米松抑制试验，尿 17-羟皮质类固醇不能被抑制到对照值的 50%以下；大剂量地塞米松试验：能被抑制到对照值的 50%以下者病变多为垂体性，不能被抑制者可能为原发性肾上腺皮质肿瘤或异位 ACTH 综合征这是确诊 Cushing 病的必须试验。

(4)ATCH 试验：垂体性 Cushing 病和异位 ACTH 综合征者有反应，原发性肾上腺皮质肿瘤者多数无反应。

(5)影像学检查；括肾上腺超声检查、蝶鞍 X 线、垂体 CT、MRI 等检查可发现相应病变。

(六)治疗原则

(1)Cushing 病：常采用手术、放射治疗或药物等方法来去除、破坏病灶或抑制肾上腺皮质激素的合成。

(2)肾上腺肿瘤:经检查明确腺瘤部位后,手术切除可根治。

(3)不依赖 ACTH 小结节性或大结节性双侧肾上腺增生,作双侧肾上腺切除术,术后作激素替代治疗。

(4)异位 ACTH 综合征:应治疗原发性肿瘤,根据具体病情做手术、放疗和化疗。如不能根治,则需用肾上腺皮质激素合成阻滞药。

二、护理评估

(一)一般评估

1.患者主诉

如皮肤瘀斑、多血质、近端肌无力、乏力、抑郁、向心性肥胖、糖尿病、高血压或月经不规律等症状。

2.生命体征(T、P、R、BP)

生命体征基本正常。

3.相关记录

体重、饮食、皮肤、出入量等记录结果。

(二)身体评估

注意患者有无出现典型的满月脸、多血质、向心性肥胖、皮肤紫纹、痤疮、糖尿病倾向、高血压和骨质疏松等。

(三)心理-社会评估

患者在疾病治疗过程中的心理反应与需求,家庭及社会支持情况,引导患者正确配合疾病的治疗与护理。

(四)辅助检查结果评估

1.实验室检查

各型 Cushing 综合征共有的糖皮质激素分泌异常,皮质醇分泌增多,失去昼夜分泌节律,且不能被小剂量地塞米松抑制。

2.ATCH 试验

垂体性 Cushing 病和异位 ACTH 综合征者有反应,原发性肾上腺皮质肿瘤者多数无反应。

3.影像学检查

包括肾上腺超声检查、蝶鞍 X 线、垂体 CT、MRI 等检查可发现相应病变。

(五)主要用药的评估

主要用药为作用于下丘脑-垂体的神经递质:如赛庚啶、溴隐亭、奥曲肽、二氯二苯二氯乙烷等,多数药物作用缺乏特异性,效果一般。

(1)用药剂量、用药的方法(静脉注射、口服)的评估与记录。

(2)症状和体征改善,激素水平及生化指标恢复正常或接近正常,长期控制防止复发。

三、主要护理诊断/问题

(一)活动无耐力

与蛋白质分解过多、肌肉萎缩有关。

(二)自我形象紊乱

与 Cushing 综合征引起身体外观改变有关。

(三)体液过多

与糖皮质激素过多引起水钠潴留有关。

(四)有感染的危险

与长期皮质醇分泌过多抑制免疫功能及高血糖引起的白细胞吞噬功能降低有关。

(五)有受伤的危险

与代谢异常引起钙吸收障碍,导致骨质疏松及疾病所致皮肤菲薄有关。

四、护理措施

(一)病情观察

向心性肥胖的表现,紫纹,满月脸的变化。有无咽痛、发热,注意观察注射部位皮肤,定期监测血压、血糖、血 K^{+}、N^{a+}、Cl^{-}水平,询问患者睡眠情况。

(二)饮食护理

给予高蛋白、高维生素、低脂、低盐、含钾和钙丰富的饮食,含钾丰富的食品有菠菜、橘子、香蕉、猕猴桃等,含钙丰富的食品有豆制品、牛奶、虾等。

(三)适当活动

鼓励患者做一些力所能及的活动,以增强完成日常自理活动的耐受性,减缓肌肉萎缩的进程。同时嘱其感到疲劳时,应适当休息。

(四)心理护理

鼓励患者表达自己的感受,耐心倾听患者的倾诉;对于其所表现出来的情绪反应,给予理解,避免一些刺激性的言行;安慰患者,向患者说明当激素水平控制至正常后,症状、体征即可消失;嘱患者的亲友关心、体贴患者,与护士一起帮助患者树立战胜疾病的信心。

(五)预防感染

对患者的日常生活进行保健指导,向患者及家属说明保持皮肤、口腔、会阴等清洁卫生的重要性,注意保暖,预防上呼吸道感染。护理人员做到保持病室通风,温湿度适宜,并定期进行紫外线照射消毒;保持床单清洁、干燥。

(六)防止外伤、骨折、皮肤破损

保持地面清洁、干燥、无障碍物,以减少患者摔倒受伤的危险;经常巡视患者,及时满足生活需求;嘱患者穿柔软宽松的衣裤,不要系腰带;嘱其在活动中避免范围过大、运动量过强。

(七)健康教育

(1)为患者及其家属讲解本病各种症状、体征出现的原因以及各种治疗护理措施的依据及其重要性,使其能够自觉坚持饮食、饮水、活动、自我保护及治疗等要求。为了解治疗后机体激素水平,需定期复查。

(2)除肾上腺皮质腺瘤手术切除效果良好外,其他方法疗效均欠佳。如肾上腺切除术者约10%的复发,且有10%～15%的出现 Nelson 综合征;垂体放射治疗虽有较高治愈率,但并发症亦较多;经蝶窦显微外科,手术是治疗垂体性 Cushing 综合征最重要的进展,但不适用于大腺瘤者。

五、护理效果评估

(1)患者相应的症状和体征有所改善。

(2)患者激素水平及生化指标恢复正常或接近正常。

(3)患者未发生皮肤破损、感染等并发症或发生时被及时发现和处理。

第四节　甲状腺疾病

一、单纯性甲状腺肿

单纯性甲状腺肿是指非炎症和非肿瘤原因引起的不伴有临床甲状腺功能异常的甲状腺肿。甲状腺可呈弥散性肿大或多结节肿大。本病可呈地方性分布，当人群单纯甲状腺肿的患病率超过10%时，称为地方性甲状腺肿；也可呈散发性分布，发病率约5%。女性发病率是男性的3～5倍。

(一)病因及发病机制

1.地方性甲状腺肿

引起该病的主要原因是碘缺乏，故又称碘缺乏性甲状腺肿，多见于山区和远离海洋的地区。由于土壤、水源、食物中含碘量很低，不能满足机体对碘的需要，导致甲状腺激素的合成不足，反馈性刺激垂体分泌过多的TSH，刺激甲状腺增生肥大。

2.散发性甲状腺肿

原因较为复杂，外源性因素包括致甲状腺肿物质，药物和摄碘过多。目前认为患者体内产生的甲状腺生长免疫球蛋白仅能刺激甲状腺细胞生长，但不引起甲状腺激素合成增加而出现单纯性甲状腺肿。内源性因素有先天性甲状腺激素合成障碍，从而引起甲状腺肿。

3.生理性甲状腺肿

在青春发育期、妊娠期、哺乳期，机体对甲状腺激素需要量增加，可因相对性缺碘而出现甲状腺肿。

(二)临床表现

患者一般无明显症状，查体可见甲状腺轻度、中度肿大，表面平滑，质软，无压痛。重度肿大的甲状腺可出现压迫症状，如压迫气管可出现咳嗽、呼吸困难；压迫食管可引起吞咽困难；压迫喉返神经引起声音嘶哑；胸骨后甲状腺肿压迫上腔静脉可出现面部青紫、水肿、颈部与胸部浅静脉扩张。

(三)护理

1.护理目标

身体外观逐渐恢复正常；没有并发症的发生或发生后及时得到处理。

2.护理措施

(1)一般护理：适当休息，劳逸结合。指导患者多进食海带、紫菜等含碘丰富的食物，避免过多食用花生、萝卜等抑制甲状腺激素合成的食物。

(2)病情观察:观察患者甲状腺肿大的程度、质地,有无结节及压痛,颈部增粗的进展情况及有无局部压迫的表现。

(3)用药护理。①补充碘剂:由于碘缺乏所致者,应补充碘剂,WHO推荐的成年人每天碘摄入量为150μg。在地方性甲状腺肿流行地区可采用碘化食盐防治。成年人,特别是结节性甲状腺肿患者,应避免大剂量碘治疗,以免诱发碘甲亢。由于摄入致甲状腺肿物质所致者,停用后甲状腺肿一般可自行消失。碘剂补充应适量,以免碘过量引起自身免疫性甲状腺炎和甲状腺功能减退症。②甲状腺肿的护理:甲状腺肿大明显的患者,可采用左甲状腺素($L\text{-}T_4$)或干甲状腺片口服。指导患者遵医嘱准确服药,不能随意增减量。观察甲状腺素治疗的效果和不良反应。如患者出现心动过速、呼吸急促、怕热多汗、食欲亢进、腹泻等甲状腺功能亢进症表现时,应及时通知医师并进行相应的处理。

(4)手术护理:有甲状腺肿压迫症状时,应积极配合医师进行手术治疗。

(5)心理护理:患者可因颈部增粗而有自卑心理及挫折感;由于疾病相关知识的缺乏,而怀疑肿瘤或癌变产生焦虑、恐惧的心理。护理中应向患者阐明单纯性甲状腺肿的病因和防治知识,与患者一起讨论引起甲状腺肿大的原因,使患者认识到经补碘等治疗后甲状腺肿可逐渐缩小或消失,消除患者的自卑与挫折感,正确认识疾病;帮助患者进行恰当的修饰打扮,改善其自我形象,树立战胜疾病的信心;积极与患者家属沟通,使家属能够给予患者心理支持。

(6)健康指导。①饮食指导:指导患者摄取含碘丰富的食物,并适当使用碘盐,以预防缺碘所致地方性甲状腺肿;避免摄入阻碍甲状腺激素合成的食物,如花生、菠菜、卷心菜、萝卜等。②用药指导:指导患者按医嘱服药,每天碘摄入量适当,必要时可用尿碘监测碘营养水平。当尿碘中位数(MUI)为100～200μg/L时,是最适当的碘营养状态,当MUI大于300μg/L为碘过量。对需长期使用甲状腺制剂患者,应告知其要坚持长期服药,以免停药后复发。教会患者观察药物疗效及不良反应。避免摄入阻碍甲状腺激素合成的药物,如碳酸锂、硫氰酸盐、保泰松等。③防治指导:在地方性甲状腺肿流行地区,开展宣传教育工作,指导患者补充碘盐,这是预防缺碘性地方性甲状腺肿最有效的措施。对青春发育期、妊娠期、哺乳期人群,应适当增加碘的摄入量。

3.护理评价

患者甲状腺肿大逐渐减轻,外观恢复正常;没有并发症的发生或发生后及时得到处理。

二、甲状腺功能亢进症

甲状腺功能亢进症简称甲亢,是指甲状腺腺体本身产生甲状腺激素过多而引起的甲状腺毒症。其病因包括弥散性毒性甲状腺肿(即Graves病)、结节性毒性甲状腺肿和甲状腺自主高功能腺瘤。下面重点阐述Graves病。

Graves病(简称GD,也称Basedow病、Parry病)是一种伴甲状腺激素(TH)分泌增多的器官特异性自身免疫病。GD是甲状腺功能亢进症最常见的病因,约占全部甲亢的80%～85%。普通人群的患病率约1%,女性显著高发,男女比例为1∶(4～6),高发年龄为20～50岁。临床主要表现为甲状腺毒症、弥散性甲状腺肿、眼征和胫前黏液性水肿。

(一)病因及发病机制

目前公认本病的发生与自身免疫有关,属自身免疫性甲状腺病。

1.遗传因素

GD有明显的遗传倾向,目前发现它与人类白细胞抗原(HLA)类型有关。

2.免疫因素

GD的发病与甲状腺兴奋性自身抗体的关系十分密切。最明显的体液免疫特征是在患者血清中存在针对甲状腺细胞TSH受体的特异性自身抗体,即TSH受体抗体(TRAb)。TRAb可与TSH受体结合,产生TSH的生物学效应,即甲状腺细胞增生、甲状腺激素合成及分泌增加。另外,在患者外周血及甲状腺内T淋巴细胞数量增多,功能发生改变。GD浸润性突眼主要与细胞免疫有关。

3.环境因素

细菌感染、精神刺激、性激素、应激和锂剂等因素都可能对本病的发生发展有重要影响。

(二)临床表现

1.一般表现

多数患者起病缓慢,少数在精神创伤或感染等应激后急性起病。

(1)甲状腺毒症表现。①高代谢综合征:甲状腺激素分泌增多导致交感神经兴奋性增高和新陈代谢加速,患者常有疲乏无力、怕热多汗、多食善饥、体重显著下降等。②精神、神经系统:多言好动、紧张焦虑、焦躁易怒、失眠不安、记忆力减退、注意力不集中,手、眼睑震颤等。③心血管系统:心悸气短、心动过速(在静息或睡眠时心率仍增快是本病的特征性表现之一)、心尖部第一心音亢进。收缩压增高,舒张压降低致脉压增大,可出现周围血管征。合并甲亢性心脏病时可出现心律失常、心脏增大、心力衰竭。心律失常以心房颤动常见。④消化系统:稀便、排便次数增加,重者可有肝大、肝功能异常,偶有黄疸。⑤肌肉骨骼系统:主要是甲亢性周期性瘫痪,多见于青年男性。诱因包括剧烈运动、高糖类饮食、注射胰岛素等,病变主要累及下肢,有低钾血症。病程呈自限性,甲亢控制后可自愈。少数患者有甲亢性肌病,肌无力多累及近心端的肩脚和骨盆带肌群。⑥造血系统:周围血白细胞总数偏低,淋巴细胞比例增加、单核细胞增多等。⑦生殖系统:女性月经减少或闭经,男性有阳痿,偶有乳房发育。

(2)甲状腺肿:多呈弥散性、对称性甲状腺肿大,随吞咽动作上下移动;质地不等、无压痛;甲状腺上下极可有震颤或血管杂音。

(3)眼征。①单纯性突眼:与甲状腺毒症所致的交感神经兴奋性增高有关。表现为轻度突眼、瞬目减少、上眼睑挛缩、睑裂增宽、眼球辐辏不良等。②浸润性突眼:眼球突出明显,突眼度超过18mm,与眶后组织的自身免疫炎症有关。患者常诉眼内异物感、复视、斜视、视力下降、视野缩小等;眼睑肿胀肥厚,结膜充血水肿;严重者眼球固定,角膜外露可形成溃疡或全眼球炎,甚至失明。

2.特殊临床表现及类型

(1)甲状腺危象是甲状腺毒症急性加重的一个综合征。①发病原因:可能与血液中FT_3水平增高,心脏和神经系统的儿茶酚胺激素受体数目增加、敏感性增强有关。②主要诱因:有感染、手术、放射性碘治疗、严重的药物反应、严重精神创伤、过量服用TH制剂、严重躯体疾病等。③临床表现:早期表现为原有甲亢症状的加重,包括高热(体温>39℃)、心动过速(140～240次/min)、伴心房颤动或心房扑动、烦躁不安、大汗淋漓、呼吸急促、厌食、恶心呕吐、腹泻等，严重者导致虚脱、休克、嗜睡、谵妄或昏迷。

(2)淡漠型甲状腺功能亢进症多见于老年人。起病隐袭，高代谢综合征、眼征、甲状腺肿的表现均不明显。主要表现为明显消瘦、心悸、乏力、头晕、表情淡漠、腹泻、厌食等，常易发生误诊。

(3)亚临床甲状腺功能亢进症即血清 T_3、T_4 正常，但 TSH 降低。注意需在排除其他抑制 TSH 水平的疾病的前提下依赖实验室检查才能诊断，多为甲亢的早期或恢复期的表现。

(4)其他特殊类型：妊娠期甲状腺功能亢进症、三碘甲状腺原氨酸(T_3)型和甲状腺素(T_4)型甲状腺功能亢进症，以及甲状腺功能"正常"的 Graves 眼病。

(三)护理

1.护理目标

患者摄取的营养能够满足机体需要，体重增加；活动量逐步增加，活动时无明显不适；能正确认识疾病，主动有效地控制焦虑紧张情绪；能采用正确的保护眼睛的方法，不发生角膜损伤；不发生甲状腺危象。

2.护理措施

(1)一般护理。①环境和休息：患者应安置于安静、舒适、整洁的环境中，避免强光和噪声的刺激。轻症患者可照常工作和学习，但不宜紧张和劳累；病情重、心力衰竭或合并严重感染者应严格卧床休息。②饮食护理：为满足机体代谢亢进的需要，给予高热量、高蛋白、高维生素(尤其是复合 B 族维生素)及矿物质的饮食，增加瘦肉类、蛋类、奶类等优质蛋白以纠正体内的负氮平衡，两餐之间可加点心。每天饮水 2000～3000mL 以补充出汗、腹泻、呼吸加快等所丢失的水分，对有心脏病患者避免大量饮水，以防发生水肿和心力衰竭。避免进食辛辣刺激性的食物，禁用对中枢神经系统有兴奋作用的浓茶、咖啡等刺激性饮料。避免进食可增加肠蠕动及导致腹泻的高纤维类食物。避免食用含碘丰富的食物，如海带、紫菜等，以免甲状腺激素合成增加。

(2)病情观察：观察患者的生命体征，测量患者清晨心率和血压，注意基础代谢率的变化，以判断甲亢的严重程度。观察患者出汗、大便次数、精神神经症状、体重、突眼、甲状腺肿大等情况。监测各种激素的结果，观察不典型甲亢的表现，及时发现特殊类型的甲亢。注意观察有无甲状腺危象的发生，当患者出现原有症状加重高热、心率增快、大汗淋漓、腹泻、严重乏力时，应立即与医师联系进行处理。

(3)眼部护理：由于高度突眼，球结膜和角膜暴露，易受外界刺激引起充血、水肿，继而感染，因此必须采取保护措施。①佩戴有色眼镜，以防光线刺激、灰尘、异物的侵害；复视者戴单侧眼罩。②经常用眼药水湿润眼睛，避免过度干燥；睡前涂抗生素眼膏，用无菌生理盐水纱布覆盖双眼，防治结膜炎和角膜炎。③睡眠或休息时，抬高头部，限制钠盐摄入，遵医嘱使用利尿剂，以减轻球后组织水肿。④指导患者在眼睛有异物感、刺痛或流泪时，勿用手直接揉搓眼睛。⑤按医嘱使用免疫抑制剂、左甲状腺素片等，以减轻浸润性突眼。⑥定期到眼科检查角膜，一旦发生角膜溃疡或全眼球炎时，应配合医师作相应处理。

(4)用药护理。①抗甲状腺药物(ATD)：护士应指导患者正确用药。抗甲状腺药物起效慢，一般在用药 4 周左右后才开始有效，且对已合成的甲状腺激素无作用，因此应告知患者，以免患者在用药后不见即时疗效而心生疑虑，加重心理负担。告知患者ATD应按初治期、减量期和维持期的不同剂量服用，总疗程在2年以上，患者不可自行减量或停药。ATD的主要不良反应有粒细胞减少和皮疹。粒细胞减少主要发生在治疗开始后的2～3个月内，故开始时需每周检查血白细胞1次，以后每2～4周检查1次。服药过程中，如患者出现发热、咽痛等粒细胞减少的症状，白细胞低于3×10^9/L或中性粒细胞低于1.5×10^9/L，应立即停药并与医师联系处理。药疹亦较常见，可用抗组胺药控制，不必停药，如皮疹加重，应立即停药，以免发生剥脱性皮炎。此外，胆汁淤积性黄疸、血管神经性水肿、中毒性肝炎、急性关节痛等不良反应较为罕见，如发生应立即停药并与医师联系处理。②普萘洛尔：通过阻断β受体和减少活性激素T_3的生成，起到迅速改善心悸、紧张、震颤等症状的作用。用药过程中要注意观察心率，以防心动过缓。有哮喘病史的患者禁用。③甲状腺片：用于ATD治疗过程中，症状缓解但甲状腺反而增大或突眼加重的患者。通过稳定下丘脑-垂体-甲状腺轴的功能而起作用，避免T_3、T_4减少后对TSH的反馈抑制减弱。用药从小剂量开始，尤其对冠心病患者应控制好剂量，防止剂量过大引起心绞痛。用药后注意观察患者的心率有无明显增快。

(5)放射碘(RAI)治疗护理。①放射碘服用方法：指导患者在治疗前和治疗后1个月避免服用含碘的食物(如海带)和药物。应按医嘱空腹服用131I，服药后2h内不吃固体食物，以免引起呕吐而造成^{131}I的丢失；服药后24h内避免咳嗽、咳痰，以减少^{131}I的丢失；服药后的2～3d，饮水量应达到每天2000～3000mL，从而增加尿量；服药后第1周避免用手按压甲状腺。②排泄物及用物的处理：患者的衣服、被褥、用具、排泄物等须单独存放，待放射作用消失后再做清洁处理，以免污染环境，在处理患者的物品及排泄物时戴手套，以免造成自身伤害。③病情监测：密切观察病情，定期监测甲状腺功能，以尽早发现甲状腺功能减退、甲状腺危象、放射性甲状腺炎或浸润性突眼加重等并发症，如患者有高热、心动过速、大量出汗、神经过度兴奋等，需考虑有发生甲状腺危象的可能，及时与医师联系，并做好抢救准备。

(6)甲状腺危象的抢救配合：祛除诱因，积极治疗甲亢是预防甲状腺危象的关键，尤其是做好防治感染和充分的术前准备工作。①安置患者于安静、室温偏低的病室中，绝对卧床休息，避免一切不良刺激。烦躁不安者，按医嘱给予镇静剂。呼吸困难时取半卧位，立即给氧。②给予高热量、高蛋白、高维生素饮食和足够的液体入量。对严重呕吐、腹泻和大量出汗患者应通过口服或静脉及时补充足量的液体，以维持体液平衡。③密切观察患者的生命体征、意识状态、心肾功能的变化，监测24h液体出入量。④躁动不安者使用床档保护，患者安全；昏迷者加强皮肤、口腔护理，定时翻身，防止压疮、肺炎的发生。高热者迅速采取物理降温措施，如降温效果不佳时，应尽快配合使用异丙嗪、哌替啶静脉滴注施行人工冬眠降温。避免使用乙酰水杨酸类药物。⑤甲状腺危象首选PTU抑制TH合成，护士应及时准确按医嘱使用PTU和碘剂。注意碘剂过敏反应。如出现口腔黏膜发炎、恶心、呕吐、腹泻、鼻出血等症状，应立即停药并通知医师处理。⑥上述治疗效果不满意时，可选用血液透析、腹膜透析或血浆置换等措施降低血TH浓度。

(7)心理护理：观察患者的精神情绪状态，如有无激动易怒、敏感多疑现象。关心体贴患者，与患者交流时态度和蔼，避免刺激性语言。鼓励患者表达出内心的感受，理解和同情患者，避免使其情绪不安；告诉患者突眼、甲状腺肿大等体态变化在疾病得到控制后会得到改善，以解除患者焦虑，使其积极配合治疗；了解患者的家庭与工作环境，与家人同事之间的关系等，向患者家属、同事和同室病友解释患者紧张易怒的行为是暂时性的，会因有效治疗而改善。帮助患者建立舒畅愉快的生活氛围；设计简单的团体活动，鼓励患者参与，以免社交障碍产生焦虑。指导和帮助患者正确处理生活突发事件；患者焦虑严重时，可遵医嘱适当给予镇静药物如地西泮等来缓解患者焦虑的情绪。

(8)健康指导。①疾病宣教：告知患者有关甲亢的相关知识、眼睛的保护方法和饮食的选择，使患者学会自我护理。上衣领宜宽松，避免压迫甲状腺，严禁用手挤压甲状腺以免甲状腺激素分泌过多，从而加重病情。②生活指导：指导患者合理地安排工作和休息，保持身心愉快，避免过度劳累和精神刺激。鼓励家属与患者建立良好家庭关系，以减轻患者的精神压力。给予高热量、高蛋白、高维生素及矿物质的饮食，每天饮水量在2000～3000mL。忌食含碘多的食物，不吸烟，不喝咖啡、浓茶等兴奋性饮料。③用药指导：患者应坚持长期服药，并按时按量服用，不可随意减量和停药。④定期复查：服用抗甲状腺药物者每周查血常规一次，每隔1～2个月做甲状腺功能测定，每天清晨卧床时自测脉搏，定期测量体重，脉搏减慢、体重增加是治疗有效的标志。若出现高热、恶心、呕吐、腹泻、突眼加重等警惕发生甲状腺危象的可能，应及时就诊。⑤妊娠期甲亢指导：告知患者积极避免对孕妇及胎儿造成影响的因素；应选择抗甲状腺药物控制甲亢，禁用^{131}I治疗，慎用普萘洛尔；产后如需继续服药者，则不宜哺乳。

3.护理评价

患者能合理饮食，高代谢状态缓解，体重恢复至正常范围；活动耐力较前增加，活动时无不适感；保持正常的人际交往，焦虑紧张情绪缓解或消失；能主动保护自己的眼睛，无结膜炎、角膜炎或溃疡的发生；病情得到控制，未发生甲状腺危象。

三、甲状腺功能减退症

甲状腺功能减退症简称甲减，是由各种原因导致的低甲状腺激素血症或机体对甲状腺激素抵抗而引起的全身性低代谢综合征，其病理特征为黏液性水肿。甲减分类方法有两种：根据病变部位分为甲状腺病变引起的原发性甲减、垂体病变引起的继发性甲减和下丘脑病变引起的三发性甲减；根据病变原因分为药物性甲减、^{131}I治疗后甲减、手术后甲减和特发性甲减等。以下重点介绍成人原发性甲减。

(一)病因及发病机制

成人原发性甲减占成人甲减的90%～95%，病因包括自身免疫损伤引起自身免疫性甲状腺炎；手术、放射碘治疗引起甲状腺破坏；摄碘过量诱发和加重自身免疫性甲状腺炎；锂盐、硫脲类等抗甲状腺药物所致的甲减。

(二)临床表现

1.一般表现

患者易疲劳、怕冷、体重增加、记忆力减退、反应迟钝、嗜睡、精神抑郁等。体检可见表情淡漠，面色苍白，皮肤干燥发凉、粗糙脱屑，眼睑、颜面和手皮肤水肿，毛发稀疏，眉毛外1/3脱落。因高胡萝卜素血症，手足皮肤呈姜黄色。

2.肌肉与关节

患者肌肉软弱乏力，可有暂时性肌强直、痉挛、疼痛等，部分肌肉可出现进行性肌萎缩。

3.心血管系统

表现为心动过缓、心排出量下降，易并发冠心病等。

4.消化系统

患者有厌食、腹胀、便秘等，严重者出现麻痹性肠梗阻或黏液水肿性巨结肠。

5.血液系统

患者可出现贫血，因甲状腺激素缺乏引起血红蛋白合成障碍或铁、叶酸、维生素 B_{12} 吸收障碍而导致。

6.内分泌系统

女性常月经过多或闭经，部分患者有溢乳。

7.黏液性水肿昏迷

黏液性水肿昏迷见于病情严重者。其诱因有寒冷、感染、手术、严重躯体疾病、中断甲状腺激素替代治疗和使用麻醉、镇静剂等。临床表现为嗜睡、低体温（体温＜35℃）、呼吸减慢、心动过缓、血压下降、四肢肌肉松弛、反射减弱或消失，甚至昏迷、休克，心肾功能不全而危及患者生命。

（三）护理

1.护理目标

患者能够保持大便通畅，不发生便秘；体温恢复正常；皮肤能够保持完整性，无受损；能够进行正常的社会；无并发症发生。

2.护理措施

(1)一般护理。①环境安排：室温在 22～23℃，加强保暖。避免病床靠窗，以免患者受凉。②饮食护理：给予高蛋白、高维生素、低钠、低脂肪饮食，细嚼慢咽，少量多餐，食物注重色、香、味，以增加患者的食欲。因桥本甲状腺炎所致甲状腺功能减退症者应避免摄取含碘食物和药物，以免诱发严重黏液性水肿。③保持大便通畅：指导患者每天定时排便，养成规律排便的习惯。为卧床患者创造良好的排便环境。指导患者促进便意的技巧，如适当按摩腹部，或以手指按摩肛门四周括约肌，以促进胃肠蠕动而促进排便。指导患者每天进行适度的运动，如散步、慢跑等。多进粗纤维食物，如蔬菜、水果等。必要时根据医嘱给予轻泄剂。④皮肤护理：皮肤干燥、粗糙时，可局部涂抹乳液和润肤油以保护皮肤。洗澡时避免使用肥皂。协助患者按摩受压部位，经常翻身或下床活动，避免血液循环不良而导致压疮。

(2)病情观察：①观察神志、体温、脉搏、呼吸、血压的变化，每天记录患者体重。患者若出现体温低于 35℃、呼吸浅慢、心动过缓、血压降低、嗜睡等表现，或出现口唇发绀、呼吸深长、喉头水肿等黏液性水肿昏迷的症状，应迅速建立静脉通路，立即通知医师并积极配合抢救。②注意黏液性水肿变化，每天观察皮肤弹性与水肿情况，及服药后改善情况。观察皮肤有无发绀、发红、起水疱或破损等。③观察大便的次数、性质、量的改变，观察有无腹胀、腹痛等麻痹性肠梗阻的表现。

(3)用药护理：本病一般不能治愈，需终生替代治疗。替代治疗首选左甲状腺素（L-T_4）口服。遵医嘱从小剂量开始，逐渐增加至维持剂量，注意个体差异，避免剂量过大诱发和加重冠心病、引起骨质疏松。指导患者按时服用药物，观察药物疗效及服用过量的症状。如出现多食消瘦、发热、脉搏＞100 次/min、大汗、情绪激动等情况时，提示用药过量，应及时报告医师。替代治疗最佳的效果为血 TSH 恒定在正常范围内。长期替代者应每 6～12 个月检测 1 次。对有高血压、心脏病、肾炎患者，应特别注意剂量的调整，不能随意增减剂量。同时服用利尿剂时，需记录液体出入量。

(4)黏液性水肿昏迷的护理：积极配合医生做好如下处理。①立即补充甲状腺激素，首选 L-T_4 静脉注射，至患者症状改善、清醒后改为口服。②保温，给氧，保持呼吸道通畅，必要时行气管插管或气管切开。③氢化可的松持续静脉滴注，待患者清醒及血压稳定后逐渐减量。④遵医嘱根据需要补液，但入液量不宜过多。⑤控制感染，抢救休克、昏迷。

(5)心理护理。①心理评估：评估患者有无焦虑、抑郁等心理反应；患者参与社交活动的能力，家人对疾病的理解及接受程度。②建立良好的护患关系：安排安静及安全的环境，尽可能安排单人病房和固定的医护人员照顾患者，以减少环境的压力与刺激；多与患者沟通，关心患者；鼓励患者倾诉自己的想法，说出对自己外观及性格改变的感受，及时给予鼓励，使患者保持乐观的情况和受到重视；鼓励患者家属及亲友多与患者沟通，理解患者的行为，提供心理支持，使患者感到温暖和关怀，从而增强自信心。③活动安排：帮助患者制订活动计划，由简单活动开始，逐渐增加活动量或复杂的活动。鼓励患者做简单的家务事，给予较多的时间学习自我照顾的技巧。鼓励患者多参与社交活动，并多与患有相同疾病且病情已改善的病友交流，以降低社交障碍的危机。

(6)健康指导：①告知患者发病原因及注意事项，如药物引起者应调整剂量和停药；注意个人卫生，冬季要注意保暖，避免到公共场所，以预防感染和创伤。慎用镇静、安眠、麻醉、止痛等药物。②对需终生替代治疗者，向其解释终生服药的重要性和必要性，不可随意停药或变更剂量。否则可能导致心血管疾病，如心肌缺血、梗死或心力衰竭。告知患者甲状腺激素服用过量的症状，指导其进行自我监测。③给患者讲解甲减发生的原因、表现及黏液性水肿发生的原因，使患者学会自我观察病情。若出现低血压、心动过缓、体温降低(体温＜35℃)等，应立即就诊。

3.护理评价

患者大便保持通畅，未发生便秘；体温恢复正常；皮肤保持完整，未发生受损；能够进行正常的社会交往；未发生黏液性水肿昏迷。

第五节　尿崩症

尿崩症是由于抗利尿激素缺乏，或肾远曲小管对抗利尿激素敏感性降低，致肾小管重吸收水的功能障碍，从而引起多尿、烦渴、多饮与尿比重低的一种疾病。以中枢尿崩症(或神经源性尿崩症)最常见。本病是由于下丘脑-神经垂体部位的病变所致(部分病例无明显诱因)。该病可发生于任何年龄，但以青少年多见。尿崩症分为特发性和继发性两种类型，前者病因不明，后者多为下丘脑-神经垂体部位的病变所引起。常见病因有下丘脑和垂体的肿瘤、颅脑外伤、手术、颅内感染、浸润性病变等。

一、临床表现

(一)主要症状

1.尿量增多

尿量5～10L/24h,最多可达18L,夜尿多。

2.尿比重降低

常在1.005以下,尿色淡如清水。

3.烦渴多饮

喜冷饮,一般摄入水量约等于排出水量。

4.中枢系统症状

肿瘤、颅脑外伤及手术累及口渴中枢时,除头痛、视力改变、嗜睡等症状外,也可出现谵妄、痉挛、呕吐等。

5.意识不清

严重失水未及时补充,可出现意识不清,血浆渗透压与血清钠浓度明显升高,甚至死亡。

(二)辅助检查

1.尿液检查

尿量多在4L/d以上;尿比重多小于或等于1.005;尿渗透浓度(压)小于300mmol/L。

2.血渗透浓度(压)

血浆渗透浓度可高于300mol/L(正常参考值为280～295mol/L)。

3.禁水-加压素试验

禁水-加压素试验是最常见的有助于诊断垂体性尿崩症的功能试验(见本节护理部分)。

4.影像学检查

因肿瘤、浸润性疾病所致尿崩症宜摄头颅平片、CT、磁共振成像检查等。

二、治疗原则

(一)激素替代治疗

补充抗利尿激素制剂,如鞣酸加压素油剂(长效尿崩停),每毫升加压素5单位,从0.1mL开始肌内注射,后逐渐增大剂量,作用可维持2～5d,甚或10d。1-脱氨基-8-右旋精氨酸加压素每次5～10μg,鼻腔喷雾或滴入,2次/d。

(二)口服抗利尿药物

已发现氢氯噻嗪(双氢克尿塞)、氯磺丙脲、卡马西平、弥凝片等药物用于尿崩症患者可有不同程度抗利尿作用,但存在个体差异。可联合两种药物同时服用,以增强疗效,可交替使用,并注意药物不良反应。

(三)病因治疗

因肿瘤引起者,宜酌情选择手术或放射治疗。

三、护理

(一)一般护理

1.保证休息时间

患者夜间多尿,白天容易疲倦,要注意保持安静环境,有利于患者休息。

2.心理护理

由于尿量增多，烦渴多饮，影响休息、工作，患者多有紧张情绪，焦虑、睡眠差、烦躁不安，应向其介绍疾病有关知识，给予安慰鼓励，生活上给予照顾，使之保持心情舒畅，积极地配合检查治疗。

3.供水要及时

对于多尿、多饮者，应根据患者的需要备好足够的温开水，防止脱水。

4.记出入量

每天准确记录尿量、饮水量，测体重，并仔细观察尿色、比重及电解质、血渗透压情况。

5.防止脱水

注意观察有无脱水症状，一旦发现及时报告医师尽早补液。

6.防止便秘

有便秘者，尽早预防，按医嘱可口服缓泻剂、开塞露塞肛或采用热敷腹部、灌肠等措施，保持大便通畅。

7.给予易消化饮食

进食易消化、少刺激、营养丰富、含水多的膳食。

8.保持皮肤、黏膜的清洁

防止感染。

9.观察药物疗效及不良反引发

(1)鞣酸加压素(油剂)注射前须加温并充分摇匀，行深部肌内注射。注射后观察疗效及不良反应，特别注意有无头痛、血压升高、腹痛等水中毒表现。

(2)治疗部分性垂体尿崩症，给予氢氯噻嗪时忌饮咖啡；应用卡马西平时注意观察有无白细胞减少、肝损害、嗜睡、眩晕、皮疹等不良反应。

(二)观察要点

(1)观察患者尿量、尿比重、饮水量和体重，观察 24h 出入量是否平衡，对入量明显少于出量者，要每天称体重。

(2)观察患者有无体重及血压下降、心率加快、头痛、恶心呕吐、烦躁、胸闷、神志模糊、虚脱、昏迷等脱水症状及高渗综合征。

(3)观察饮食情况，有无食欲缺乏，便秘、发热、睡眠不佳、皮肤干燥等症状。

(4)观察血渗透压、血清钠、钾的变化。

(三)禁水-加压素试验方法与护理

1.方法

试验前测体重、血压、尿量、尿比重、尿渗透压。以后每小时排尿，测尿量、尿比重、尿渗透压、体重、血压等，至尿量无变化，尿比重及渗透压持续两次不再上升为止。抽血测定血浆渗透压，并皮下注射抗利尿激素 5 单位，每小时再收集尿量，测尿比重、尿渗透浓度 1～2 次。一般禁水需 12h 以上。

2.护理

行禁水加压素试验时，应严密观察体重、血压、神志等变化。当有极度口渴、烦躁不安、血压下降、体重减轻3千克以上时，应终止试验，立即遵医嘱肌内注射垂体后叶素5单位，嘱患者缓慢饮水，以防水中毒。

(四)家庭护理

(1)由于尿多，多饮，所以要嘱患者在身边备足温开水。

(2)帮助患者了解疾病知识，保持乐观情绪，增强治疗疾病信心。

(3)指导患者正确记录尿量、饮水量及体重的变化。

(4)严格遵医嘱服药，不擅自停药或增加药的剂量。

(5)保持皮肤清洁卫生，注意休息，避免劳累，适当进行体格锻炼。

(6)门诊定期随访。

第六节　肥胖症

肥胖症指体内脂肪堆积过多和(或)分布异常、体重增加，是包括遗传和环境因素在内的多种因素相互作用所引起的慢性代谢性疾病。肥胖症分单纯性肥胖症和继发性肥胖症两大类。临床上无明显内分泌及代谢性病因所致的肥胖症，称单纯性肥胖症。若作为某些疾病的临床表现之一，称为继发性肥胖症，约占肥胖症的1%。据估计，在西方国家成年人中，约有半数人超重和肥胖。我国肥胖症患病率也迅速上升，据《中国居民营养与健康现状(2004年)》中报道，我国成人超重率为22.8%，肥胖率为7.1%。肥胖症已成为重要的世界性健康问题之一。

一、病因与发病机制

病因未明，被认为是包括遗传和环境因素在内的多种因素相互作用的结果。总的来说，脂肪的积聚是由于摄入的能量超过消耗的能量。

(一)遗传因素

肥胖症有家族聚集倾向，但遗传基础未明，也不能排除共同饮食、活动习惯的影响。

(二)中枢神经系统

体重受神经系统和内分泌系统双重调节，最终影响能量摄取和消耗的效应器官而发挥作用。

(三)内分泌系统

肥胖症患者均存在血中胰岛素升高，这说明高胰岛素血症可引起多食和肥胖。

(四)环境因素

通过饮食习惯和生活方式的改变，如坐位生活方式、体育运动少、体力活动不足使能量消耗减少、进食多、喜甜食或油腻食物，使摄入能量增多。

(五)其他因素

1.与棕色脂肪组织(BAT)功能异常有关

由于棕色脂肪组织产热代谢功能低下，使能量消耗减少。

2.肥胖症与生长因素有关

幼年起病者多为增生型或增生肥大型，肥胖程度较重，且不易控制；成年起病者多为肥大型。

3.调定点说

肥胖者的调定点较高，具体机制仍未明了。

二、临床表现

肥胖症可见于任何年龄，女性较多见。多有进食过多和(或)运动不足，肥胖家族史。引起肥胖症的病因不同，其临床表现也不相同。

(一)体型变化

脂肪堆积是肥胖的基本表现。脂肪组织分布存在性别差异，通常男性型主要分布在腰部以上，以颈项部、躯干部为主，称为苹果形，又称内脏型。女性型主要分布在腰部以下，以下腹部、臀部、大腿部为主，称为梨形。

(二)心血管疾病

肥胖患者血容量、心排出量均较非肥胖者增加而加重心脏负担，引起左心室肥厚、扩大；心肌脂肪沉积导致心肌劳损，易发生心力衰竭。由于静脉回流障碍，患者易发生下肢静脉曲张、栓塞性静脉炎和静脉血栓形成。

(三)内分泌与代谢紊乱

常有高胰岛素血症、动脉粥样硬化、冠心病及生长激素低等，且糖尿病发生率明显高于非肥胖者。

(四)消化系统疾病

胆石症、胆囊炎发病率高，慢性消化不良、脂肪肝，轻至中度肝功能异常较常见。

(五)呼吸系统疾病

由于胸壁肥厚，腹部脂肪堆积，使腹内压增高、横膈升高而降低肺活量，引起呼吸困难。严重者导致缺氧、发绀、高碳酸血症，可发生肺动脉高压和心力衰竭。还可引起睡眠呼吸暂停综合征及睡眠窒息，偶见猝死。

(六)其他

恶性肿瘤发生率升高，如女性子宫内膜癌、乳腺癌；男性结肠癌、直肠癌、前列腺癌发生率均升高。因长期负重易发生腰背及关节疼痛。皮肤皱褶易发生皮炎、擦烂、并发化脓性或真菌感染。

三、医学检查

肥胖症的评估包括测量身体肥胖程度、体脂总量和脂肪分布，其中后者对预测心血管疾病危险性更为准确。常用测量方法如下。

(一)体重指数(BMI)

测量身体肥胖程度，BMI＝体重(kg)/身长(m)^2，是诊断肥胖症最重要的指标。我国成年人 BMI 值≥24 为超重，≥28 为肥胖。

(二)腰围(WC)

目前认为测定腰围更为简单可靠，是诊断腹部脂肪积聚最重要的临床指标。WHO 建议男性 WC＞94cm、女性 WC＞80cm 为肥胖。中国肥胖问题工作组建议，我国成年男性 WC≥85cm、女性 WC≥80cm 为腹部脂肪积蓄的诊断界限。

（三）腰臀比（WHR）

反映内脏脂肪分布。腰围测量髂前上棘和第 12 肋下缘连线的中点水平，臀围测量环绕臀部的骨盆最突出点的周径。正常成人 WHR 男性＜0.90，女性＜0.85，超过此值为中央型（又称腹内型或内脏型）肥胖。

（四）CT 或 MRI

计算皮下脂肪厚度或内脏脂肪量。

（五）其他

身体密度测量法、生物电阻抗测定法、双能 X 线（DEXA）吸收法测定体脂总量等。

四、诊断要点

目前国内外尚未统一。根据病史、临床表现和判断指标即可诊断。在确定肥胖后，应鉴别单纯性或继发性肥胖症，并注意肥胖症并非单纯体重增加。

五、治疗

治疗要点：减少热量摄取、增加热量消耗，强调以行为、饮食、运动为主的综合治疗。

（一）行为治疗

教育患者采取健康的生活方式，改变饮食和运动习惯，并自觉地长期坚持是肥胖症治疗首要措施。

（二）营养治疗

轻度肥胖者控制总进食量，采用低热卡、低脂肪饮食。中度肥胖更须严格控制总热量，对肥胖患者应制订能为之接受、长期坚持下去的个体化饮食方案，使体重逐渐减轻到适当水平，再继续维持。

（三）体力活动和体育运动

体力活动和体育运动与医学营养治疗相结合，并长期坚持，尽量创造多活动的机会、减少静坐时间，鼓励多步行。运动方式和运动量应适合患者具体情况，注意循序渐进，有心血管并发症和肺功能不好的患者必须更为慎重。

（四）药物治疗

长期用药可能产生药物不良反应及耐药性，因而选择药物必须十分慎重，减重药物应根据患者个体情况在医生指导下应用。

（五）外科治疗

外科治疗仅用于重度肥胖、减重失败、又有严重并发症者。对伴有糖尿病、高血压和心肺功能疾病的患者应给予相应监测和处理。可选择使用吸脂术、切脂术和各种减少食物吸收的手术，如空肠回肠分流术、胃气囊术、小胃手术或垂直结扎胃成形术等。

（六）继发性肥胖

应针对病因进行治疗。

六、护理诊断/问题

(一)营养失调

与能量摄入和消耗失衡有关。

(二)身体意象紊乱

与肥胖对身体外形的影响有关。

(三)有感染的危险

与机体抵抗力下降有关。

七、护理措施

(一)安全与舒适管理

肥胖症患者的体育锻炼应长期坚持，并提倡进行有氧运动，包括散步，慢跑、游泳、跳舞、太极拳、球类活动等，运动方式根据年龄、性别、体力、病情及有无并发症等情况确定。

(1)评估患者的运动能力和喜好。帮助患者制订每天活动计划并鼓励实施，避免运动过度和过猛。

(2)指导患者固定每天运动的时间。每次运动30～60min，包括前后10min的热身及整理运动，持续运动20min左右。如出现头昏、眩晕、胸闷或胸痛、呼吸困难、恶心、丧失肌肉控制能力等应停止活动。

(二)饮食护理

1.评估

评估患者肥胖症的发病原因，仔细询问患者单位时间内体重增加的情况，饮食习惯，了解患者每天进餐量及次数，进食后感觉和消化吸收情况，排便习惯。有无气急、行动困难、腰痛、便秘、怕热、多汗、头晕、心悸等伴随症状及其程度。是否存在影响摄食行为的精神心理因素。

2.制订饮食计划和目标

与患者共同制订适宜的饮食计划和减轻体重的具体目标，饮食计划应为患者能接受并长期坚持的个体化方案，护士应监督和检查计划执行情况，使体重逐渐减轻(每周降低0.5～1kg)直到理想水平并保持。①热量的摄入：采用低热量、低脂肪适量优质蛋白饮食，控制每天总热量的摄入。②采用混合的平衡饮食，合理分配营养比例，进食平衡饮食：饮食中蛋白质占总热量的15%～20%，糖类占50%～55%，脂肪占30%以下。③合理搭配饮食：饮食包含适量优质蛋白质、复合糖类(如谷类)、足量的新鲜蔬菜(400～500g/d)和水果(100～200g/d)、适量维生素含复杂糖类及微量营养素。④养成良好的饮食习惯：少食多餐，细嚼慢咽、蒸煮替代煎炸、粗细搭配、少脂肪多蔬菜、多饮水、停止夜食及饮酒、控制情绪化饮食。

(三)疾病监测

定期评估患者营养状况和体重的控制情况，观察生命体征、睡眠、皮肤状况，动态观察实验室有关检查的变化。注意热量摄入过低可引起衰弱、脱发、抑郁、甚至心律失常，应严密观察并及时按医嘱处理。对于焦虑的患者，应观察焦虑感减轻的程度，有无焦虑的行为和语言表现；对于活动无耐力的患者，应观察活动耐力是否逐渐增加，能否耐受日常活动和一般性运动。

(四)用药护理

对使用药物辅助减肥者，应指导患者正确服用，并观察和处理药物的不良反应。①服用西布曲明患者可出现头痛、口干、畏食、失眠、便秘、心率加快，血压轻度升高等不良反应，故禁用于冠心病、充血性心力衰竭、心律失常和脑卒中的患者。②奥利司他主要不良反应为胃肠胀气、大便次数增多和脂肪便。由于粪便中含有脂肪多而呈烂便、脂肪泻、恶臭，肛门常有脂滴溢出而容易污染内裤，应指导患者及时更换，并注意肛周皮肤护理。

(五)心理护理

鼓励患者表达自己的感受；与患者讨论疾病的治疗及预后，增加战胜疾病的信心；鼓励患者自身修饰；加强自身修养，提高自身的内在气质；及时发现患者情绪问题，及时疏导，严重者建议心理专科治疗。

八、健康指导

(一)预防疾病

加强患者的健康教育，特别是有肥胖家族史的儿童，妇女产后及绝经期，男性中年以上或病后恢复期尤应注意。说明肥胖对健康的危害，使其了解肥胖症与心血管疾病、高血压、糖尿病、血脂异常等密切相关。告知肥胖患者体重减轻 5%～10%，就能明显改善以上与肥胖相关的心血管病危险因素以及并发症。

(二)管理疾病

向患者宣讲饮食、运动对减轻体重及健康的重要性，指导患者坚持运动，并养成良好的进食习惯。

(三)康复指导

运动要循序渐进并持之以恒，避免运动过度或过猛，应因人而异，量力而行；患者运动期间，应合理控制饮食；运动时注意安全，运动时有家属陪伴。

第七节　高脂血症

高脂血症是指脂质代谢或运转异常而使血浆中一种或几种脂质高于正常的一类疾病。由于血脂在血液中是以脂蛋白的形式进行运转的，因此高脂血症实际上也可认为是高脂蛋白血症。老年人高脂血症的发病率明显高于年轻人。血浆低密度脂蛋白(LDL)、血清总胆固醇(TC)、高密度脂蛋白(HDL)与临床心血管病事件发生密切相关。

一、护理评估

(一)健康史

(1)询问患者病史，主要是引起高脂血症的相关疾病，如有无糖尿病、甲状腺功能减退症、肾病综合征、透析、肾移植、胆道阻塞等。

(2)询问患者有无高脂饮食、嗜好油炸食物、酗酒、运动少等不良生活和饮食习惯。

(二)临床表现

患者血脂中一项或多项脂质检测指标超过正常值范围。此外，部分患者的临床特征是眼睑黄斑瘤、肌腱黄色瘤及皮下结节状黄色瘤(好发于肘、膝、臀部)。易伴发动脉粥样硬化、肥胖或糖尿病。少数患者有肝、脾大。此外,患者常有眩晕、心悸胸闷、健忘、肢体麻木等自觉症状,但多数患者虽血脂高而无任何自觉症状。

(三)实验室及其他检查

1.血脂

常规检查血浆 TC 和 TG 的水平。我国血清 TC 的理想范围是低于 5.20mmol/L,5.23~5.69mmol/L 为边缘升高,高于 5.72mmol/L 为升高。TG 的合适范围是低于 1.70mmol/L,高于 1.70mmol/L 为升高。

2.脂蛋白

正常值 LDL<3.12mmol/L,3.15~3.61mmol/L 为边缘升高,>3.64mmol/L 为升高;正常 HDL≥1.04mmol/L,<0.91mmol/L 为减低。

(四)心理-社会状况

了解老年患者对高脂血症的认识和患病的态度,治疗的需求。

二、主要护理诊断

(一)活动无耐力

与肥胖导致体力下降有关。

(二)知识缺乏

患者缺乏高脂血症的有关知识。

(三)个人应对无效

与不良饮食习惯有关。

三、护理目标

(1)患者体重接近或恢复正常。

(2)患者血脂指标恢复正常或趋于正常。

(3)患者自觉饮食习惯得到纠正。

四、主要护理措施

1.建立良好的生活习惯,纠正不良的生活方式

(1)饮食:由于降血脂药物的不良反应及考虑治疗费用,并且大部分人经过饮食控制可以使血脂水平有所下降,故提倡首先采用饮食治疗。饮食控制应长期坚持地进行。膳食宜清淡、低脂肪。烹调食用油用植物油,每天低于 25g。少吃动物脂肪、内脏、甜食、油炸食品及含热量较高的食品,宜多吃新鲜蔬菜和水果,少饮酒,不吸烟。设计饮食治疗方案时应仔细斟酌膳食,尽可能与患者的生活习惯相吻合。以便使患者可接受而又不影响营养需要的最低程度。主食每天不要超过 300g 可适当饮绿茶,以利降低血脂。

(2)休息:生活要有规律,注意劳逸结合,保证充足睡眠。

(3)运动:鼓励老年人进行适当的体育锻炼,如散步、慢跑、太极拳、门球等,不仅能增加脂肪的消耗、减轻体重,而且可减轻高脂血症。活动量应根据患者的心脑功能、生活习惯和身体状况而定,提倡循序渐进,不宜剧烈运动。运动后个人最大心率的 80%,若经过饮食和调节生活方式达半年以上,血脂仍未降至正常水平,则可考虑使用药物治疗。

2.用药护理

对饮食治疗无效，或有冠心病、动脉粥样硬化等危险因素的患者应考虑药物治疗。治疗前应向患者进行药物治疗目的、药物的作用与不良反应等方面的详细指导，以利长期合作。向患者详述服药的剂量和时间，并定期随诊，监测血脂水平。常用的调节血脂药有以下几种：

(1)羟甲基戊二酰辅酶 A(HMG CoA)：主要能抑制胆固醇的生物合成。

(2)贝特类：此类药不良反应较轻微，主要有恶心、呕吐、腹泻等胃肠道症状。肝肾功能不全者忌用。

(3)胆酸螯合树脂质：此类药阻止胆酸或胆固醇从肠道吸收，使其随粪便排出。不良反应有胀气、恶心呕吐、便秘，并干扰叶酸、地高辛、甲状腺素及脂溶性维生素的吸收。

(4)烟酸：有明显的调脂作用。主要不良反应有面部潮红、瘙痒、胃肠道症状。

3.心理护理

主动关心患者，耐心解答其各种问题，使患者明了本病经过合理的药物和非药物治疗病情可控制，解除患者思想顾虑，使其保持乐观情绪，树立战胜疾病的信心，并长期坚持治疗，以利控制病情。

五、健康教育

(1)向患者及其家属讲解老年高脂血症的有关知识，使其明了糖尿病、肾病综合征和甲减等可引起高脂血症，积极治疗原发病。

(2)引导患者及其家属建立健康的生活方式，坚持低脂肪、低胆固醇、低糖、清淡的饮食原则，控制体重；生活规律，坚持运动，劳逸结合；戒烟、戒酒。

(3)嘱咐患者严格遵医嘱服药，定期监测血脂。肾功能等。

第八节　痛风

一、疾病概述

(一)疾病概述

痛风是嘌呤代谢障碍或尿酸排泄障碍引起的代谢性疾病，但痛风发病有明显的异质性，除高尿酸血症外可表现为急性关节炎、痛风石沉积、慢性关节炎、关节畸形、慢性间质性肾炎和尿酸性尿路结石。

随着经济发展和生活方式的改变，其患病率逐渐上升。痛风发病年龄为 30～70 岁，男性发病年龄有年轻化趋势，一般成人仅有 10%～20%的高尿酸血症者发生痛风，老年人高尿酸血症患病率达 24%以上。高尿酸血症发生的男女比例为 2：1，而痛风发病的男女比例为 20：1，即 95%的痛风患者是男性。这是因为男性喜饮酒、赴宴，喜食富含嘌呤、蛋白质的食物，使体内尿酸增加，排出减少。

(二)相关病理生理

痛风的发生取决于血尿酸的浓度和在体液中的溶解度。血尿酸的平衡取决于嘌呤的吸收和生成与分解和排泄。

1.嘌呤的吸收

体内的尿酸20%来源于富含嘌呤食物的摄取,摄入过多可诱发痛风发作。

2.嘌呤的分解

尿酸是嘌呤代谢的终产物,正常人约1/3的尿酸在肠道经细菌降解处理,约2/3经肾以原型排出。

3.嘌呤的生成

体内的尿酸80%来源于体内嘌呤生物合成。参与尿酸代谢的嘌呤核苷酸有3种:次黄嘌呤核苷酸、腺嘌呤核苷酸、鸟嘌呤核苷酸。在嘌呤代谢过程中,各环节都有酶参与调控,一旦酶发生异常,即可发生血尿酸增多或减少。

4.嘌呤的排泄

在原发性痛风中,80%～90%的直接发病机制是肾小管对尿酸盐的清除率下降或重吸收升高。痛风意味着尿酸盐结晶、沉积所致的反应性关节炎或痛风石疾病。

(三)痛风的病因与诱因

临床上仅有部分高尿酸血症的患者发展为痛风,确切原因不清。临床上分为原发性和继发性两大类。原发性基本属于遗传性,与肥胖、原发性高血压、血脂异常、糖尿病、胰岛素抵抗关系密切。继发性主要因肾脏病、血液病等疾病或药物、高嘌呤食物等引起。

(四)临床表现

临床多见于40岁以上的男性,女性多在绝经期后发病。

1.无症状期

早期症状不明显,有些可终身不出现症状,仅有血尿酸持续性或波动性增高,但随着年龄增长其患病率也随之增加,且与高尿酸血症的水平和持续时间有关。

2.急性关节炎期

为通风的首发症状,多于春秋季节发病。常有以下特点:①多在夜间或清晨突然起病,多呈剧痛,数小时内出现受累关节的红、肿、热、痛和功能障碍,最常见于单侧拇指及第1跖趾关节,其次为踝、膝、腕、指、肘等关节。②秋水仙碱治疗后,关节炎症状可迅速缓解。③发热,白细胞增多。④初次发作常呈自限性,数日内自行缓解,受累关节局部皮肤出现脱屑和瘙痒,是本病特有的表现。⑤关节腔滑囊液偏振光显微镜检查可见双折光的针形尿酸盐结晶,是确诊本病的依据。⑥高尿酸血症。

3.痛风石及慢性关节炎期

痛风石是痛风的特征性临床表现,是尿酸盐沉积所致,常见于耳轮、跖趾、指间和掌指关节,常为多关节受累,多见关节远端,表现为关节肿胀、僵硬、畸形及周围组织的纤维化和变形,严重时患处皮肤发亮、菲薄,破溃则有豆渣样的白色物质排出。

4.肾脏病变

肾脏病变分为痛风性肾病和尿酸性肾石病两种。前者早期仅有间歇性蛋白尿,随着病情的发展而呈持续性,晚期可发生肾功能不全,表现为水肿、高血压、血尿素氮和肌酐升高。少数表现为急性肾衰竭,出现少尿或无尿。后者10%～25%的痛风后者的肾脏有尿酸结石,呈泥沙样，常无症状，结石者可发生肾绞痛、血尿。

(五)辅助检查

1.血尿酸测定

正常值：男性为150～380μmol/L，女性为100～300μmol/L，更年期后接近男性血尿酸测定高于正常值可确定高尿酸血症。

2.尿尿酸测定

限制嘌呤饮食5天后，每天尿酸排出量超过3.57mmol/L，可认为尿酸生成增多。

3.滑囊液或痛风石内容物检查

急性关节炎期行关节穿刺，提取滑囊液，在显微镜下可见针形尿酸盐结晶。

4.X线检查

急性关节炎期可见非特征性软组织肿胀；慢性期或反复发作后可见软骨破坏，关节面不规则，特征性改变为穿凿样、虫蚀样圆形或弧形的骨质透亮缺损。

5.电子计算机X线体层显像(CT)与磁共振显像(MRI)检查

CT扫描受累部位可见不均匀的斑点状高密度痛风石影像；MRI的T_1和T_2加权图像呈斑点状低信号。

(六)主要治疗原则

目前尚无根治原发性痛风的方法。治疗原则：①控制高尿酸血症，预防尿酸盐沉积。②迅速终止急性关节炎的发作，防止复发。③防止尿酸结石形成和肾功能损害。

(七)治疗

1.一般治疗

控制饮食总热量：限制饮酒和高嘌呤食物(如动物的内脏，肝、肾、心等)的大量摄入；每天饮水2000mL以上以增加尿酸排泄；慎用抑制尿酸排泄的药物：如噻嗪类利尿药等；避免诱发因素和积极治疗相关疾病。

2.高尿酸血症的治疗

(1)排尿酸药：抑制近端肾小管对尿酸盐的重吸收，增加尿酸排泄，降低尿酸水平，适用于肾功能良好者。当内生肌酐清除率＜30mL/min时无效；已有尿酸盐结石形成，或每天尿排出尿酸盐＞3.57mmol时不宜使用。用药期间多饮水，并服用碳酸氢钠3～6g/d。常用药物有：苯溴马隆、丙磺舒、磺吡酮等。

(2)抑制尿酸生成药物：常用药物为别嘌醇，通过抑制黄嘌呤氧化酶，使尿酸的生成减少，适用于尿酸生成过多或不适合使用排尿酸药物者。

3.急性痛风性关节炎期的治疗

绝对卧床休息，抬高患肢，避免负重，迅速给秋水仙碱，越早用药疗效越好。

(1)秋水仙碱：是治疗急性痛风性关节炎的特效药，通过抑制中性粒细胞、单核细胞释放白三烯B_4、白细胞介素-1等炎症因子，同时抑制炎症细胞的变形和趋化，从而缓解炎症。不良反应有：恶心、呕吐、厌食、腹胀和水样腹泻，如出现上述症状应及时调整剂量或停药；还可出现白细胞减少、血小板减少等，也会发生脱发现象。

(2)非甾体抗感染药：通过抑制花生四烯酸代谢中的环氧化酶活性，进而抑制前列腺素的合成而达到消炎镇痛的作用。活动性消化性溃疡、消化道出血为禁忌证。常用药物:吲哚美辛、双氯芬酸、布洛芬、罗非昔布等。

(3)糖皮质激素:上述药物治疗无效或不能使用秋水仙碱和非甾体抗感染药时,可考虑使用糖皮质激素或 ACTH 短程治疗。疗程一般不超过 2 周。

二、护理评估

(一)一般评估

1.生命体征(T、P、R、Bp)

每天监测 T、P、R、Bp,特别是体温的变化。

2.关节与皮肤

评估患者痛风石、关节炎的情况;评估皮肤的情况,如有无皮疹,剥脱性皮炎、出血性带状疱疹、过敏性皮炎等。

3.相关记录

饮食、皮肤等,必要时记录饮水量。

(二)身体评估

1.视诊

患者痛风石、关节炎情况,有无红、肿、热、痛等。全身皮肤情况,有无皮疹等异常。

2.触诊

痛风石、关节炎疼痛情况。皮肤弹性,皮肤压之是否褪色等。

(三)心理-社会评估

评估患者对疾病治疗的信心,对痛风相关知识的掌握情况。

(四)辅助检查

1.血尿酸

当血尿酸男性超过 420μmol/L,女性>350mmol/L 可诊断为高尿酸血症。血尿酸波动较大,应反复监测。限制嘌呤饮食 5d 后,如每天小便中尿酸排出量>3.57mmol/L,则提示尿酸生成增多。

2.滑囊液或痛风石检查

急性关节炎期行关节腔穿刺,抽取滑囊液,如见白细胞内有双折光现象的针形尿酸结晶,是确诊本病的依据。痛风结石活检也可见此现象。

3.慢性并发症的检查

全身关节、足部检查、疼痛评估等。

(五)主要用药的评估

1.应用治疗高尿酸血症药的评估

用药剂量、用药时间、药物不良反应的评估与记录。

2.急性痛风性关节炎期治疗药物的评估

用药剂量、用药时间的评估、药物不良反应的评估、注意有无出现“反跳”现象并记录。

三、主要护理诊断/问题

(一)疼痛;关节痛

与痛风结石、关节炎症有关。

(二)躯体活动障碍

与关节受累、关节畸形有关。

(三)知识缺乏

缺乏痛风用药知识和饮食知识。

(四)潜在并发症

肾功能衰竭。

四、护理措施

(一)疾病知识指导

指导患者与家属有关痛风预防、饮食、治疗、活动等的相关知识。如注意避免进食高蛋白和高嘌呤的食物,忌饮酒,每天多饮水,饮水量＞2 000mL/d,特别是服药排尿酸药物时更应多饮水,以帮助尿酸的排出。

(二)保护关节指导

指导患者日常生活中应注意:①活动时尽量使用大肌群,如能用肩部负重者不用手提,能用手臂者不用手指。②避免长时间持续进行重体力劳动。③经常变换姿势,保持受累关节舒适。④如有关节局部温热和肿胀,尽可能避免其活动。如运动后疼痛超过 2h,应暂时停止该项运动。

(三)药物服用的指导

排尿酸药、抑制尿酸生成药的服用应逐渐递增用量,用药过程中应按要求对肝功能、肾功能和尿酸水平进行测定,使用过程中,注意胃肠道反应,有无皮疹、过敏性皮炎等不良情况。如发生上述不良反应,应减量。

(四)关节及皮肤护理

指导患者保持关节功能位,防止变形。保持皮肤清洁,防止外伤导致皮肤破损,一旦发生皮肤破损,应及时予以处理。如皮肤出现瘙痒,注意不要抓破皮肤。

五、护理效果评估

(1)患者血尿酸水平控制正常。

(2)患者尿酸检测结果正常。

(3)患者无出现关节肿胀、畸形等并发症的发生。

(4)患者及家属基本掌握痛风相关知识,特别是预防和饮食的相关知识。

第四章　感染科疾病的护理

第一节　流行性感冒

流行性感冒简称流感，是由流感病毒引起的一种急性呼吸道传染性疾病。临床主要表现为急起高热，全身酸痛、乏力、头痛，多伴有相对较轻的呼吸道症状。老年、幼儿或原有慢性病者易发生流感病毒性肺炎和继发其他细菌感染。本病潜伏期短，传染性强，传播迅速，流感病毒主要经过飞沫传播。流感病毒属正黏液病毒科有包膜的 RNA 病毒，根据核心抗原性不同分为甲、乙、丙三型，各型之间无交叉免疫。流感病毒不耐热，100℃时 1min 或 56℃时 30min 灭活，对常用消毒剂敏感（1%甲醛、过氧乙酸、含氯消毒剂等），对紫外线敏感，耐低温和干燥，真空干燥或-20℃以下仍可存活。甲型流感病毒最易发生变异，常引起大流行，曾引起过 5 次世界大流行和若干次小流行；乙型变异缓慢，多引起小流行；丙型较稳定，常呈散发。

一、护理评估

（一）健康史

询问周围环境是否有类似的患者，是否与其进行过接触，有无共用过毛巾等物品，症状是否相同，有无接种过流感疫苗等。

（二）身体状况

典型流感起病急，潜伏期为数小时至 4d，一般为 1～2d；高热，体温可达 39～40℃，伴畏寒，一般持续 2～3d；全身中毒症状重，如乏力、头痛、头晕、全身酸痛；持续时间长，体温正常后乏力等症状，可持续 1～2 周；呼吸道症状轻微，常有咽痛，少数有鼻塞、流涕等；部分患者有恶心、呕吐、食欲缺乏、腹泻、腹痛等消化道症状为主要表现。老人、婴幼儿、有心肺疾病者或接受免疫抑制剂治疗者，患流感后可发展成为肺炎。

1.临床分型

（1）单纯型流感：急性起病，体温 39～40℃，伴畏寒、乏力、头痛、肌肉关节酸痛等全身症状明显，呼吸道卡他症状轻微，可有流涕、鼻塞、干咳等。查体：急性病容，咽部充血红肿，无分泌物，肺部可闻及干啰音。

（2）肺炎型流感：较少见，多发生于老人、小孩、原有心肺疾患的人群。①原因：原发病毒性肺炎、继发细菌性肺炎和混合细菌病毒性肺炎。②表现：高热持续不退，剧烈咳嗽、咳血痰、呼吸急促、发绀，肺部可闻及湿啰音。可因呼吸循环衰竭而死亡，病死率高。

2.护理体检

呈急性发热面容，面颊潮红、眼结膜及咽部充血，双肺听诊呼吸音低，可闻及干、湿啰音，但无肺实变体征。

(三)心理-社会状况

患者因发热、全身酸痛而疲惫不堪,情绪低落。

(四)辅助检查

1.血常规

白细胞计数正常或减少,继发细菌感染时,白细胞显著增多。

2.病原学检查

起病3天内用咽部含漱液、棉拭子或痰液进行病毒分离,是确定诊断的重要依据。

3.血清学检查

恢复期抗体滴度有4倍或以上升高者,可以确诊。

4.X线检查

双肺絮状阴影,散在分布,近肺门处较多。

二、诊断护理及合作性问题

(1)体温过高:与病毒感染或继发细菌感染引起体温调节中枢失调有关。

(2)气体交换受损:与肺部感染使有效肺组织减少、分泌物增多有关。

(3)急性疼痛:与病毒感染有关。

(4)疲乏:与病毒感染或继发细菌感染造成机体能量代谢障碍有关。

三、预期目标

体温恢复正常;躯体不适感减轻或消除,身心舒适;无并发症发生;消毒与隔离得当。

四、护理措施

(一)一般护理

1.休息与隔离

急性期应卧床休息,取舒适体位,协助患者做好生活护理。患者宜安置在单人房间,保持环境安静,室温控制在16～18℃,湿度在60%左右。执行呼吸道隔离1周或至主要症状消失。

2.饮食护理

发热期应多饮水,给予易消化、营养丰富的富含维生素的流质或半流质饮食。

(二)病情观察

观察患者的生命体征,症状、体征的变化;有无继发性感染和烦躁不安、情绪低落等不良心理反应。

(三)对症护理

(1)高热,嘱患者卧床休息,监测体温,可用冰袋冷敷、温水或酒精擦浴等物理方法降温。

(2)并发肺炎:协助患者取半卧位,予以吸氧,必要时吸痰。

(四)用药护理

(1)遵医嘱对患者进行药物治疗,常用的抗病毒药物有利巴韦林(病毒唑)、奥司他伟(达菲)和金银花、连翘、黄芪等中草药,金刚烷胺和金刚乙胺(甲基金刚烷胺)只对甲型流感病毒有效。

(2)注意观察用药后的疗效和不良反应,金刚烷胺可有中枢神经系统不良反应,老年及有血管硬化者慎用,孕妇及有癫痫史者禁用。

五、健康教育

(1)平时要注意锻炼身体,增强机体抵抗力。

(2)流感流行期间,应根据天气变化增减衣服,尽可能减少公众集会和集体娱乐活动,暂不探亲访友,出门戴口罩。

(3)房间和公共场所要保持清洁,室内每天用食醋熏蒸,进行空气消毒或开窗通风换气。对患者呼吸道分泌物,污物等应消毒处理,对患者的食具、用具及衣服等宜煮沸、用含氯消毒液消毒或日光暴晒 2h,患者住过的房间,可用漂白粉擦拭或过氧乙酸熏蒸,进行终末消毒。

(4)每年秋季对老人、儿童、免疫受抑制者等易感人群和易出现并发症的人群接种流感疫苗是预防流感的基本措施。

第二节　细菌性痢疾

细菌性痢疾简称菌痢,是由痢疾杆菌(志贺菌属)引起的急性肠道传染病,又称志贺菌病。主要表现为腹痛、腹泻、里急后重和黏液脓血便,伴有发热及全身毒血症状。严重者可有感染性休克和(或)中毒性脑病,预后凶险。

一、病原学

痢疾杆菌属肠杆菌科志贺菌属,革兰染色阴性,无鞭毛及荚膜,有菌毛,可产生内毒素,是引起全身毒血症的主要因素。痢疾杆菌产生的外毒素(志贺毒素),具有神经毒、选择性细胞毒和肠毒样作用,引起更严重的临床表现。本菌存在于患者及带菌者的粪便中,在体外生存力较强,温度越低保存时间越长,但对理化因素的抵抗力较低,日光直接照射 30min,56～60℃ 10min,煮沸 2min 即被杀死。对各种化学消毒剂很敏感。

二、流行病学

1.传染源为急、慢性患者及带菌者。非典型和慢性患者及带菌者流行病学意义重大。

2.传播途径:经消化道传播。病原菌污染食物、水、生活用品,经口感染;亦可通过苍蝇污染食物而传播。集体食堂食物或水源被污染可引起食物型暴发流行或水型暴发流行。

3.人群易感性:人群普遍易感。学龄前儿童和青壮年多见。病后可获得一定免疫力,但短暂而不稳定,易复发和重复感染。

4.流行特征:夏秋季节、卫生条件较差地区多发病,儿童发病率高。

三、发病机制

痢疾杆菌进入消化道,大部分被胃酸杀死,少量未被杀死的细菌侵入肠黏膜上皮细胞和固有层中繁殖,引起肠黏膜的炎症反应和固有层小血管循环障碍,从而引起上皮细胞的变性、坏死,坏死的上皮细胞脱落形成浅表溃疡,分泌黏液和脓性分泌物。痢疾杆菌外毒素引起肠黏膜细胞坏死,可能与病初的水样腹泻及神经系统症状有关;而内毒素可增高肠壁通透性,增加毒素吸收,引起发热和毒血症状。中毒性痢疾的发病与内毒素的作用导致各种血管。活性物质释放，引起急性微循环障碍有关。由于内毒素损伤血管壁引起 DIC 及血栓形成，加重微循环障碍，引起重要内脏器官功能衰竭、感染性休克、脑组织病变。

四、临床表现

潜伏期 1～2d，根据病程长短和临床表现分为急性和慢性两型。

(一)急性菌痢

根据毒血症状及肠道症状轻重分为 3 型。

1.普通型(典型)

起病急，高热伴畏寒、寒战，伴头痛、乏力、食欲缺乏等全身不适。继之出现阵发性腹痛、腹泻和里急后重。大便次数增多，每天十数次至数十次，量少，失水不多见，大便开始为稀便，可迅速转变为黏液脓血便。有左下腹压痛及肠鸣音亢进。发热一般于 2～3d 后自退。腹泻常持续 1～2 周缓解或自愈，少数患者转为慢性。

2.轻型(非典型)

全身毒血症状和肠道症状较轻，不发热或低热，腹痛轻微，每天腹泻数次，糊状或稀便，有黏液但无脓血，无明显里急后重。3～7d 可痊愈，亦可转为慢性。

3.中毒型

多见于 2～7 岁体质较好的儿童。起病急骤，病势凶险，突发高热，体温达 40℃以上，有严重的全身毒血症状，精神萎靡、频发惊厥或抽搐，迅速发生循环和呼吸衰竭。肠道症状较轻，可无腹泻和脓血便。如做生理盐水灌肠或直肠拭子取标本镜检，可发现大量脓细胞和红细胞。病死率曾达 20%以上。根据其主要临床表现可分为 3 型。

(1)休克型(周围循环衰竭型)：较多见，以感染性休克为主要表现，患者面色苍白、皮肤发花、四肢厥冷、发绀、血压下降、尿量减少等。

(2)脑型(呼吸衰竭型)：最为严重，病死率高。主要表现为脑水肿、颅内压增高，甚至导致脑疝，并出现中枢性呼吸衰竭。大多数此型患儿无肠道症状而突然发病，初期可有剧烈头痛、频繁喷射状呕吐；面色苍白、口唇发灰；频繁或持续性惊厥、昏迷；瞳孔大小不等，对光反应迟钝或消失。呼吸节律不齐，严重者可出现呼吸停止。

(3)混合型：预后最为凶险，如未能及时抢救则迅速发展为呼吸衰竭和循环衰竭。

(二)慢性菌痢

病程反复发作或迁延不愈达 2 个月以上，即为慢性菌痢。主要表现为长期反复出现的腹痛、腹泻，大便混有黏液、脓血，伴有乏力、营养不良和贫血等症状。大便培养可检出志贺菌，乙状结肠镜检查可有异常。

(三)并发症

主要有痢疾杆菌败血症、感染性休克、溶血性尿毒症综合征等。主要死亡原因是感染性休克及溶血性尿毒症综合征。

五、辅助检查

(一)血液检查

急性菌痢外周血白细胞总数可轻至中度增高，以中性粒细胞升高为主。慢性菌痢可有贫血。

(二)粪便检查

外观多为黏液脓血便,量少,无粪质。镜检可见大量脓细胞、白细胞、红细胞,如有巨噬细胞更有助于诊断。

(三)病原学检查

确诊依据为粪便培养出痢疾杆菌。早期、连续多次、抗菌治疗前、采新鲜粪便的脓血部分、选择适当培养基可提高培养阳性率。

六、诊断要点

根据进食不洁食物史、接触史等流行病学资料,发热、腹痛、腹泻、黏液脓血便、里急后重等典型临床表现,粪便培养发现痢疾杆菌即可确诊。

七、治疗要点

(一)急性菌痢

1.一般治疗

执行消化道隔离措施,至临床症状消失、粪便培养连续 2 次阴性方可解除隔离。注意饮食,补充水分,维持水、电解质及酸碱平衡。

2.病原治疗

(1)喹诺酮类。是目前成人痢疾首选用药。常用诺氟沙星,成人每次 0.2～0.4g,每天 4 次,疗程 5～7d。因影响骨骺发育,故孕妇、儿童及哺乳期妇女慎用。

(2)复方磺胺甲噁唑(SMZ-TMP)。成人 2 片/次,每天 2 次。

(3)其他:也可用甲硝唑、庆大霉素、阿米卡星等。

3.对症治疗

高热可用退热药及物理降温,腹痛剧烈可用解痉药如阿托品等。毒血症状严重者,可酌情小剂量应用肾上腺糖皮质激素。

(二)慢性菌痢

根据细菌培养及药敏试验合理选择有效抗菌药物。可联合应用 2 种不同类型的抗菌药物,疗程延长到 10～14d,重复 1～3 个疗程。

亦可应用药物保留灌肠疗法,灌肠液内加用小量肾上腺糖皮质激素,以增加其渗透作用而提高疗效。

(三)中毒性菌痢

1.病原治疗

应用有效的抗菌药物静脉滴注,如选用环丙沙星或氧氟沙星,或选用第三代头孢菌素如头孢噻肟。亦可两类药物联合应用。病情好转后改口服用药。

2.对症治疗

(1)高热伴躁动不安及反复惊厥者,可用亚冬眠疗法。

(2)休克型:应积极扩充血容量、纠正酸中毒和维持水与电解质平衡,解除微血管痉挛、改善重要脏器的血液灌注,注意保护重要脏器功能。

(3)脑型:可用 20%甘露醇治疗脑水肿,及时应用血管扩张药以改善脑血管痉挛,积极防治呼吸衰竭。

八、护理评估

(1)健康史:重点评估患者有无不洁食物的摄入史或与痢疾患者的接触史。

(2)身体状况:重点评估患者有无腹痛、腹泻、里急后重、黏液脓血便等,腹泻的次数、量、性状,腹痛的部位、程度、性质等。观察患者的一般状态,监测体温、血压、意识状态。

(3)心理及社会因素:重点评估由于发病导致患者产生的紧张、焦虑、依赖等心理反应。

(4)辅助检查:重点评估粪便检查结果及药物敏感试验。

九、护理目标

(1)排便正常,腹泻、脓血便消失。

(2)组织灌注良好,血压正常、脉搏有力。

(3)呼吸平稳,血氧饱和度恢复正常。

十、护理措施

(一)腹泻的护理

1.隔离措施

严格执行消化道隔离。

2.卧床休息

急性期患者应卧床休息,减轻烦躁、焦虑等不良情绪。频繁腹泻伴发热、疲乏无力、严重脱水者应协助患者床边排便,以免体力消耗增加。

3.病情监测

密切观察排便次数、量、性状及伴随症状,严密监测生命体征、脱水征、出入量,及时发现循环衰竭和呼吸衰竭的征兆,注意饮食情况、体重、治疗效果。

4.保持水、电解质平衡

根据每天出入量情况及血液生化检查结果准确补充水及电解质,以免发生脱水及电解质紊乱。轻者可口服补液,严重者静脉补液。

5.饮食护理

严重腹泻伴呕吐者可暂禁食,静脉补充所需营养,使肠道得到充分休息。能进食者,给予高热量、高蛋白、高维生素、少渣、少纤维素、易消化清淡流质或半流饮食,避免生冷、多渣、油腻或刺激性食物。少量多餐。病情好转逐渐过渡至正常饮食。

6.皮肤护理

每次排便后清洗肛门部或肛周,并涂以润滑剂,预防刺激。每天用温水或 1∶5 000 高锰酸钾溶液坐浴,防止感染。排便后应彻底洗手,防止经手传播。伴明显里急后重者,嘱患者排便时不要过度用力,以免脱肛。发生脱肛时可戴橡胶手套助其回纳。

7.用药护理

遵医嘱使用有效抗菌药物,如诺氟沙星、复方磺胺甲噁唑等。注意观察胃肠道反应、肾毒性、过敏、粒细胞减少等不良反应。早期禁用止泻药,促进毒素排出。

8.标本采集

采集含有脓血、黏液部分的新鲜粪便,及时送检,以提高阳性率。

(二)纠正微循环障碍

1.病情监测

每0.5～1h测量生命体征，观察神志、尿量、皮肤黏膜变化，及时发现休克征象，通知医师，配合抢救。

2.休息及体位

绝对卧床休息，取平卧或休克体位(头部和下肢均抬高30°)，小儿去枕平卧，头偏向一侧。

3.保暖

调高室温，减少暴露，加盖棉被，放置热水袋，喝热饮。

4.保持呼吸道通畅

通畅呼吸道，吸氧，持续监测血氧饱和度。

5.抗休克治疗的护理

迅速建立静脉通路，必要时开放两条通路。记录24h出入量，有利于判断病情和调整补液速度。遵医嘱予扩容、纠正酸中毒等抗休克治疗。扩容时，应根据血压、尿量随时调整输液速度。在快速扩容阶段，应观察脉率、呼吸次数，注意有无呼吸困难、吐泡沫痰及肺底湿啰音，防止肺水肿发生。应用血管活性药物，维持适当的浓度和速度。注意观察药物的疗效和不良反应。特别应注意区分阿托品化和阿托品中毒。抗休克治疗有效的指征：患者面色转红、发绀消失、肢端转暖、血压渐上升，收缩压维持在10.7kPa(80mmHg)以上，脉压＞4.0kPa(30mmHg)，脉搏＜100次/min，充盈有力；尿量＞30mL/h。

(三)纠正呼吸衰竭

通畅呼吸道，给氧，具体措施参见“流行性乙型脑炎”的护理。

十一、护理评价

(1)排便是否正常，伴随症状有无消失。

(2)血压、脉搏、尿量是否恢复正常。

(3)呼吸是否平稳，血氧饱和度是否正常。

十二、健康指导

指导患者和家属掌握消化道隔离的知识和隔离要点。恢复期患者注意休息，调整饮食、饮水卫生，不进食生、冷、硬，不洁和不易消化食物，遵医嘱按时按量、按疗程坚持服药，争取急性期彻底治愈，以防转变为慢性菌痢。慢性菌痢患者注意避免因进食生冷食物、暴饮暴食、过度紧张和劳累、受凉、情绪波动等诱发急性发作。养成良好的个人卫生习惯，餐前、便后洗手，保证良好的饮食、饮水卫生习惯。避免从事餐饮服务行业的工作。

第三节　病毒性肝炎

一、甲型病毒性肝炎

甲型病毒性肝炎旧称流行性黄疸或传染性肝炎，早在8世纪就有记载。目前全世界有40亿人口受到该病的威胁。近年对其病原学和诊断技术等方面的研究进展较大，并已成功研制出甲型肝炎病毒减毒活疫苗和灭活疫苗,可有效控制甲型肝炎的流行。

(一)病因

甲型肝炎传染源是患者和亚临床感染者。潜伏期后期及黄疸出现前数日传染性最强,黄疸出现后2周粪便仍可能排出病毒,但传染性已明显减弱。本病无慢性甲肝病毒(HAV)携带者。

(二)诊断要点

甲型病毒性肝炎主要依据流行病学资料、临床特点、常规实验室检查和特异性血清学诊断。流行病学资料应参考当地甲型肝炎流行疫情,病前有无肝炎患者密切接触史及个人,集体饮食卫生状况。急性黄疸型病例黄疸期诊断不难。在黄疸前期获得诊断称为早期诊断,此期表现似"感冒"或"急性胃肠炎",如尿色变为深黄色应疑及本病。急性无黄疸型及亚临床型病例不易早期发现,诊断主要依赖肝功能检查。根据特异性血清学检查可做出病因学诊断。凡慢性肝炎和重型肝炎,一般不考虑甲型肝炎的诊断。

1.分型

甲型肝炎潜伏期为2～6周,平均4周,临床分为急性黄疸型(AIH)、急性无黄疸型和亚临床型。

(1)急性黄疸型。①黄疸前期:急性起病,多有畏寒发热,体温38℃左右,全身乏力,食欲缺乏,厌油、恶心、呕吐,上腹部饱胀不适或腹泻。少数病例以上呼吸道感染症状为主要表现,偶见荨麻疹,继之尿色加深。本期一般持续5～7d。②黄疸期:热退后出现黄疸,可见皮肤巩膜不同程度黄染。肝区隐痛,肝大,触之有充实感,伴有叩痛和压痛,尿色进一步加深。黄疸出现后全身及消化道症状减轻,否则可能发生重症化,但重症化者罕见。本期持续2～6周。③恢复期:黄疸逐渐消退,症状逐渐消失,肝脏逐渐回缩至正常,肝功能逐渐恢复。本期持续2～4周。

(2)急性无黄疸型:起病较缓慢,除无黄疸外,其他临床表现与黄疸型相似,症状一般较轻。多在3个月内恢复。

(3)亚临床型:部分患者无明显临床症状,但肝功能有轻度异常。

(4)急性淤胆型:本型实为黄疸型肝炎的一种特殊形式,特点是肝内胆汁淤积性黄疸持续较久,消化道症状轻,肝实质损害不明显。而黄疸很深,多有皮肤瘙痒及粪色变浅,预后良好。

2.实验室检查

(1)常规检查:外周血白细胞总数正常或偏低,淋巴细胞相对增多,偶见异型淋巴细胞,一般不超过10%,这可能是淋巴细胞受病毒抗原刺激后发生的母细胞转化现象。黄疸前期末尿胆原及尿胆红素开始呈阳性反应,是早期诊断的重要依据。血清丙氨酸氨基转移酶(ALT)于黄疸前期早期开始升高,血清胆红素在黄疸前期末开始升高。血清ALT高峰在血清胆红素高峰之前,一般在黄疸消退后一至数周恢复正常。急性黄疸型血浆球蛋白常见轻度升高,但随病情恢复而逐渐恢复。急性无黄疸型和亚临床型病例肝功能改变以单项ALT轻中度升高为特点。急性淤胆型病例血清胆红素显著升高而ALT仅轻度升高,两者形成明显反差,同时伴有血清ALP及GGT明显升高。

(2)特异性血清学检查:特异性血清学检查是确诊甲型肝炎的主要指标。血清IgM型甲型肝炎病毒抗体(抗-HAV-IgM)于发病数日即可检出,黄疸期达到高峰,一般持续2～4个月,以后逐渐下降乃至消失。目前临床上主要用酶联免疫吸附法(ELISA)检查血清抗-HAV-IgM,以作为早期诊断甲型肝炎的特异性指标。血清抗-HAV-IgM出现于病程恢复期,较持久,甚至终生阳性,是获得免疫力的标志,一般用于流行病学调查。新近报道应用线性多抗原肽包被进行ELISA检测HAV感染,其敏感性和特异性分别高于90%和95%。

(三)鉴别要点

本病需与药物性肝炎、传染性单核细胞增多症、钩端螺旋体病、急性结石性胆管炎、原发性胆汁性肝硬化、妊娠期肝内胆汁淤积症、胆总管梗阻、妊娠急性脂肪肝等鉴别。其他如血吸虫病、肝吸虫病、肝结核、脂肪肝、肝淤血及原发性肝癌等均可有肝大或ALT升高,鉴别诊断时应加以考虑。与乙型、丙型、丁型及戊型病毒型肝炎急性期鉴别除参考流行病学特点及输血史等资料外,主要依据血清抗HAV-IgM的检测。

(四)规范化治疗

急性期应强调卧床休息,给予清淡而营养丰富的饮食,外加充足的B族维生素及维生素C。进食过少及呕吐者,应每天静脉滴注10%的葡萄糖液1000～1500mL,酌情加入能量合剂及10%氯化钾。热重者可服用茵陈蒿汤、栀子柏皮汤加减;湿重者可服用茵陈胃苓汤加减;湿热并重者宜用茵陈蒿汤和胃苓汤合方加减;肝气郁结者可用逍遥散;脾虚湿困者可用平胃散。

二、乙型病毒性肝炎

慢性乙型病毒性肝炎是由乙型肝炎病毒感染致肝脏发生炎症及肝细胞坏死,持续6个月以上而病毒仍未被清除的疾病。我国是慢性乙型病毒性肝炎的高发区,人群中约有9.09%的为乙型肝炎病毒携带者。该疾病呈慢性进行性发展,间有反复急性发作,可演变为肝硬化、肝癌或肝功能衰竭等,严重危害人民健康,故对该疾病的早发现、早诊断、早治疗很重要。

(一)病因

1.传染源

传染源主要是有HBV DNA复制的急、慢性患者和无症状慢性HBV携带者。

2.传播途径

主要通过血清及日常密切接触而传播。血液传播途径除输血及血制品外,可通过注射,刺伤,共用牙刷、剃刀及外科器械等方式传播,经微量血液也可传播。由于患者唾液、精液、初乳、汗液、血性分泌物均可检出HBsAg,故密切的生活接触可能是重要传播途径。所谓"密切生活接触"可能是由于微小创伤所致的一种特殊经血传播形式,而非消化道或呼吸道传播。另一种重要的传播方式是母-婴传播(垂直传播)。生于HBsAg/HBeAg阳性母亲的婴儿,HBV感染率高达95%,大部分在分娩过程中感染,低于10%～20%的可能为宫内感染。因此,医源性或非医源性经血液传播,是本病的传播途径。

3.易感人群

感染后患者对同一HBsAg亚型HBV可获得持久免疫力。但对其他亚型免疫力不完全,偶可再感染其他亚型,故极少数患者血清抗-HBs(某一亚型感染后)和HBsAg(另一亚型再感染)可同时阳性。

(二)诊断要点

急性肝炎病程超过半年,或原有乙型病毒性肝炎或 HBsAg 携带史,本次又因同一病原再次出现肝炎症状、体征及肝功能异常者可以诊断为慢性乙型病毒性肝炎。发病日期不明或虽无肝炎病史,但肝组织病理学检查符合慢性乙型病毒性肝炎,或根据症状、体征、化验及 B 超检查综合分析,亦可做出相应诊断。

1.分型

据 HBeAg 可分为 2 型。

(1)HBeAg 阳性慢性乙型病毒性肝炎:血清 HBsAg.HBVDNA 和 HBeAg 阳性,抗-HBe 阴性,血清 ALT 持续或反复升高,或肝组织学检查有肝炎病变。

(2)HBeAg 阴性慢性乙型病毒性肝炎:血清 HBsAg 和 HBVDNA 阳性,HBeAg 持续阴性,抗-HBe 阳性或阴性,血清 ALT 持续或反复异常,或肝组织学检查有肝炎病变。

2.分度

根据生化学试验及其他临床和辅助检查结果,可进一步分 3 度。

(1)轻度:临床症状、体征轻微或阙如,肝功能指标仅 1 或 2 项轻度异常。

(2)中度:症状、体征、实验室检查居于轻度和重度之间。

(3)重度:有明显或持续的肝炎症状,如乏力、食欲缺乏、尿黄、便溏等,伴有肝病面容、肝掌、蜘蛛痣、脾大,并排除其他原因,且无门静脉高压症者。实验室检查血清 ALT 和(或)AST 反复或持续升高,清蛋白降低或 A/G 比值异常,球蛋白明显升高。除前述条件外,凡清蛋白不超过 32g/L,胆红素大于 5 倍正常值上限,凝血酶原活动度为 40%～60%,胆碱酯酶低于 2500U/L,4 项检测中有 1 项达上述程度者即可诊断为重度慢性肝炎。

3.B 超检查结果可供慢性乙型病毒性肝炎诊断参考

(1)轻度:B 超检查肝脾无明显异常改变。

(2)中度:B 超检查可见肝内回声增粗,肝脏和(或)脾脏轻度肿大,肝内管道(主要指肝静脉)走行多清晰,门静脉和脾静脉内径无增宽。

(3)重度:B 超检查可见肝内回声明显增粗,分布不均匀;肝表面欠光滑,边缘变钝;肝内管道走行欠清晰或轻度狭窄、扭曲;门静脉和脾静脉内径增宽;脾大;胆囊有时可见"双层征"。

4.组织病理学诊断

包括病因(根据血清或肝组织的肝炎病毒学检测结果确定病因)、病变程度及分级分期结果。

(三)鉴别要点

本病应与慢性丙型病毒性肝炎、嗜肝病毒感染所致肝损害、酒精性及非酒精性肝炎、药物性肝炎、自身免疫性肝炎、肝硬化、肝癌等鉴别。

(四)规范化治疗

1.治疗的总体目标

最大限度地长期抑制或消除乙肝病毒,减轻肝细胞炎症坏死及肝纤维化,延缓和阻止疾病进展,减少和防止肝脏失代偿、肝硬化、肝癌及其并发症的发生,从而改善生活质量和延长存活时间。主要包括抗病毒、免疫调节、抗感染保肝、抗纤维化和对症治疗,其中抗病毒治疗是关键，只要有适应证，且条件允许。就应进行规范的抗病毒治疗。

2.抗病毒治疗的一般适应证

适应证：①HBV DNA≥2×10^4 U/mL（HBeAg阴性者为不低于2×10＋3U/mL）。②ALT≥2×ULN；如用干扰素治疗，ALT应不高于10×ULN，血总胆红素水平应低于2×ULN。③如ALT＜2×ULN，但肝组织学显示Knodell HAI≥4，或≥G2。

具有①并有②或③的患者应进行抗病毒治疗；对达不到上述治疗标准者，应监测病情变化，如持续HBV DNA阳性，且ALT异常，也应考虑抗病毒治疗。ULN为正常参考值上限。

3.HBeAg阳性慢性乙型肝炎患者

对于HBV DNA定量不低于2×10^4 U/mL，ALT水平不低于2×ULN者，或ALT＜2×ULN，但肝组织学显示Knodell HAI≥4，或≥G；炎症坏死者，应进行抗病毒治疗。可根据具体情况和患者的意愿，选用IFN-α，ALT水平应低于10×ULN，或核苷（酸）类似物治疗。对HBV DNA阳性但低于2×10^4 U/mL者，经监测病情3个月，HBVDNA仍未转阴，且ALT异常，则应抗病毒治疗。

（1）普通IFN-α：5MU（可根据患者的耐受情况适当调整剂量），每周3次或隔天1次，皮下或肌内注射，一般疗程为6个月。如有应答，为提高疗效亦可延长疗程至1年或更长。应注意剂量及疗程的个体化。如治疗6个月无应答者，可改用其他抗病毒药物。

（2）聚乙二醇干扰素α-2a：180μg，每周1次，皮下注射，疗程1年。剂量应根据患者耐受性等因素决定。

（3）拉米夫定：100mg，每天1次，口服。治疗1年时，如HBV DNA检测不到（PCR法）或低于检测下限、ALT复常、HBeAg转阴但未出现抗-HBe者，建议继续用药直至HBeAg血清学转归，经监测2次（每次至少间隔6个月）仍保持不变者可以停药，但停药后需密切监测肝脏生化学和病毒学指标。

（4）阿德福韦酯：10mg，每天1次，口服。疗程可参照拉米夫定。

（5）恩替卡韦：0.5mg（对拉米夫定耐药患者1mg），每天1次，口服。疗程可参照拉米夫定。

4.HBeAg阴性慢性乙型肝炎患者

HBV DNA定量不低于2×10^3 U/mL，ALT水平不低于2×ULN者，或ALT＜2ULN，但肝组织学检查显示Knodell HAI≥4，或G2炎症坏死者，应进行抗病毒治疗。由于难以确定治疗终点，因此，应治疗至检测不出HBVDNA（PCR法），ALT复常。此类患者复发率高，疗程宜长，至少为1年。因需要较长期治疗，最好选用IFN-α（ALT水平应低于10×ULN）或阿德福韦酯或恩替卡韦等耐药发生率低的核苷（酸）类似物治疗。对达不到上述推荐治疗标准者，则应监测病情变化，如持续HBVDNA阳性，且ALT异常，也应考虑抗病毒治疗。

（1）普通IFN-α：5MU，每周3次或隔天1次，皮下或肌内注射，疗程至少1年。

（2）聚乙二醇干扰素α-2a：180μg，每周1次，皮下注射，疗程至少1年。

（3）阿德福韦酯：10mg，每天1次，口服，疗程至少1年。当监测3次（每次至少间隔6个月）HBV DNA检测不到（PCR法）或低于检测下限和ALT正常时可以停药。

（4）拉米夫定：100mg，每天1次，口服，疗程至少1年。治疗终点同阿德福韦酯。

(5)恩替卡韦:0.5mg(对拉米夫定耐药患者 1mg),每天 1 次,口服。疗程可参照阿德福韦酯。

5.应用化疗和免疫抑制剂治疗的患者

对于因其他疾病而接受化疗、免疫抑制剂(特别是肾上腺糖皮质激素)治疗的 HBsAg 阳性者,即使 HBV DNA 阴性和 ALT 正常,也应在治疗前 1 周开始服用拉米夫定,每天 100mg,化疗和免疫抑制剂治疗停止后,应根据患者病情决定拉米夫定停药时间。对拉米夫定耐药者,可改用其他已批准的能治疗耐药变异的核苷(酸)类似物。核苷(酸)类似物停用后可出现复发,甚至病情恶化,应十分注意。

6.其他特殊情况的处理

(1)经过规范的普通 IFN-α 治疗无应答患者,再次应用普通 IFN-α 治疗的疗效很低。可试用聚乙二醇干扰素 α-2a 或核苷(酸)类似物治疗。

(2)强化治疗指在治疗初始阶段每天应用普通 IFN-α,连续 2～3 周后改为隔天 1 次或每周 3 次的治疗。目前对此疗法意见不一,因此不予推荐。

(3)应用核苷(酸)类似物发生耐药突变后的治疗,拉米夫定治疗期间可发生耐药突变,出现"反弹",建议加用其他已批准的能治疗耐药变异的核苷(酸)类似物,并重叠 1～3 个月或根据 HBVDNA 检测阴性后撤换拉米夫定,也可使用 IFN-α(建议重叠用药 1～3 个月)。

(4)停用核苷(酸)类似物后复发者的治疗,如停药前无拉米夫定耐药,可再用拉米夫定治疗,或其他核苷(酸)类似物治疗。如无禁忌证,亦可用 IFN-α 治疗。

7.儿童患者间隔

12 岁以上慢性乙型病毒性肝炎患儿,其普通 IFN-α 治疗的适应证、疗效及安全性与成人相似,剂量为 3～6μU/m^2,最大剂量不超过 10μU/m^2。在知情同意的基础上,也可按成人的剂量和疗程用拉米夫定治疗。

三、丙型病毒性肝炎

慢性丙型病毒性肝炎是一种主要经血液传播的疾病,是由丙型肝炎病毒(HCV)感染导致的慢性传染病。慢性 HCV 感染可导致肝脏慢性炎症坏死,部分患者可发展为肝硬化甚至肝细胞癌(HCC),严重危害人民健康,已成为严重的社会和公共卫生问题。

(一)病因

1.传染源

主要为急、慢性患者和慢性 HCV 携带者。

2.传播途径

与乙型肝炎相同,主要有以下 3 种。

(1)通过输血或血制品传播:由于 HCV 感染者病毒血症水平低,所以输血和血制品(输 HCV 数量较多)是最主要的传播途径。经初步调查,输血后非甲非乙型肝炎患者血清丙型肝炎抗体(抗 HCV)阳性率高达 80%以上,已成为大多数(80%～90%)输血后肝炎的原因。但供血员血清抗 HCV 阳性率较低,欧美各国为 0.35%～1.4%,故目前公认,反复输入多个供血员血液或血制品者更易发生丙型肝炎,输血 3 次以上者感染 HCV 的危险性增高 2～6 倍。国内曾因单采血浆回输血细胞时污染,造成丙型肝炎暴发流行,经 2 年以上随访,血清抗-HCV

阳性率达到100%。1989年国外综合资料表明，抗-HCV阳性率在输血后非甲非乙型肝炎患者为85%，血源性凝血因子治疗的血友病患者为60%～70%，静脉药瘾患者为50%～70%。

(2)通过非输血途径传播：丙型肝炎亦多见于非输血人群，主要通过反复注射、针刺、含HCV血液反复污染皮肤黏膜隐性伤口及性接触等其他密切接触方式而传播。这是世界各国广泛存在的散发性丙型肝炎的传播途径。

(3)母婴传播：要准确评估HCV垂直传播很困难，因为在新生儿中所检测到的抗HCV实际可能来源于母体(被动传递)。检测HCVRNA提示，HGV有可能由母体传播给新生儿。

3.易感人群

对HCV无免疫力者普遍易感。在西方国家，除反复输血者外，静脉药瘾者、同性恋等混乱性接触者及血液透析患者丙型肝炎发病率较高。本病可发生于任何年龄，一般儿童和青少年HCV感染率较低，中青年次之。男性HCV感染率大于女性。HCV多见于16岁以上人群。HCV感染恢复后血清抗体水平低，免疫保护能力弱，有再次感染HCV的可能性。

(二)诊断要点

1.诊断依据

HCV感染超过6个月，或发病日期不明、无肝炎史，但肝脏组织病理学检查符合慢性肝炎，或根据症状、体征、实验室及影像学检查结果综合分析，做出诊断。

2.病变程度判定

慢性肝炎按炎症活动度(G)可分为轻、中、重三度，并应标明分期(S)。

(1)轻度慢性肝炎(包括原慢性迁延性肝炎及轻型慢性活动性肝炎)：$G_{1\sim2}$，$S_{0\sim2}$。①肝细胞变性，点、灶状坏死或凋亡小体。②汇管区有(无)炎症细胞浸润、扩大，有或无局限性碎屑坏死(界面肝炎)。③小叶结构完整。

(2)中度慢性肝炎(相当于原中型慢性活动性肝炎)：G_3，$S_{1\sim3}$。①汇管区炎症明显，伴中度碎屑坏死。②小叶内炎症严重，融合坏死或伴少数桥接坏死。③纤维间隔形成，小叶结构大部分保存。

(3)重度慢性肝炎(相当于原重型慢性活动性肝炎)：G_4，$S_{2\sim4}$。①汇管区炎症严重或伴重度碎屑坏死。②桥接坏死累及多数小叶。③大量纤维间隔，小叶结构紊乱，或形成早期肝硬化。

3.组织病理学诊断

包括病因(根据血清或肝组织的肝炎病毒学检测结果确定病因)、病变程度及分级分期结果，如病毒性肝炎，丙型，慢性，中度，G_3/S_4。

(三)鉴别要点

本病应与慢性乙型病毒性肝炎、药物性肝炎、酒精性肝炎、非酒精性肝炎、自身免疫性肝炎、病毒感染所致肝损害、肝硬化、肝癌等鉴别。

(四)规范化治疗

1.抗病毒治疗的目的

清除或持续抑制体内的HCV，以改善或减轻肝损害，阻止进展为肝硬化、肝衰竭或HCC，并提高患者的生活质量。治疗前应进行HCV RNA基因分型(1型和非1型)和血中HCV

RNA 定量，以决定抗病毒治疗的疗程和利巴韦林的剂量。

2.HCV RNA 基因为 1 型或（和）HCV RNA 定量不低于 4×10^5 U/mL 者

可选用下列方案之一。

（1）聚乙二醇干扰素 α 联合利巴韦林治疗方案：聚乙二醇干扰素 α-2a 180μg，每周 1 次，皮下注射，联合口服利巴韦林 1000mg/d，至 12 周时检测 HCV RNA。①如 HCV RNA 下降幅度少于 2 个对数级，则考虑停药。②如 HCV RNA 定性检测为阴转，或低于定量法的最低检测限。继续治疗至 48 周。③如 HCV RNA 未转阴，但下降超过 2 个对数级，则继续治疗到 24 周。如 24 周时 HCV RNA 转阴，可继续治疗到 48 周；如果 24 周时仍未转阴，则停药观察。

（2）普通 IFN-α 联合利巴韦林治疗方案：IFN-α3～5mU，隔天 1 次，肌内或皮下注射，联合口服利巴韦林 1000mg/d，建议治疗 48 周。

（3）不能耐受利巴韦林不良反应者的治疗方案：可单用普通 IFN-α 复合 IFN 或 PEG-IFN，方法同上。

3.HCV RNA 基因为非 1 型或（和）HCV RNA 定量小于 4 值 10^5 U/mL 者

可采用以下治疗方案之一。

（1）聚乙二醇干扰素 α 联合利巴韦林治疗方案：聚乙二醇干扰素 α-2a 180μg，每周 1 次，皮下注射，联合应用利巴韦林 800mg/d，治疗 24 周。

（2）普通 IFN-α 联合利巴韦林治疗方案：IFN-α3mU，每周 3 次，肌内或皮下注射，联合应用利巴韦林 800～1000mg/d，治疗 24～48 周。

（3）不能耐受利巴韦林不良反应者的治疗方案：可单用普通 IFN-α 或聚乙二醇干扰素 a。

四、丁型病毒性肝炎

丁型病毒型肝炎是由于丁型肝炎病毒（HDV）与 HBV 共同感染引起的以肝细胞损害为主的传染病，呈世界性分布，易使肝炎慢性化和重型化。

（一）病因

HDV 感染呈全球性分布。意大利是 HDV 感染的发现地。地中海沿岸、中东地区、非洲和南美洲亚马孙河流域是 HDV 感染的高流行区。HDV 感染在地方性高发区的持久流行，是由 HDV 在 HBsAg 携带者之间不断传播所致。除南欧为地方性高流行区之外，其他发达国家 HDV 感染率一般只占 HBsAg 携带者的 5%以下。发展中国家 HBsAg 携带者较高，有引起 HDV 感染传播的基础。我国各地 HBsAg 阳性者中 HDV 感染率为 0～32%，北方偏低，南方较高。活动性乙型慢性肝炎和重型肝炎患者 HDV 感染率明显高于无症状慢性 HBsAg 携带者。

1.传染源

主要是急、慢性丁型肝炎患者和 HDV 携带者。

2.传播途径

输血或血制品是传播 HDV 的最重要途径之一。其他包括经注射和针刺传播，日常生活密切接触传播，以及围生期传播等。我国 HDV 传播方式以生活密切接触为主。

3.易感人群

HDV 感染分 2 种类型：①HDV/HBV 同时感染，感染对象是正常人群或未接受 HBV 感染的人群。②HDV/HBV 重叠感染，感染对象是已受 HBV 感染的人群，包括无症状慢性 HBsAg 携带者和乙型肝炎患者，他们体内含有 HBV 及 HBsAg，一旦感染 HDV，极有利于 HDV 的复制，所以这一类人群对 HDV 的易感性更强。

(二)诊断要点

我国是 HBV 感染高发区，应随时警惕 HDV 感染。HDV 与 HBV 同时感染所致急性丁型肝炎，仅凭临床资料不能确定病因。凡无症状慢性 HBsAg 携带者突然出现急性肝炎样症状、重型肝炎样表现或迅速向慢性肝炎发展者，以及慢性乙型肝炎病情突然恶化而陷入肝衰竭者，均应想到 HDV 重叠感染，及时进行特异性检查，以明确病因。

1.临床表现

HDV 感染一般只与 HBV 感染同时发生或继发于 HBV 感染者中，故其临床表现部分取决于 HBV 感染状态。

(1)HDV 与 HBV 同时感染(急性丁型肝炎)：潜伏期为 6～12 周，其临床表现与急性自限性乙型肝炎类似，多数为急性黄疸型肝炎。在病程中可先后发生 2 次肝功能损害，即血清胆红素和转氨酶出现 2 个高峰。整个病程较短，HDV 感染常随 HBV 感染终止而终止，预后良好，很少向重型肝炎、慢性肝炎或无症状慢性 HDV 携带者发展。

(2)HDV 与 HBV 重叠感染：潜伏期为 3～4 周。其临床表现轻重悬殊，复杂多样。①急性肝炎样丁型肝炎：在无症状慢性 HBsAg 携带者基础上重叠感染 HDV 后，最常见的临床表现形式是急性肝炎样发作，有时病情较重，血清转氨酶持续升高达数月之久，或血清胆红素及转氨酶升高呈双峰曲线。在 HDV 感染期间，血清 HBsAg 水平常下降，甚至转阴，有时可使 HBsAg 携带状态结束。②慢性丁型肝炎：无症状慢性 HBsAg 携带者重叠感染 HDV 后，更容易发展成慢性肝炎。慢性化后发展为肝硬化的进程较快。早期认为丁型肝炎不易转化为肝癌，近年来在病理诊断为原发性肝癌的患者中，HDV 标志阳性者可达 11%～22%，故丁型肝炎与原发性肝癌的关系不容忽视。③重型丁型肝炎：在无症状慢性 HBsAg 携带者基础上重叠感染 HDV 时，颇易发展成急性或亚急性重型肝炎。在"暴发性肝炎"中，HDV 感染标志阳性率高达 21%～60%，认为 HDV 感染是促成大块肝坏死的一个重要因素。按国内诊断标准，这些"暴发性肝炎"应包括急性和亚急性重型肝炎。HDV 重叠感染易使原有慢性乙型肝炎病情加重。如有些慢性乙型肝炎患者，病情本来相对稳定或进展缓慢，血清 HDV 标志转阳，临床状况可突然恶化，继而发生肝衰竭，甚至死亡，颇似慢性重型肝炎，这种情况国内相当多见。

2.实验室检查

近年丁型肝炎的特异诊断方法日臻完善，从受检者血清中检测到 HDAg 或 HDVRNA，或从血清中检测抗 HDV，均为确诊依据。

(三)鉴别要点

应注意与慢性重型乙型病毒型肝炎相鉴别。

(四)规范化治疗

丁型病毒性肝炎以护肝对症治疗为主。近年研究表明，IFN-α 可能抑制 HDVRNA 复制，经治疗后，可使部分病例血清 DHVRNA 转阴，所用剂量宜大，疗程宜长。目前 IFN-α 是唯一可供选择的治疗慢性丁型肝炎的药物，但其疗效有限。IFN-α900 万 U。每周 3 次，或者每天

500万U,疗程1年,能使40%～70%的患者血清中HDVRNA消失,但是抑制HDV复制的作用很短暂,停止治疗后60%～97%的患者复发。

五、戊型病毒性肝炎

戊型病毒型肝炎原称肠道传播的非甲非乙型肝炎或流行性非甲非乙型肝炎,其流行病学特点及临床表现颇像甲型肝炎,但两者的病因完全不同。

(一)病因

戊型肝炎流行最早发现于印度,开始疑为甲型肝炎,但回顾性血清学分析,证明既非甲型肝炎,也非乙型肝炎。本病流行地域广泛,在发展中国家以流行为主,发达国家以散发为主。其流行特点与甲型肝炎相似,传染源是戊型肝炎患者和阴性感染患者,经粪-口传播。潜伏期末和急性期初传染性最强。流行规律大体分两种:一种为长期流行,常持续数月,可长达20个月,多由水源不断污染所致;另一种为短期流行,约1周即止,多为水源一次性污染引起。与甲型肝炎相比,本病发病年龄偏大,16～35岁者占75%,平均27岁。孕妇易感性较高。

(二)诊断要点

流行病学资料、临床特点和常规实验室检查仅作临床诊断参考,特异血清病原学检查是确诊依据,同时排除HAV、HBV、HCV感染。

1.临床表现

本病潜伏期15～75d,平均约6周。绝大多数为急性病例,包括急性黄疸型和急性无黄疸型肝炎,两者比例约为1∶13。临床表现与甲型肝炎相似,但其黄疸前期较长,症状较重。除淤胆型病例外,黄疸常于1周内消退。戊型肝炎胆汁淤积症状(如灰浅色大便、全身瘙痒等)较甲型肝炎为重,大约20%的急性戊型肝炎患者会发展成淤胆型肝炎。部分患者有关节疼痛。

2.实验室检查

用戊型肝炎患者急性期血清IgM型抗体建立ELISA法,可用于检测拟诊患者粪便内的HEAg,此抗原在黄疸出现第14～18天的粪便中较易检出,但阳性率不高。用荧光素标记戊型肝炎恢复期血清IgG,以实验动物HEAg阳性肝组织作抗原片,进行荧光抗体阻断实验,可用于检测血清戊型肝炎抗体(抗-HEV),阳性率50%～100%。但本法不适用于临床常规检查。

用重组抗原或合成肽原建立ELISA法检测血清抗-HEV,已在国内普遍开展,敏感性和特异性均较满意。用本法检测血清抗-HEV-IgM,对诊断现症戊型肝炎更有价值。

(三)鉴别要点

应注意与HAV、HBV、HCV相鉴别。

(四)规范化治疗

急性期应强调卧床休息,给予清淡而营养丰富的饮食,外加充足的B族维生素及维生素C。HEV ORF2结构蛋白可用于研制有效疫苗,并能对HEV株提供交叉保护。HEV ORF2蛋白具有较好的免疫原性,用其免疫猕猴能避免动物发生戊型肝炎和HEV感染。该疫苗正在研制,安全性和有效性正在评估。

六、护理措施

(1)甲、戊型肝炎进行消化道隔离;急性乙型肝炎进行血液(体液)隔离至HBsAg转阴;慢性乙型和丙型肝炎患者应分别按病毒携带者管理。

(2)向患者及家属说明休息是肝炎治疗的重要措施。重型肝炎、急性肝炎、慢性活动期应卧床休息;慢性肝炎病情好转后,体力活动以不感疲劳为度。

(3)急性期患者宜进食清淡、易消化的饮食,蛋白质以营养价值高的动物蛋白为主1.0～1.5g/(kg·d);慢性肝炎患者宜高蛋白、高热量、高维生素易消化饮食,蛋白质1.5～2.0g/(kg·d);重症肝炎患者宜低脂、低盐、易消化饮食,有肝性脑病先兆者应限制蛋白质摄入,蛋白质摄入小于0.5g/(kg·d);合并腹腔积液、少尿者,钠摄入限制在0.5g/d。

(4)各型肝炎患者均应戒烟和禁饮酒。

(5)皮肤瘙痒者及时修剪指甲,避免搔抓,防止皮肤破损。

(6)应向患者解释注射干扰素后可出现发热、头痛、全身酸痛等"流感样综合征",体温常随药物剂量增大而增高,不良反应随治疗次数增加而逐渐减轻。发热时多饮水、休息,必要时按医嘱对症处理。

(7)密切观察有无皮肤淤点瘀斑、牙龈出血、便血等出血倾向;观察有无性格改变、计算力减退、嗜睡、烦躁等肝性脑病的早期表现。如有异常及时报告医师。

(8)让患者家属了解肝病患者易生气、易急躁的特点,对患者要多加宽容理解;护理人员多与患者热情、友好交谈沟通,缓解患者焦虑悲观、抑郁等心理问题;向患者说明保持豁达、乐观的心情对于肝脏疾病的重要性。

七、应急措施

(一)消化道出血

(1)立即取平卧位,头偏向一侧,保持呼吸道通畅,防止窒息。

(2)通知医生,建立静脉液路。

(3)合血、吸氧,备好急救药品及器械,准确记录出血量。

(4)监测生命体征的变化,观察有无四肢湿冷、面色苍白等休克体征的出现,如有异常,及时报告医师并配合抢救。

(二)肝性脑病

(1)如有烦躁,做好保护性措施,必要时给予约束,防止患者自伤或伤及他人。

(2)昏迷者,平卧位,头偏向一侧,保持呼吸道通畅。

(3)吸氧,密切观察神志和生命体征的变化,定时翻身。

(4)遵医嘱给予准确及时的治疗。

八、健康教育

(1)宣传各类型病毒性肝炎的发病及传播知识,重视预防接种的重要性。

(2)对于急性肝炎患者要强调彻底治疗的重要性及早期隔离的必要性。

(3)慢性患者、病毒携带者及家属采取适当的家庭隔离措施,对家中密切接触者鼓励尽早进行预防接种。

(4)应用抗病毒药物者必须在医师的指导、监督下进行,不得擅自加量或停药,并定期检查肝功能和血常规。

(5)慢性肝炎患者出院后避免过度劳累、酗酒、不合理用药等,避免反复发作,并定期监测肝功能。

第二篇　外科护理

第五章　神经外科疾病的护理

第一节　颅内压增高与脑疝

一、颅内压增高患者的护理

颅内压增高是神经外科常见临床病理综合征，是脑肿瘤、颅脑损伤、脑出血、脑积水和颅内炎症等共有的征象。由于上述原因导致颅内压持续高于 2.0kPa(200mm H_2O)，并出现头痛、呕吐、视神经盘水肿症状。严重者可引发脑疝危象，使患者因呼吸、循环衰竭而死亡。

(一)专科护理

1.护理要点

降低颅内压，缓解疼痛，维持正常的脑组织灌注，密切观察病情变化，预防及处理并发症，避免颅高压危象的发生。

2.主要护理问题

(1)脑组织灌注量异常：与颅内压增高有关。

(2)头痛：与颅内压增高有关。

(3)体液不足：与应用脱水剂及颅内压增高引起的呕吐有关。

(4)焦虑：与担心疾病预后有关。

(5)潜在并发症：脑疝。

3.护理措施

(1)一般护理：保持病室安静，避免情绪激动，以免血压骤升而导致颅内压增高。保持呼吸道通畅，及时清除呼吸道分泌物和呕吐物。

(2)对症护理。

脑组织灌注量异常的护理。①给予头高位，抬高床头 15°～30°，利于颅内静脉回流，减轻脑水肿。②适当限制盐摄入量，每天宜小于 5g，注意水、电解质平衡。③避免剧烈咳嗽和便秘，鼓励患者多食粗纤维丰富的食物。对已有便秘者，遵医嘱给予开塞露或低压小剂量灌肠，禁忌高压灌肠。

头痛的护理：观察头痛的部位、性质、程度、持续时间及变化，避免咳嗽、打喷嚏、弯腰、用力活动等以加重头痛，遵医嘱应用镇痛剂，但禁用吗啡、哌替啶，以免抑制呼吸中枢。

体液不足的护理：使用脱水剂时要注意观察 24 小时液体出入量，并准确记录。有呕吐的患者，要观察呕吐物的量和性质，防止误吸。

焦虑的护理：为患者提供舒适的环境，尽量减少不良刺激。给予适当解释，缓解其紧张情绪。

潜在并发症的护理：密切观察病情变化，警惕脑疝发生。特别是观察意识状态，如意识由清醒、模糊转为浅昏迷、昏迷或深昏迷时，应立即提醒医生。监测患者呼吸节律和深度、脉搏快慢和强弱、血压和脉压的变化。如出现血压上升、脉搏缓慢有力、呼吸深慢则提示颅内压升高。根据病情给予应用颅内压监测。

(二)健康指导

1.疾病知识指导

(1)概念：颅腔内的脑组织、脑脊液和血液三种内容物，与颅腔容积相适应，保持颅内处于一定的压力。颅内压就是颅腔内容物对颅腔壁的压力，成年人的正常颅内压为0.7～2.0kPa(70～200mm H_2O)，儿童正常颅内压为0.5～1.0kPa(50～100mm H_2O)。

(2)主要的临床症状。

头痛：为颅内压增高最常见的症状。疼痛部位多在额部、颞部，可从颈枕部向前方放射至眼眶。头痛程度随颅内压增高而呈进行性加重，以早晨和晚间较重，头痛的性质以胀痛和撕裂痛为主。

呕吐：当头痛剧烈时，可伴有恶心和呕吐。呕吐呈喷射性，易发生于饭后，但进食与呕吐无因果关系。

视神经盘水肿：主要表现为视神经盘充血、边缘模糊不清、中央凹陷消失、视盘隆起、静脉怒张。若视神经盘水肿长期存在，则会发生视神经继发性萎缩，甚至失明。

意识障碍：颅内压增高初期意识障碍可出现嗜睡、反应迟钝，严重时可出现昏迷，伴有瞳孔散大、对光反应消失、去脑强直等。

生命体征变化：主要表现为血压升高、脉搏徐缓、呼吸不规则、体温升高等。

(3)颅内压增高的诊断：头部CT扫描是诊断颅内占位性病变的首选辅助检查措施；在CT不能确诊的情况下，可进一步行MRI检查，以利于确诊；脑血管造影主要用于疑有脑血管畸形或动脉瘤等血管疾病者；头部X线摄片可在颅内压增高时见颅骨骨缝分离，指状压迹增多。

(4)颅内压增高的处理原则。

病因治疗：对于有颅内占位性病变者，争取手术治疗；有脑积水者，行脑脊液分流术；脑室穿刺外引流、颞肌下减压术以及各种脑脊液分流术，均可缓解颅内压。

降低颅内压脱水治疗：利用高渗性和脱水性利尿剂，使脑组织间的水分通过渗透作用进入血液循环再由肾脏排出，从而达到降低颅内压的作用。

常用地塞米松5～10mg，静脉或肌内注射，预防和缓解脑水肿。

冬眠低温疗法：应用药物和物理方法降低患者体温，以降低脑耗氧量和脑代谢率，减少脑血流量，防止脑水肿的发生、发展。

2.饮食指导

(1)患者头痛、呕吐剧烈时，可给予禁食，呕吐缓解后可少食多餐。

(2)冬眠低温治疗的患者，每天液体入量不宜超过1500mL。因肠蠕动减慢，应观察患者有无胃潴留、腹胀、便秘、消化道出血等症状，注意防止反流和误吸。

(3)养成良好的饮食习惯，增加营养，忌油腻、坚硬、刺激性食物，以免影响血管收缩，不利于伤口愈合。

(4)保持水分摄入。

3.用药指导

(1)使用脱水药物时,应注意输液速度并观察脱水治疗的效果。脱水药物应按医嘱定时使用,停药前应逐渐减量。

(2)应用激素药物治疗时,应观察有无诱发应激性溃疡出血、感染等不良反应。

(3)应用抗生素治疗、控制颅内感染或预防感染。

4.日常生活指导

(1)患者应保持良好的心态,安心休养,避免情绪激动,以免血压骤升而导致颅内压增高。

(2)肢体活动障碍、生活不能自理者,指导其继续加强锻炼,配合治疗。

(3)有癫痫发作的患者应按时服药,不可随意停药和更改剂量。发作时注意患者安全,保持呼吸道通畅。

二、脑疝患者的护理

脑疝是由于颅内压不断增高,其自动调节机制失代偿,脑组织从压力较高区向低压区移位,部分脑组织通过颅内生理空间或裂隙疝出,压迫脑干和相邻的重要血管和神经,出现特有的临床征象,是颅内压增高的危象,也是引起患者死亡的主要原因。脑疝是脑移位进一步发展的后果,一经形成便会直接威胁中脑或延髓,损害生命中枢,常于短期内引起死亡。

(一)专科护理

1.护理要点

降低颅内压,严密观察病情变化,及时发现脑疝发生,给予急救护理。

2.主要护理问题

(1)脑组织灌注量异常:与颅内压增高、脑疝有关。

(2)清理呼吸道无效:与脑疝发生意识障碍有关。

(3)躯体移动障碍:与脑疝有关。

(4)潜在并发症:意识障碍、呼吸、心搏骤停。

3.护理措施

(1)一般护理:病室温湿度适宜,定期开窗通风,光线柔和,减少人员探视。患者取头高位,床头抬高15°~30°,做好基础护理。急救药品、物品及器械完好备用。

(2)对症护理。

脑组织灌注量异常的护理。①低流量持续吸氧。②药物治疗颅内压增高,防止颅内压反跳现象发生。③维持血压的稳定性,从而保证颅内血液的灌注。

清理呼吸道无效的护理。①及时清理呼吸道分泌物,保持呼吸道通畅。②舌根后坠者应抬起下颌或放置口咽通气道,以免阻碍呼吸。③翻身后保证患者体位舒适,处于功能位,防止颈部扭曲。④昏迷患者必要时行气管插管或气管切开,防止二氧化碳蓄积而加重颅内压增高,必要时使用呼吸机辅助呼吸。

躯体移动障碍的护理。①给予每1~2h翻身1次,避免拖、拉、推等动作。②每天行四肢关节被动活动并给予肌肉按摩,防止肢体挛缩。③保持肢体处于功能位,防止足下垂。

潜在并发症的护理。①密切观察脑疝的前驱症状,及早发现颅内压增高,及时对症处理。②加强气管插管、气管切开患者的护理,进行湿化气道,避免呼吸道分泌物黏稠不易排出。

③对呼吸骤停者，在迅速降颅压的基础上按脑复苏技术进行抢救，给予呼吸支持、循环支持和药物支持。

(二)健康指导

1.疾病知识指导

(1)概念：当颅腔内某一分腔有占位性病变时，该分腔的压力高于邻近分腔，由于颅压的持续增高迫使一部分脑组织向压力最小的方向移位，并被挤进一些狭窄的裂隙，造成该处脑组织、血管及神经受压，产生相应的临床症状和体征，称为脑疝。根据移位的脑组织及其通过的硬脑膜间隙和孔道，可将脑疝分为：小脑幕切迹疝，是位于幕上的脑组织（颞叶的海马回、沟回）通过小脑幕切迹被挤向幕下，又称颞叶沟回疝；枕骨大孔疝是位于幕下的小脑扁桃体及延髓经枕骨大孔被挤向椎管内，又称为小脑扁桃体疝；一侧大脑半球的扣带回经镰下孔被挤入对侧分腔可产生大脑镰下疝，又称扣带回疝。

(2)主要的临床症状。

小脑幕切迹疝。①颅内压增高的症状：表现为剧烈头痛及频繁呕吐，并有烦躁不安。②意识改变：表现为意识模糊、浅昏迷以至深昏迷，对外界的刺激反应迟钝或消失。③瞳孔改变：双侧瞳孔不等大。初起时患侧瞳孔略缩小，对光反射稍迟钝，逐渐患侧瞳孔出现散大，略不规则，直接及间接对光反射消失，但对侧瞳孔仍可正常。这是由于患侧动眼神经受到压迫牵拉所致。另外，患侧还可有眼睑下垂、眼球外斜等。如脑疝继续发展，则出现双侧瞳孔散大，对光反射消失。④运动障碍：多发生于瞳孔散大侧的对侧，表现为肢体的自主活动减少或消失。如果脑疝继续发展，症状可波及双侧，引起四肢肌力减退或间歇性出现头颈后仰、四肢挺直、躯背过伸、角弓反张等去大脑强直症状，是脑干严重受损的特征性表现。⑤生命体征的紊乱：表现为血压、脉搏、呼吸、体温的改变。严重时血压忽高忽低，呼吸忽快忽慢，出现面色潮红、大汗淋漓或者面色苍白等症状。体温可高达41℃以上，也可低至35℃以下而不升，甚至呼吸、心跳相继停止而死亡。

枕骨大孔疝：表现为颅内压增高、剧烈头痛、频繁呕吐、颈项强直或强迫头位等。生命体征紊乱出现较早，意识障碍、瞳孔改变出现较晚。因脑干缺氧，瞳孔可忽大忽小。由于位于延髓的呼吸中枢严重受损，呼吸功能衰竭的表现更为突出，患者早期即可突发呼吸骤停而死亡。

大脑镰下疝：引起患侧大脑半球内侧面受压部的脑组织软化坏死，可出现对侧下肢轻瘫，排尿障碍等症状。

(3)脑疝的诊断：脑疝的最大危害是干扰或损害脑干功能，通过脑干受累临床表现进行诊断。由于病程短促，常常无法进行头部CT检查。

(4)脑疝的处理原则。

关键在于及时发现和处理。对于需要手术治疗的病例，应尽快进行手术治疗。患者出现典型脑疝症状时，应立即选用快速降低颅内压的方法进行紧急处理。

可通过脑脊液分流术、侧脑室外引流术等降低颅内压、治疗脑疝。

2.饮食指导

(1)保证热量、蛋白质、维生素、糖类、氨基酸等摄入。

(2)注意水、电解质平衡。

(3)保持大便通畅,必要时可使用开塞露通便、服用缓泻剂或给予灌肠。

3.用药指导

(1)遵医嘱按时、准确使用脱水利尿药物,甘露醇应快速静脉滴注,同时要预防静脉炎的发生。

(2)补充钾、镁离子等限制输液滴速药物时,要告知患者家属注意事项,合理安排选择穿刺血管。

(3)根据病情变化调整抗生素前,详细询问药物过敏史。

4.日常生活指导

(1)意识昏迷、植物生存状态患者应每天定时翻身、叩背,保持皮肤完整性。加强观察与护理,防止压疮、泌尿系感染、肺部感染、暴露性角膜炎及废用综合征等并发症发生。

(2)肢体保持功能位,给予康复训练。

第二节　颅脑损伤

颅脑损伤是机械运动的动能作用于头部,导致头皮、颅骨、脑血管、脑神经组织及脑脊液发生变形、破裂所形成的损伤。颅脑损伤占全身损伤的15%～20%,仅次于四肢损伤,多见于交通、工矿作业等事故,自然灾害、火器伤、高空坠落、爆炸、跌倒及各种锐器、钝器对头部的损伤,常与身体其他部位的损伤复合存在,其致残率和病死率均居首位。颅脑损伤主要发生于成年人,好发于15～44岁,平均年龄大约在30岁,男性为女性的2倍。按照损伤机制可分为闭合性和开放性颅脑损伤,按照损伤程度可分为轻度、中度及重度颅脑损伤,按照损伤性质及部位分为头皮损伤、颅骨损伤和脑损伤。

一、头皮损伤患者的护理

头皮损伤是指直接损伤头皮所致的伤害,常因暴力的性质、方向及强度不同而不同。可分为头皮血肿、头皮挫伤、头皮裂伤及头皮撕脱伤。单纯头皮损伤一般不会引起严重后果,但在颅脑损伤的诊治中不可忽视。因为头皮血供丰富,动静脉伴行,头皮损伤可导致出血不止,易造成休克,且头皮损伤可合并颅骨损伤或脑损伤,易引起感染。

(一)专科护理

1.护理要点

立即给予现场急救措施,密切观察病情变化,避免失血性休克的发生,同时加强患者的心理护理。

2.主要护理问题

(1)急性疼痛:与头皮损伤有关。

(2)恐惧:与头皮出血有关。

(3)焦虑:与担心疾病预后有关。

(4)体像紊乱:与头皮损伤有关。

(5)知识缺乏:缺乏疾病的相关知识。

(6)潜在并发症:感染、休克。

3.护理措施

(1)一般护理。

止血。①较小的头皮血肿在1～2周后可自行吸收,无须给予特殊处理;较大的血肿可能需4～6周才能吸收。局部应在严格皮肤准备和消毒条件下,给予适当加压包扎,防止血肿扩大。②头皮裂伤的患者应尽量在24h内进行清创缝合局部压迫止血。清创时应仔细检查伤口深处有无骨折或碎骨片,如发现有脑脊液或脑组织外溢,则按照开放性脑损伤处理。③头皮撕脱伤的患者用无菌敷料覆盖创面,加压包扎止血。应注意保护撕脱的头皮,避免污染,用无菌敷料包裹、隔水、低温密封保存,随伤员一同送往医院。

病情观察:密切观察患者生命体征及瞳孔、意识的变化,同时注意观察伤口有无渗血、渗液及红肿热痛等感染征象。若患者出现面色苍白、皮肤湿冷、血压下降、脉搏细数等休克症状,应立即通知医生,建立静脉通路,做好休克的相关护理工作。若患者出现意识障碍加深,一侧瞳孔散大等症状,提示有硬膜外血肿的发生,应立即通知医生,及时行头部CT检查确诊。

(2)对症护理。

急性疼痛的护理:保持患者舒适体位,头皮血肿的患者24h内选择冷敷,以减少出血和疼痛,24～48h后可改为热敷,以促进血肿的吸收;头皮裂伤的患者应遵医嘱使用抗生素,预防感染,缓解疼痛;头皮撕脱伤的患者可遵医嘱应用镇痛剂缓解疼痛、应用抗菌药预防感染。

恐惧、焦虑的护理:患者因意外受伤、头部疼痛、出血较多而出现恐惧、焦虑心理,护理人员应热情接待患者,以真诚、和蔼、关心、体贴的语言,耐心、细致地倾听患者的陈述。给予患者舒适的环境,减少不良刺激,缓解其紧张情绪。

体像紊乱的护理:对于恢复期患者,护理人员可协助患者选择合适的假发、头饰、帽子等,并鼓励其尽量多去户外走动,多与病友交流,使之能接受自己外表改变的现实,战胜自我,重新融入社会生活中去。

知识缺乏的护理:有针对性地进行相关的健康知识指导,告知注意事项,提供正确有价值的信息资料,及时解答疑问,消除患者的焦虑和紧张心理。

潜在并发症的观察与护理。①感染:遵医嘱应用抗生素预防感染。若发生感染,应取炎性分泌物或脓液进行细菌培养、药物敏感试验,选择有效抗生素,并严密监测生命体征变化。②休克:严密观察患者的生命体征、意识和表情、瞳孔、皮肤色泽与温度、尿量的变化;给予仰卧中凹位,即头和躯干抬高20°～30°,下肢抬高15°～20°,以利于增加回心血量;保证静脉通路顺畅,给予支持疗法,如输血、补充人血清蛋白及所需各种营养素;维持有效的气体交换,给予鼻导管吸氧,氧浓度为40%～50%,氧流量为6～8L/min,有气道分泌物或呕吐物时给予及时清理。

(3)围术期护理。

术前准备:术前遵医嘱进行各项检查及准备工作,如术区备皮、留置导尿、交叉配血试验。

术后体位:全麻未清醒的患者给予去枕平卧位,头偏向一侧,保持呼吸道通畅。全麻清醒后可取头高脚低斜坡卧位,以利于静脉回流,减轻脑水肿。

病情观察及护理：严密观察患者生命体征、瞳孔、意识、肌力的变化，准确记录。注意观察手术区敷料以及引流情况，保证术区敷料完好、清洁，保持引流通畅。注意观察患者有无失血性休克的早期迹象。

饮食护理：局部麻醉和无不适主诉患者术后可按需进食，全身麻醉者应待完全清醒、无恶心呕吐后方可进流质饮食，以后根据病情改为半流食或普食。指导患者可选择进食高热量、高蛋白、高维生素、易消化的食物，避免粗糙、辛辣等刺激性食物，限制烟、酒。禁食期间，应协助患者做好口腔护理，保持口腔卫生。

(二)健康指导

1.疾病知识指导

(1)概念：头皮血肿多因钝器所致，是由于头皮损伤或颅骨骨折导致血液渗出于局部聚集而形成。根据血肿出现于头皮的层次可分为皮下血肿、帽状腱膜下血肿和骨膜下血肿；头皮挫伤指因致伤物的作用，头皮或(和)头皮下出血的一种皮肤钝器伤；头皮裂伤是常见的开放性头皮损伤，可由锐器或钝器打击所致；头皮撕脱伤是一种严重的头皮损伤，多因发辫受机械力牵扯，使大块头皮自帽状腱膜下层或连同颅骨骨膜一起被撕脱所致。

(2)主要临床症状。

头皮血肿：按血肿出现于头皮的具体层次可分为3种类型，并各具临床特点。皮下血肿范围比较局限体积小、中心软、周边硬、张力高、压痛显著；帽状腱膜下血肿的血肿范围广泛，可蔓延至整个头部，张力低，血肿边界与帽状腱膜附着缘一致，覆盖整个穹窿部，似戴有一顶有波动的帽子；骨膜下血肿的血肿范围以颅缝为界，张力高，血肿大者可有波动感，常伴有颅骨骨折。

头皮挫伤：头皮或(和)头皮下出血或(和)组织挫碎。

头皮裂伤：常因锐器的刺伤或切割伤，创缘整齐，裂口较平直，除少数锐器直接穿戳或劈砍进入颅内，造成开放性颅脑损伤者外，大多数单纯裂伤仅限于头皮，有时可深达骨膜，但颅骨常完整无损，也不伴有脑损伤。由于出血多，易引起患者紧张，使血压升高，加重出血。

头皮撕脱伤：患者表现为剧烈疼痛、大量失血，可导致失血性或疼痛性休克，但较少合并颅骨骨折或脑损伤。

(3)头皮损伤的诊断。

一般检查。①血常规：检测血红蛋白、红细胞、血小板计数，有助于动态观察损伤的病情变化。②必要时完善术前各项辅助检查，准备急诊手术。

影像学检查。①X线：X线平片有助于了解有无颅骨骨折及头皮下异物等情况。②头部CT平扫：头颅CT可显示颅骨骨折及明确颅脑损伤情况。

(4)头皮损伤的处理原则

头皮血肿：包括皮下血肿、帽状腱膜下血肿和骨膜下血肿。①皮下血肿：一般无须特殊处理，数日后可自行吸收。②帽状腱膜下血肿：对较小的血肿可采用早期冷敷、加压包扎，24～48h后改为热敷，1～2周可自行吸收。对较大的血肿，则应在严格无菌操作下，分次穿刺抽吸后再加压包扎，若血肿合并感染者需切开引流。③骨膜下血肿：早期仍以冷敷为宜，但忌用强力加压包扎，以防血液经骨折缝流向颅内，引起硬脑膜外血肿。若血肿较大，应在严格无菌操作下，分次施行穿刺，抽吸积血1～2次即可恢复。

头皮挫伤:可对受损伤的局部头皮进行严格无菌的消毒包扎。

头皮裂伤:处理原则是现场局部压迫止血,争取24h内施行清创缝合,同时应给予抗菌药物。清创过程中应动作轻柔,将裂口内的头发、泥沙等异物彻底清除;明显污染的创缘应切除,但不可切除过多,以免缝合时产生张力;注意有无颅骨骨折或碎骨片。

头皮撕脱伤:首先应积极采取止血、止痛、抗休克等措施。用无菌敷料覆盖创面加压包扎止血,并保留撕脱的头皮备用,争取最短的时间送往有条件的医院清创后再植。可根据患者就诊时间的早晚、撕脱头皮的存活条件以及有无感染迹象而采用不同的方法处理。①若撕脱头皮尚未完全脱离,撕脱时间较短且血运供应良好,可在彻底清创消毒后原位缝合。②若撕脱头皮在6h内,无严重挫伤,保护良好,创面干净,血管断端整齐,应立即行自体头皮再植术。③如撕脱的头皮挫伤或污染较重已不能利用,严禁原位全皮再植。④若伤后已久,创面已有感染或经上述处理失败者,只能行创面清洁和更换敷料,待肉芽组织生长后植皮。如颅骨暴露,还需做多处颅骨外板钻孔至板障层,待钻孔处肉芽组织生成后再行植皮。

头皮损伤并发症及处理原则。①头皮感染:多为伤后初期处理不当所致。患者常疼痛难忍并伴全身畏寒、发热等中毒症状,严重时感染可通过血管侵入颅骨或颅内。早期宜给予抗菌药物及局部热敷,后期形成脓肿时,则应施行切开引流,持续全身抗感染治疗1～2周。②休克:头皮血供丰富,头皮撕脱伤由于创面大、出血多,极易发生休克。一旦患者出现面色苍白、皮肤湿冷,同时血压下降、脉搏加快等症状时提示有休克发生,应立即建立静脉通路,遵医嘱补充血容量及应用血管活性药物,同时注意为患者保暖。③骨髓炎:颅盖部位的急性骨髓炎,多表现为头皮水肿、疼痛、局部触痛。颅骨骨髓炎的治疗,应在抗菌治疗同时施行手术,切除已失去活力和没有血液供应的病骨。④帽状腱膜下脓肿:由于帽状腱膜下层组织疏松,化脓性感染易扩散。患者常表现为头皮肿胀、疼痛、眼睑水肿,严重时可伴发全身性中毒反应。治疗原则是及时切开引流,并应用抗菌药物抗感染治疗。

(5)头皮损伤的预后:单纯头皮损伤一般预后良好,只要处理及时,一般无生命危险。

2.饮食指导

(1)养成良好的生活习惯,增加营养,多食高热量(牛、羊肉等)、高蛋白(鸡、鱼等)、高维生素(新鲜蔬菜、水果等)、清淡、易消化饮食;忌辛辣、油腻、坚硬、刺激性食物,以免影响血管收缩,不利于伤口的愈合。

(2)保持大便通畅,多食粗纤维食物,保持水分摄入量;忌用力排便,必要时服用缓泻剂或外用开塞露通便。

(3)限制烟、酒。

3.用药指导

(1)遵医嘱准确、及时使用破伤风抗毒素注射液,观察并记录用药后效果,预防破伤风发生。

(2)若发生感染,应定期做细菌培养和药物敏感试验,合理应用广谱、高效抗菌药物,注意配伍禁忌、观察用药后有无不良反应。

(3)使用血管活性药物时要从低浓度慢速度开始,并给予监测血压。根据血压测定值调整药物浓度和速度,严防药液外渗,避免骤然停药。

4.日常生活指导

(1)嘱家属多与患者交谈愉快之事,使其保持心态稳定,心情舒畅。进行户外活动时,可选用帽子或假发以保持形象,但室内应取下帽子或假发,以保持头皮干燥,预防头皮湿疹。

(2)嘱患者保持伤口处无菌敷料清洁、干燥,避免抓挠伤口,可以使用75%酒精溶液消毒伤口周围,待伤口完全愈合后方可洗头。洗头时,勿使用刺激性的洗发液,要选择中性洗发液,注意保护好头皮。

(3)为患者营造一个安静、舒适的生活环境,定时开窗透气,保持室内空气流通。

(4)加强口腔护理,保持口腔卫生,防止口腔感染。

(5)保持皮肤干燥、清洁,适当增减衣物,防止感冒。

二、颅骨骨折患者的护理

颅骨骨折在颅脑损伤中常见,发生率为15%～20%。头部受到外力冲击后,颅骨作为骨性屏障对抗外力起到保护脑组织的作用。当暴力作用大于颅骨的弹性时即可产生骨折。可发生于颅骨任何部位,以顶骨最多,其次为额骨、颞骨和枕骨。临床意义不在骨折本身,而是在于颅骨骨折可以导致血管、脑组织和脑神经的损伤,也可导致脑脊液漏引起颅内感染。

(一)专科护理

1.护理要点

严密观察患者意识、瞳孔及生命体征变化,做好脑脊液鼻漏、耳漏的护理,加强患者安全护理。

2.主要护理问题

(1)有感染的危险:与脑脊液外漏有关。

(2)清理呼吸道无效:与脑损伤后意识不清有关。

(3)有受伤害的危险:与脑损伤、颅内高压引起的意识障碍和视力障碍有关。

(4)营养失调,低于机体需要量:与发病后高代谢、呕吐有关。

(5)知识缺乏:缺乏脑脊液漏后体位护理和预防感染方面的相关知识。

(6)焦虑:与患者受伤后疼痛、恐惧有关。

(7)体像紊乱:与伤后形象改变有关。

(8)潜在并发症:继发脑损伤、颅内血肿、癫痫、颅内低压综合征、颅内压增高。

3.护理措施

(1)一般护理。将患者安置在安静、舒适、温湿度适宜的病房内,减少人员探视,避免交叉感染及不良因素的刺激。及时做好各项检查,制订合理的治疗及护理方案。

(2)对症护理。

脑脊液漏护理。①绝对卧床休息,脑脊液耳漏患者取患侧卧位,脑脊液鼻漏患者取半坐卧位,避免漏出的脑脊液逆流入颅内引起感染。②保持颜面、外耳道、鼻腔、口腔的清洁,在鼻部和耳部放置干棉球,发现潮湿及时更换,并记录,以便准确估计脑脊液外漏的量。③鼻漏未停止前不可从鼻腔插入任何管道,禁止鼻饲和经鼻吸痰等,禁止做腰穿及耳、鼻滴药、冲洗、堵塞等。④告知患者不可用力咳嗽、屏气排便、擤鼻涕及打喷嚏,以免颅内压骤然变化导致颅内积气或脑脊液逆流。⑤注意观察有无颅内感染的征象,漏出的脑脊液颜色、性质、量有无异常。

⑥遵医嘱合理应用抗生素。

呼吸道护理：给予患者侧卧位，及时清除口腔、鼻腔分泌物；对于昏迷患者给予体位排痰或者吸痰护理；有咽部受阻的患者，给予口咽或鼻咽通气道，必要时行气管插管术或气管切开术，保持呼吸道通畅。定时协助患者翻身叩背，预防坠积性肺炎发生。

安全护理：对于癫痫和躁动的患者给予专人护理，提供有护栏的病床，必要时给予约束带进行肢体约束性保护，防止坠床发生。癫痫发作时注意保护患者安全。

饮食护理：急性期给予禁食水，提供肠外营养供给，观察患者水、电解质的情况。如可以进食时，应给予高热量、高蛋白、高维生素、易消化吸收的软食，如新鲜肉类、水果及蔬菜等。避免进食干硬、辛辣、刺激性食物，防止引起呛咳而加重脑脊液漏。

心理护理：稳定患者情绪，护理人员要关心、体贴患者，耐心向患者及家属讲述疾病的相关知识，给予理解与支持，根据患者性格特点帮助建立乐观面对疾病的信心。

潜在并发症的观察及护理：严密观察患者的瞳孔、意识及生命体征变化，观察有无癫痫发作的早期迹象及颅内低压征，及早发现颅内出血和颅内压增高，加强巡视病房，及时通知医生给予相应处理。

(二)健康指导

1.疾病知识指导

(1)概念：颅骨骨折是指颅骨受到暴力作用所致的颅骨结构发生改变，往往是因为钝性外力或穿透性损伤造成的。外力的大小、作用的方向、减速距离和颅骨的受力面积以及颅骨的受力部位决定颅骨骨折的性质。按照骨折的部位可分为颅盖骨折和颅底骨折；按照骨折形状可分为线性骨折、凹陷性骨折和粉碎性骨折；按照骨折是否与外界相通分为开放性骨折、闭合性骨折。

(2)主要的临床症状。

颅盖骨折：线性骨折发生率较高，表现为局部压痛、肿胀；凹陷性骨折可扪及下陷区，若骨片位于脑重要的功能区，如运动区、语言区，可引起偏瘫、失语、局限性癫痫等神经系统定位病征；粉碎性骨折是外力作用后造成以着力点为中心的放射状骨折，可不出现凹陷错位、引起脑受压情况。

颅底骨折：颅底的结构凹凸不平、骨嵴隆突、骨沟骨管纵横交错。颅底部的硬脑膜与颅底紧密连接，在受到强烈暴力导致颅底骨折时，易撕裂硬脑膜，出现脑脊液漏，也常因出现脑脊液鼻漏、耳漏而确诊，还可表现为局部软组织肿胀、脑神经损伤，骨折线通过气窦时可导致颅内积气发生。依据骨折部位的不同，可分为颅前窝骨折、颅中窝骨折和颅后窝骨折。①颅前窝骨折：当骨折累及筛板时，可将骨板上的硬膜撕破而导致脑脊液鼻漏。受损伤神经为嗅神经和视神经，出现嗅觉丧失和视力下降。可有鼻出血、眶周软组织瘀斑(熊猫眼征)和球结膜下瘀血症状。②颅中窝骨折：当骨折累及颞骨岩部撕裂硬脑膜而出现脑脊液耳漏；若骨膜完整则脑脊液可经咽鼓管流向鼻咽部，出现脑脊液鼻漏。受损伤神经为面神经和听神经，表现为周围性面瘫、听力下降、眩晕及平衡障碍。当骨折损伤颈内动脉时，可出现搏动性突眼、进行性视力障碍及颅内杂音。③颅后窝骨折：骨折累及斜坡时出现咽后壁血肿，在乳突部可见迟发性皮下瘀斑。骨折累及枕骨大孔时可合并延髓损伤，出现意识障碍和呼吸困难。颅后窝骨折在临床上少见。

(3)颅骨骨折的诊断:可通过颅骨X线检查、头颅三维CT成像技术进行诊断。

(4)颅骨骨折的处理原则。

颅盖骨折:单纯线性骨折本身不需要特殊治疗,仅需卧床休息,给予对症治疗。对于骨折引起的硬膜外血肿或脑脊液漏需要进行进一步处理。凹陷性骨折陷入深度小于1cm且无临床症状者不需要手术处理;凹陷大于1cm或出现压迫症状者可考虑给予手术行骨折片复位,如有颅内压增高症状应对症治疗。粉碎性骨折时应先手术行骨片摘除,必要时于3~6个月后行颅骨成型术。

颅底骨折:以防止感染为主。若发生脑脊液漏应注意不可填塞,保持五官清洁,取患侧卧位或平卧位并结合抗感染治疗。大部分漏口经处理后可在伤后1~2周内自愈,对持续漏液4周以上仍未愈合者,宜实施手术治疗。颅中窝骨折时,若伴有海绵窦动静脉瘘者,应早期进行压迫患侧颈总动脉,每天4~6次,每次15~30min,对部分瘘孔较小者有一定效果,但对为时较久、症状有所加重或迟发动静脉瘘者,应及早手术治疗。颅后窝骨折时,若有呼吸功能紊乱或颈脊髓受压时应早行气管切开术、颅骨牵引,必要时人工辅助呼吸。

(5)颅骨骨折的预后:单纯的颅骨骨折治疗效果较好,预后较好。如果骨折合并脑挫裂伤、颅内血肿等,则需要手术治疗,会影响颅骨骨折的预后。

2.饮食指导

(1)指导患者进食高热量、高蛋白、高维生素、易于消化的流食或半流食。禁烟酒及辛辣、刺激的食物,进食后保持口腔清洁。

(2)颅底骨折的患者应禁止鼻饲,不可经鼻腔留置胃管,避免颅内感染。

(3)进食速度宜慢,避免呛咳,食物不宜过稀,也不宜过硬或过稠,指导患者正确吞咽和有效咳嗽。

3.用药指导

(1)应用抗生素预防感染时,应询问有无药物过敏史,试敏结果阴性时方可使用,严密观察患者有无慢性过敏反应。

(2)出现脑脊液流失过多引起低颅压综合征时,应严格遵循补液原则给予补液。

4.日常生活指导

(1)颅骨缺损的患者要保护好头部,出门戴保护帽,避免剧烈晃动和撞击,洗头时动作轻柔。

(2)有癫痫发作的患者应按时服药,不可随意停药和更改剂量。保证患者安全,发作时注意保护头部和保持呼吸道通畅。

(3)合并视神经损伤时给予眼罩保护,叮嘱患者不宜单独下床活动,并定期检查视力、视野,避免用手揉或按压眼球,尽量减少用眼,进行功能锻炼恢复视力;面神经损伤时可导致患侧眼睑闭合不全,应该给予保护,眼睛干燥时可用眼药水滴眼,饮水时使用吸管避免发生呛咳;听神经损伤患者应加强功能训练,注重运用肢体、眼神等沟通技巧。

(4)有癫痫症状的患者应避免高空作业、游泳、驾车等,外出时有专人陪护,并指导家人应对癫痫发作的方法。

三、脑损伤患者的护理

脑损伤是由暴力作用于头部，造成脑膜、脑组织、脑血管以及脑神经的损伤。根据受伤后脑组织是否与外界相通分为开放性颅脑损伤和闭合性颅脑损伤，根据脑损伤病情发展分为原发性脑损伤和继发性脑损伤。脑损伤病死率为4%～7%，重度颅脑损伤可高达5%～60%。

(一)专科护理

1.护理要点

绝对卧床休息，保持呼吸道通畅，密切观察意识、瞳孔及生命体征的变化。

2.主要护理问题

(1)急性意识障碍：与脑损伤、颅内压增高有关。

(2)清理呼吸道无效：与脑损伤后意识不清有关。

(3)营养失调，低于机体需要量：与脑损伤后呕吐、高热、高代谢等有关。

(4)体温过高：与脑干受损、颅内感染有关。

(5)有感染的危险：与开放性脑损伤脑脊液漏有关。

(6)有废用综合征的危险：与脑损伤后肢体功能障碍、长期卧床等有关。

(7)潜在并发症：颅内压增高、脑疝及癫痫发作。

3.护理措施

(1)开放性颅脑损伤的现场急救。

清除患者呼吸道分泌物，开放气道，保持呼吸道通畅。给予氧气吸入，如出现呼吸障碍，应立即进行人工辅助呼吸。

为患者建立至少两条静脉通路，迅速补充血容量。

用无菌纱布包扎伤口，减少出血。有脑组织膨出时，用无菌敷料进行保护，以减少污染和损伤。

尽快转送至有处理条件的医院。

尽早合理应用抗生素。

充分做好术前准备。

治疗原则为先进行抗休克治疗，后给予脱水治疗。因为休克时灌注量不足，导致脑缺氧，可造成脑细胞不可逆性损伤。纠正休克有利于脑复苏，待休克纠正后再行脱水治疗。

(2)对症护理。

病情观察。①严密观察患者的意识、瞳孔、生命体征的变化，脑干损伤的患者注意呼吸节律和频率的变化，发现异常及时通知医生处理。②注意观察患者有无消化道出血、复合伤等情况。

保持呼吸道通畅。①患者采取侧卧位，给予持续低流量吸氧。②及时清除呼吸道分泌物，气道受阻者给予口咽或鼻咽通气道开放气道，必要时行气管插管术或者气管切开术。

饮食护理：给予肠内、外营养支持，不能经口进食的患者给予鼻饲流质饮食。鼻饲期间注意口腔护理，保持口气清新。定期评估患者营养状况，以便及时调整营养素的供给量。

高热的护理：高热的患者给予物理降温或进行人工冬眠低温疗法，保持适宜的室温，出汗较多者给予及时更换衣裤，鼓励多饮水，注意保暖。

有脑脊液外漏者,定时测量体温,以便及早发现感染的早期迹象。

对于瘫痪侧肢体,急性期应保持肢体功能位,避免关节强直、畸形、挛缩,避免皮肤受压。恢复期可遵照医嘱给予肢体被动活动,配合针灸、按摩、理疗等,制订系统、全面的康复训练计划,持之以恒,促进肢体功能恢复。

注意观察患者癫痫发作的早期迹象、持续时间和发作类型,及早发现并发症,及时、准确处理。

(3)围术期护理。

术前向患者或家属解释术前各项准备的目的、意义及注意事项,并做好术前各种准备,包括头部皮肤准备、采集血液标本、备血、禁食水、留置导尿等。

在进行术前准备时应保证患者安全,躁动及抽搐者应适当约束,防止意外受伤。

术后体位:全身麻醉未清醒者,给予去枕平卧、头偏向一侧体位。清醒后血压平稳者抬高床头 15°～30°,以利颅内静脉回流,降低颅内压。

严密观察病情变化,并做好记录,如有异常立即通知医生并给予相应护理措施。

昏迷者给予留置胃管护理。鼻饲液应合理搭配、给予高营养、易消化饮食;每次鼻饲前后用温开水冲洗鼻饲管,以免管腔堵塞;确定胃管在胃内后方可进行;定期更换鼻饲管。对意识逐渐清醒,能自行进食者给予高热量、高蛋白、高维生素饮食。

(二)健康指导

1.疾病知识指导

(1)概念。

开放性颅脑损伤:系脑组织与相交通的损伤伴有头皮裂伤、颅骨骨折,并有脑脊液漏和脑组织外溢。多为锐器或者火器直接造成,包括火器性颅脑开放伤和非火器性颅脑开放伤。

闭合性颅脑损伤:指脑组织与外界不相交通的损伤。由于头部接触钝性物体或者间接暴力所致。

原发性脑损伤:是暴力作用于头部后立即发生的损伤,包括脑震荡、脑挫裂伤、弥散性轴索损伤(DAI)等,常见于交通意外、工伤等。

继发性脑损伤:是指头部受伤一段时间后出现的脑受损病变,包括脑水肿、颅内血肿、脑疝引起的脑干损伤等脑受压所引起的损害。

(2)脑损伤的主要症状。

脑震荡。①意识障碍:伤后立即出现轻度、短暂的意识障碍,持续时间不超过 30min。②逆行性遗忘:患者清醒后大多不能回忆起受伤前及当时情况,是脑震荡患者特殊的症状。③头痛和头晕:伤者有不同程度的头痛及头晕,持续加剧的头痛常提示发生病情变化,头晕可因改变体位和震荡有所加剧。④自主神经功能紊乱:受伤当时可表现为皮肤苍白、出冷汗、血压下降、呼吸微弱、心搏徐缓、体温降低、肌张力减低、各种生理反射迟钝或消失等。之后有不同程度的失眠、耳鸣、心悸、畏光、烦躁等表现,一般卧床休息 3～5d 后可逐渐恢复。⑤精神状态:患者常有情绪不稳定的表现,如谵妄恐惧烦躁激动等。

脑挫裂伤。①意识障碍:是脑挫裂伤最突出的临床表现之一,伤后多立即出现昏迷,持续的时间和程度与损伤的部位、范围密切相关。由于伤情不同,昏迷时间可由数十分钟至数小时，重者可迁延至长期、持续昏迷。②头痛和呕吐：头痛症状只有在患者清醒之后才能陈述，性质多为钝痛、跳痛、胀痛，可持续疼痛或间歇性疼痛；50%脑挫裂伤患者伤后发生呕吐。二者发生的原因与颅内压增高、自主神经功能紊乱或外伤性蛛网膜下隙出血有关。③局灶症状和体征：损伤伤及大脑的相应功能区而出现不同的症状和体征。如仅伤及额、颞叶前端等"哑区"可无神经系统缺损的表现，若伤及大脑半球运动区可产生瘫痪，伤及优势半球相应功能区产生失语，伤及视皮质或视放射时出现同向偏盲等。④脑膜刺激征：脑挫裂伤后由于蛛网膜下隙出血，患者常出现脑膜激惹征象，可表现为畏光、低热、闭目、颈项强直等。

弥散性轴索损伤：是由于旋转暴力产生的剪切力所导致，一般伤后即刻出现昏迷状态。临床上表现为持久性意识障碍、植物生存状态和早期死亡。患者伤后有不同程度的原发性昏迷，持续时间长，程度深；双侧瞳孔不等大，单侧或双侧散大，对光反射消失，同向凝视或眼球分离。

原发性脑干损伤。①意识障碍：意识状态受到大脑皮质及脑干内部的网状结构控制。脑干损伤后其内部网状结构受损而呈现持续性昏迷或植物生存状态。②去大脑强直状态：是原发性脑干损伤的特征性表现。患者表现为四肢伸直，肌张力增高，双上肢内收旋前，颈项后仰呈角弓反张状。③锥体束征：患者可出现一侧或双侧肢体无力或瘫痪，肌张力增高，腱反射亢进，病理反射阳性等。④瞳孔和眼球运动变化：脑干损伤后瞳孔大小不等、多变、极度缩小或者扩大，对光反射消失，眼球位置异常。⑤生命体征变化：当脑桥受到损伤时表现为呼吸不规律、抽泣样呼吸；当延髓损伤时，可在短期内出现呼吸停止。

非火器性颅脑开放伤：患者意识状态差别较大，轻者可始终清醒，重者可呈持续昏迷状态。常因损伤时有异物、毛发、骨片等入颅引起感染症状，表现为高热、头痛、呕吐、颈项强直等。伤及脑部相应功能区，出现偏瘫、失语、感觉障碍、视野缺损等。伤后早期出现癫痫可能与损伤的刺激或脑皮质有关，晚期癫痫与颅内感染、脑膜瘢痕有关。

火器性颅脑开放伤：局部损伤较重的患者，伤后大多出现昏迷。生命体征在受伤后立即出现变化，其变化情况与损伤区域有关。与非火器性颅脑损伤一样，伤后可出现癫痫症状，并因癫痫而加重瘫痪，脑膜刺激征也较容易出现。火器性颅脑开放伤并发颅内血肿的机会较多。

(3)脑损伤的诊断。可通过临床表现及头X线扫描、头CT、头MRI扫描等进行诊断。

(4)脑损伤的处理原则。

非手术治疗：主要以对症治疗为主，给予脱水、激素、供氧、降温疗法，减轻脑水肿和降低颅内压；合理应用抗生素，预防颅内感染；若病情允许，尽早进行高压氧疗法；控制癫痫发作，给予抗癫痫药物和安全保护措施。

手术治疗：原发性脑损伤引起颅内压增高甚至形成脑疝时，应及时行手术治疗，达到清除颅内血肿、修补硬脑膜、降低颅内压目的；开放性颅脑损伤患者应尽早给予清创手术，清除颅内异物和血肿，切除糜烂、坏死的脑组织。

(5)脑损伤的预后。

脑震荡可以治愈，不影响日常生活，病情好转可逐渐恢复工作。

脑挫裂伤轻者预后较好，通过康复训练可恢复日常生活能力，重度脑挫裂伤预后较差，尤其是复合伤患者。

弥散性轴索损伤程度越严重，患者致残率和病死率越高，是导致颅脑损伤患者伤后植物生存或严重神经功能障碍的最主要原因。

原发性脑干损伤是一种非常严重的脑损伤，致残率和病死率均很高，多数患者预后较差。

开放性颅脑损伤患者预后与损伤程度有关。抢救及时、受伤范围小、无合并伤的患者预后较好，严重的开放性颅脑损伤累及脑干或基底节等重要结构，患者预后不良。

2.饮食指导

(1)给予肠内营养，以纠正体内代谢紊乱，不能经口进食的患者给予鼻饲流质食物，如米汤、肠内营养液、果汁、蔬菜汁等，每天3～5次，每次200mL，以满足机体需要。遵医嘱给予静脉营养补充，如氨基酸注射液、脂肪乳注射液等，以保证机体的营养需要。

(2)进食高蛋白、高维生素、高热量、低盐、低脂、易消化、清淡的饮食，避免摄入辛辣、刺激食物。

3.用药指导

(1)应用抗癫痫类药物如丙戊酸钠注射剂、苯巴比妥钠等药物时，应注意观察患者的精神状态，有无消化道紊乱及呼吸抑制现象。

(2)应用解热类药物时，应注意及时补充体液，鼓励饮水。

(3)应用激素类药物如地塞米松时，注意观察患者有无胃肠道反应。

(4)应用降颅压类药物如甘露醇注射液、甘油果糖注射液、呋塞米注射液时，应注意有无发生水电解质紊乱及血栓性静脉炎。

4.日常生活指导

(1)有癫痫发作的患者，不能单独活动，应有专人陪同，注意安全。

(2)轻型颅脑损伤恢复期患者，可做床上活动，待病情好转后可做床下活动，鼓励患者自理生活，劳逸结合。

(3)重型颅脑损伤恢复期患者，协助家属鼓励患者保持乐观心态，积极参加康复训练，参加有意义的社会活动。

(4)有颅骨缺损的患者，注意保护颅骨缺损部位，减少出入公共场所次数，佩戴帽子给予保护。按时进行颅骨成形手术。

四、颅内血肿患者的护理

颅内血肿是指当脑损伤后颅内出血聚集在颅腔的一定部位而且达到相当的体积后，造成颅内压增高，脑组织受压而引起相应的临床症状。是颅脑损伤中最多见、最危险、可逆的继发性病变。发病率分别占闭合性颅脑损伤的10%和重型颅脑损伤的40%～50%。颅内血肿见于各种年龄，以青、壮年居多，男性多于女性。

(一)专科护理

1.护理要点

严密观察生命体征、意识、瞳孔变化，保持呼吸道通畅，做好术后引流护理，密切观察有无并发症的发生。

2.主要护理问题

(1)急性意识障碍：与颅内血肿、颅内压增高有关。

(2)清理呼吸道无效：与意识不清有关。

(3)营养失调:低于机体需要量与发病后的高代谢呕吐、高热等有关。

(4)有废用综合征的危险:与意识障碍、偏瘫所致长期卧床有关。

(5)潜在并发症:颅内压增高、脑疝、癫痫。

3.护理措施

(1)对症护理。

病情观察:严密观察意识、瞳孔及生命体征的变化,发现异常,及时通知医生给予相应处理。

呼吸道护理:保持呼吸道通畅,及时清除口腔、鼻腔分泌物,必要时给予气管插管或气管切开。定时进行翻身、拍背,预防肺部感染。

饮食护理:急性期给予禁食水护理,遵医嘱给予肠胃营养护理;恢复期患者给予高蛋白、高维生素、高热量、无刺激性、易消化的鼻饲流质饮食;加强口腔护理。

皮肤护理:患者宜穿着柔软、宽松、棉质类衣裤,保持床单清洁、干燥、平整、无渣屑,避免潮湿、摩擦及排泄物的刺激,避免局部长期受压。注意会阴部皮肤保护,避免压疮发生。勤剪指甲,预防抓破皮肤而继发感染。

并发症的观察与护理:当患者出现剧烈头痛、呕吐、躁动不安等典型颅内压增高及脑疝先兆的表现时,立即通知医生并快速静脉滴注20%甘露醇注射液250mL,同时做好急诊术前准备工作。

(2)术后引流护理。

头部引流护理。①密切观察并记录引流液的颜色、性质、量,观察伤口敷料的清洁度和完整性,不可随意调节引流袋放置的高度。②保持引流通畅,避免打折、脱落、受压,发现引流不畅时及时通知医生给予相应处理。③搬动有留置引流管的患者时,夹闭引流管,防止引流液逆流入颅引起颅内感染。④定时更换引流袋,注意严格无菌操作。

脑室引流护理。①护士洗手、戴口罩,评估患者瞳孔、意识、生命体征及头痛、呕吐等症状。②保护引流管通畅,无打折、扭曲受压。适当限制患者头部活动范围,活动及翻身时避免牵拉引流管。③观察液面波动情况及引流液的颜色、量、性质,记录24h引流量。指导患者及家属引流管内不断有脑脊液流出、液面可随患者呼吸、脉搏而上下波动表明引流管通畅。如每天引流量超过500mL,应及时通知医生。④引流瓶入口应高于侧脑室平面10~15cm,以维持正常的颅内压。如需抬高床头时,应调节引流瓶的悬挂高度。⑤每天定时更换引流袋,注意严格无菌操作。⑥脑室引流3~5d后应拔除引流管。拔管前遵医嘱给予夹闭引流管或抬高引流袋24~48h,若患者无颅内压增高的症状出现,即可拔管。如出现头痛、呕吐、血压升高等颅内压增高症状,应立即开放引流管或放低引流袋,并通知医生。

(3)康复护理。

恢复期患者应给予早期功能锻炼,指导患者进行肢体被动活动,给予按摩,每天2~3次。

根据患者的失语程度,制订语言恢复训练计划,并指导患者家属进行有效实施,使其逐渐恢复语言功能。

根据病情可配合使用针灸、理疗等。

康复训练过程持久,帮助患者树立信心,进行循序渐进、持之以恒的训练,共同完成康复计划。

(二)健康指导

1.疾病知识指导

(1)概念。颅内血肿是原发性脑损伤的一种,是指颅内出血在某一部位积聚,达到一定的体积,形成局限性的占位病变而引起相应的症状。病程往往进行性发展,若处理不及时,可引起颅内继发性改变,如脑水肿、脑缺血、持续的颅内压增高和脑疝,而致严重后果。

硬膜外血肿(EDH)指血肿形成于颅骨与硬脑膜之间者。其成因是颅脑损伤过程中由于头颅的变形以及惯性作用,常使硬脑膜与颅骨内板剥离,颅盖部的硬脑膜与颅骨粘连较疏松,而颅底部硬脑膜附着紧密,因中动脉走行于颞部故血肿形成多见于颞部。颅骨的短暂变形或骨折可伤及骨管沟内的脑膜中动脉,是形成血肿的主要来源。

硬膜下血肿(SDH)指血肿形成于硬脑膜下隙,血肿的主要来源是脑皮质血管。急性或者亚急性硬膜下血肿,常见于加速性损伤所致脑挫裂伤,血肿多在受伤部位的同侧;减速性损伤所引起的对冲性脑挫裂伤,出血常出现于受伤部位的对侧。慢性硬膜下血肿好发于老年人,大多有轻微头部外伤史,可伴有脑萎缩、出血性疾病等,出血发生部位可为单侧或双侧单纯性硬膜下血肿。

脑内血肿(ICH)指血肿形成于脑实质内或脑室内者,血肿的主要来源是脑实质内或脑室血管破裂。可发生于脑组织的任何部位,发生率占闭合性颅脑损伤的0.5%~1.0%,约占颅内血肿的5%。好发于额叶和颞叶,占总数的80%,常为对冲性脑挫裂伤所致,常与硬膜外和硬膜下血肿并存。其次是顶叶和枕叶,约占10%,其余则位于脑深部、脑干及小脑内,多由于脑受力变形或剪切力作用于深部血管撕裂导致出血。

(2)颅内血肿主要的临床表现。

意识障碍:发生意识障碍的时间、程度与血肿形成、脑损伤的程度有密切的关系。原发性脑损伤较轻时,患者受伤时不会出现意识障碍,待血肿形成后方可出现意识障碍;原发性脑损伤略重时,患者伤后立即出现短暂意识障碍,中间一度清醒,而后继续出现意识障碍;原发性脑损伤严重时,患者出现进行性加重的意识障碍。

颅内压增高及脑疝的表现:头痛呕吐、视神经盘水肿为颅内压增高的三大主征,生命体征出现血压高、心率缓慢、呼吸深而慢,并且患者伴有烦躁不安。出现小脑幕切迹疝时患者出现患侧瞳孔散大,而枕骨大孔疝早期患者即可发生呼吸骤停而死亡。

神经系统体征:与血肿压迫脑功能区有关。单纯的硬膜外血肿,早期较少出现神经受损体征,仅在血肿压迫脑功能区时,才出现相应的阳性体征;硬膜下血肿神经系统体征表现为面瘫、偏瘫、失语、局灶性癫痫;脑内血肿多位于运动区,可出现偏瘫、失语和局限性癫痫等。

(3)颅内血肿的诊断。

分类。颅内血肿根据血肿的来源和部位可分为硬膜外血肿、硬膜下血肿和脑内血肿;按照血肿引起颅内压增高及早期脑疝症状所需时间可分为急性(发病后3d内出现症状者,其中大多数发病在24h内)、亚急性(伤后4~21d出现症状者)和慢性(伤后3周以上出现症状者)。

常用检查项目。①头部CT扫描检查:可显示出血的部位、血肿大小、中线位移情况,有并存脑挫裂伤、脑水肿等,是常用的辅助检查。②头颅X线检查:可以判断是否并存颅骨骨折以及骨折的类型。③实验室检查:血细胞分析、肾功能、离子、血糖、凝血常规等。④其他辅助检查:MR1、数字减影血管造影等。

(4)颅内血肿的处理原则。

手术治疗:根据病情选择手术方式,血肿清除术、去骨瓣减压术、钻孔冲洗引流术。

非手术治疗:对于无明显意识障碍,生命体征平稳,头部CT所示血肿量少于30mL,中线结构移位小于5mm,非颅中窝或颅后窝血肿,无局限性脑压迫致神经功能受损者可给予密切观察病情,采用非手术治疗。

(5)颅内血肿的预后:急性颅内血肿病情发展较快、伤情重、预后较差,病死率高达50%左右;慢性颅内血肿预后较好。

2.饮食指导

(1)指导患者进食高蛋白、高热量、高维生素、清淡、易于消化、低盐、低脂饮食,改变不良饮食习惯,多食新鲜蔬菜、水果,戒烟、戒酒,避免摄入辛辣、粗糙等刺激性食物,每天食盐摄入量少于3g。

(2)昏迷及吞咽困难的患者,遵医嘱给予鼻饲流质饮食,每天4～6次,每次不得超过200mL,两餐之间给予温开水100mL,以保持鼻饲管清洁干净。鼻饲液宜现用现配,温度控制在38～40℃,过高或过低容易引起胃肠不适、腹痛、腹泻等。

(3)定时进行腹部按摩,促进肠蠕动,并适当调整食物纤维含量,鼓励饮水,以防止和减少便秘的发生。如发生便秘,可给予缓泻剂。

3.用药指导

(1)应用降低颅内压类药物如20%甘露醇注射液、呋塞米注射液、甘油果糖注射液时,应注意维持水和电解质平衡,观察有无排尿困难、血栓性静脉炎等发生。

(2)应用止血类药物如氨甲苯酸类药物时,应注意观察有无血栓形成或诱发心肌梗死的倾向。

(3)为保障用药安全,需根据医嘱进行相关实验室检查,并根据检验结果调整剂量。

(4)应按时服用口服药,严格遵医嘱用量,不得擅自停用。

4.日常生活指导

(1)保持良好的病室环境,严格执行探视陪护管理制度,做到一陪一护,保持病室安静、舒适,使患者心态平和稳定。

(2)气候变化时注意保暖,防止感冒。

(3)患者在床上活动时动作宜慢,有专人陪伴。

第三节　颅内肿瘤

颅内肿瘤是指发生于颅腔内的神经系统肿瘤，可分为原发性和继发性两大类。原发性肿瘤可发生于脑膜、脑组织、脑神经、垂体等；继发性肿瘤是指身体其他部分的恶性肿瘤转移或侵入颅内的肿瘤。常见的原发性颅内肿瘤有胶质瘤、脑膜瘤、垂体瘤等。颅内肿瘤产生的原因目前尚不清楚，可能与遗传和环境等因素有关。

世界卫生组织（WHO）根据神经系统肿瘤的细胞核组织学特点，将肿瘤分为Ⅰ～Ⅳ级，Ⅰ级为良性肿瘤，单纯手术治疗可能治愈，如血管中心型胶质瘤、黏液乳头型室管膜瘤；Ⅱ级为半良性肿瘤，如室管膜瘤、非典型性脉络丛乳头状瘤、少突胶质细胞瘤；Ⅲ级为恶性肿瘤，如间变性星形细胞瘤、间变性血管外皮瘤；Ⅳ级为高度恶性肿瘤，如间变性髓母细胞瘤、胶质母细胞瘤。

一、神经胶质瘤患者的护理

神经胶质瘤是颅内最常见的恶性肿瘤，发生于神经外胚层。神经外胚层发生肿瘤包括两类，分别为神经间质细胞形成的胶质瘤和神经元形成的神经细胞瘤。神经胶质瘤占全部脑肿瘤的33.3%～58.6%，以男性较多见，特别在多形性胶质母细胞瘤、髓母细胞瘤中男性明显多于女性。各类型胶质瘤各有其好发年龄，如星形细胞瘤多见于壮年，多形性胶质母细胞瘤多见于中年，室管膜瘤多见于儿童及青年，髓母细胞瘤大多发生在儿童。

（一）专科护理

1.护理要点

在观察患者病情变化的同时，针对患者情绪状态的变化给予心理护理，对癫痫持续状态的患者给予安全护理，同时对长期卧床的患者应避免压疮的发生。

2.主要护理问题

（1）有皮肤完整性受损的危险：与患者意识障碍或肢体活动障碍长期卧床有关。

（2）慢性疼痛：与肿瘤对身体的直接侵犯、压迫神经及心理因素有关。

（3）有受伤害的危险：与术前或术后癫痫发作有关。

（4）有窒息的危险：与癫痫发作有关。

（5）营养失调低于机体需要量：与患者频繁呕吐及术后患者无法自主进食有关。

（6）活动无耐力：与偏瘫、偏身感觉障碍有关。

（7）无望感：与身体状况衰退和肿瘤恶化有关。

3.护理措施

（1）一般护理。将患者安置到相应病床后，责任护士向患者进行自我介绍，并向患者介绍同病室的病友，以增强患者的安全感和对医护人员的信任感。进行入院护理评估，为患者制订个性化的护理方案。

（2）对症护理。

有皮肤完整性受损的危险的护理：由于长期卧床，神经胶质瘤患者存在皮肤完整性受损的危险，易发生压疮。护士应使用压疮危险因素评估量表进行评估后，再采取相应的护理措施，从而避免压疮的产生。出现中枢性高热的患者应适时给予温水浴等物理降温干预；营养不良或水代谢紊乱的患者在病情允许的情况下给予高蛋白质和富含维生素的饮食；保持床铺清洁、平整、无褶皱。

慢性疼痛的护理：对疼痛的时间、程度、部位、性质、持续性和间断性、疼痛治疗史等进行详细的评估，做好记录并报告医生。当疼痛位于远端或躯干的某些部位时，应遵医嘱给予止痛药物。注意观察药物的作用和不良反应并慎用止疼剂和镇静剂，以免掩盖病情。神经外科患者应慎用哌替啶，因其可导致焦虑、癫痫等。引起慢性疼痛的原因不仅包含患者的躯体因素，还有心理方面的因素，护士应运用技巧分散患者的注意力以减轻疼痛，如放松疗法、想象疗法、音乐疗法等。

有受伤害的危险的护理：术前对有精神症状的患者，适当应用镇静剂及抗精神病药物如地西泮、苯巴比妥、水合氯醛等，病床两侧加护栏以防止患者坠床；对躁动的患者要避免不良环境的刺激，保持病室安静，适当陪护，同时加强巡视，防止患者自伤及伤人；对皮层运动区及附近部位的手术以及术前有癫痫发作的患者，术后要常规给予抗癫痫药物进行预防用药。

有窒息危险的护理：胶质瘤患者在癫痫发作期间可对呼吸产生抑制，导致脑代谢需求增加，引起脑缺氧。若忽视对癫痫持续状态的处理，可产生窒息或永久性神经功能损害。在癫痫发作时，应迅速让患者仰卧，将压舌板垫在其上下牙齿间以防舌咬伤。将患者头偏向一侧，清理口腔分泌物，保持气道通畅。

营养失调的护理：患者由于颅内压增高及频繁呕吐，可导致营养不良和水电解质失衡，从而降低患者对手术的耐受力，并影响组织的修复，增加手术的危险性。因此，术前应给予营养丰富、易消化的高蛋白、高热量饮食，或静脉补充营养液，以改善患者的全身营养状况。鼓励其多进食富含纤维素的食物，以保持大便通畅，对于术后进食困难或无法自主进食的患者应给予留置胃管，进行鼻饲饮食，合理搭配，制订饮食方案。

活动无耐力的护理：胶质瘤术后患者可能产生偏瘫、偏身感觉障碍等症状，从而导致患者生活自理能力部分缺陷。护士应鼓励患者坚持自我照顾的行为，协助其入浴、如厕、起居、穿衣、饮食等生活护理，指导其进行肢体功能训练，提供良好的康复训练环境及必要的设施。

无望感的护理：对于恶性胶质瘤的患者，随着病程的延长及放疗、化疗，病痛的折磨常让患者产生绝望。护士应对疾病为患者带来的痛苦表示同情和理解，并采用温和的态度和尊重患者的方式为其提供护理，帮助其正确应对。鼓励患者回想过去的成就，从而证明他的能力和价值，增强其战胜疾病的信心。

4.护理评价

(1)患者未发生压疮。

(2)患者疼痛有所缓解，能够掌握缓解疼痛的方法。

(3)患者在住院期间安全得到保障。

(4)患者癫痫症状得到控制。

(5)患者营养的摄入能够满足机体的需要。

(6)患者肢体能够进行康复训练。

(7)患者情绪稳定,能够配合治疗与护理。

(二)健康指导

1.疾病知识指导

(1)概念。神经胶质瘤又称胶质细胞瘤,简称胶质瘤,是来源于神经上皮的肿瘤。可分为髓母细胞瘤、多形性胶质母细胞瘤、星形细胞瘤、少突胶质瘤、室管膜瘤等。其中,多形性胶质母细胞瘤恶性程度最高,病情进展很快,对放、化疗均不敏感;髓母细胞瘤也为高度恶性,好发于2～10岁儿童,多位于后颅窝中线部位,常占据第四脑室、阻塞导水管而引发脑积水,对放射治疗较敏感;少突胶质细胞瘤占神经胶质瘤的7%,生长速度较慢,分界较清,可手术切除,但术后往往复发,需要进行放疗及化疗;室管膜瘤约占12%,术后需放疗及化疗;星形细胞瘤在胶质瘤当中最常见,占40%,恶性程度比较低,生长速度缓慢,呈实质性者与周围组织分界不清,常不能彻底切除,术后容易复发。

(2)临床表现。可表现为颅内占位性病变引起的颅内压增高症状,如头痛、呕吐,视神经盘水肿等,或者因为肿瘤生长部位不同而出现局灶性症状,如偏瘫、失语、感觉障碍等。部分肿瘤患者有精神及癫痫症状,表现为性格改变、注意力不集中、记忆力减退、癫痫大发作或局限性发作等。

(3)神经胶质瘤的辅助诊断。主要为颅脑CT、MRI、EEG等。

(4)神经胶质瘤的处理原则。由于颅内肿瘤浸润性生长,与脑组织间无明显边界,难以做到手术全部切除,一般给予综合疗法,即手术后配合以放疗、化疗、分子靶向治疗及免疫治疗等,通常可延缓肿瘤复发,延长患者生存期。对于复发恶性胶质瘤,局部复发推荐再次手术或者放疗、化疗;如果曾经接受过放疗不适合再放疗者,推荐化疗;化疗失败者,可改变化疗方案;对于弥散或多灶复发的患者,推荐化疗和(或)分子靶向治疗。

手术治疗:胶质瘤患者以手术治疗为主,即在最大限度保存正常神经功能的前提下,最大范围安全切除肿瘤病灶。但对不能实施最大范围安全切除肿瘤的患者,酌情采用肿瘤部分切除术,活检术或立体定向穿刺活检术,以明确肿瘤的组织病理学诊断。胶质瘤手术治疗的目的在于:①明确诊断。②减少肿瘤负荷,改善辅助放疗和化疗的结果。③缓解症状,提高患者的生活质量。④延长患者的生存期。⑤为肿瘤的辅助治疗提供途径。⑥降低进一步发生耐药性突变的概率。

放射治疗:放射线作用于细胞后会将细胞杀死。高级别胶质瘤属于早期反应组织,对放射敏感性相对较高,同时又由于肿瘤内存在部分乏氧细胞,较适合进行多次分割放疗使得乏氧细胞不断氧化并逐步被杀死。目前美国国立综合癌症网络发布的胶质瘤指南、欧洲恶性胶质瘤指南及国内共识均将恶性胶质瘤经手术切除后4周开始放射治疗作为恶性胶质瘤综合治疗的标准方法。

化学治疗:利用化疗可以进一步杀死实体肿瘤的残留细胞,有助于提高患者的无进展生存时间及平均生存时间。

分子靶向治疗:即在细胞分子水平上,针对已经明确的致癌位点(该位点可以是肿瘤细胞内部的一个蛋白分子,也可以是一个基因片段),来设计相应的治疗药物。药物进入体内会特异地选择致癌位点相结合发生作用,使肿瘤细胞特异性死亡,而不会波及肿瘤周围的正常组织细胞的一种治疗方法。

免疫治疗:免疫疗法可以通过激发自身免疫系统来定位和杀灭胶质瘤细胞。目前在胶质瘤免疫治疗方面虽然取得了一些进展,但所有的免疫治疗方案在临床试验中均不能完全清除肿瘤。尽管这种治疗方法有各种不足,但由于免疫治疗可以调动人体自身的免疫系统,产生特异性抗肿瘤免疫反应,其理论上是较理想的胶质瘤治疗方法。

(5)神经胶质瘤的预后。随着影像诊断技术的发展、手术理念和设备的进步、放疗技术的日益更新以及化疗药物的不断推出,胶质瘤患者的预后得到很大的改善。但神经胶质瘤侵袭性很强,目前仍无确切有效的治愈手段,特别是恶性胶质瘤,绝大多数患者预后很差,即使采取外科手术、放疗及化疗等综合疗法,五年生存率约25%。

2.饮食指导

(1)合理进食,保持良好的饮食习惯。注意低盐饮食,防止由于钠离子在机体潴留而引起血压升高,进而导致颅内压升高。

(2)增加纤维素类食物的摄入,如蔬菜、水果等,减少便秘发生,必要时可口服缓泻剂,促进排便。

(3)对胶质瘤术后的患者,除一般饮食外,可多食营养脑神经的食品,如酸枣仁、桑葚、白木耳、黑芝麻等。避免食用含有致癌因子的食物,如腌制品、发霉的食物、烧烤、烟熏类食品等。

3.预防指导

(1)通过向患者提供有关疾病的康复知识,以提高患者自我保健的意识。

(2)为预防胶质瘤患者癫痫发作,应遵医嘱合理使用抗癫痫药物。口服药应按时服用,不可擅自减量、停药。若患者以往没有接受过化疗,可给予替莫唑胺口服,防止肿瘤复发。剂量为200mg/(m^2·d),28d为1个周期,连续服用5d;若患者以往接受过其他方案化疗,建议患者起始量为150mg/(m^2·d),28d为1个周期,连续服用5d。

4.日常生活指导

(1)指导患者建立良好的生活习惯,鼓励患者日常活动自理,树立恢复健康的信心。

(2)指导患者要保持心情舒畅,避免不良情绪刺激。家属要关心体贴患者,给予生活照顾和精神支持,避免因精神因素引起病情变化。

二、脑膜瘤患者的护理

脑膜瘤起源于蛛网膜内皮细胞,脑室内脑膜瘤来自脑室内脉络丛,也可来自硬脑膜成纤维细胞和软脑膜细胞。脑膜瘤是仅次于胶质瘤的颅内肿瘤,是良性肿瘤。发病率为19.2%,居第二位,女性多于男性,约2∶1,发病高峰年龄在45岁。脑膜瘤在儿童期极少见,仅占儿童期颅内肿瘤的0.4%~4.6%,16岁以下发病率不足1.3%。近年因CT及MRI的普遍应用,脑膜瘤发现率增高,特别是老年人群,偶尔会有无症状脑膜瘤和多发性脑膜瘤,可合并胶质瘤、垂体瘤和动脉瘤,但较罕见。

(一)专科护理

1.护理要点

密切观察患者疼痛的性质,在做好心理护理和安全防护的同时,注意观察患者生命体征的变化。

2.主要护理问题

(1)急性疼痛:与颅内压增高及开颅手术创伤有关。

(2)焦虑:与疾病引起的不适、家庭经济条件及担心预后有关。

(3)有受伤害的危险:与癫痫发作有关。

(4)营养失调:低于机体需要量:与术中机体消耗及手术前后禁食水有关。

(5)有皮肤完整性受损的危险:与患者意识障碍或肢体活动障碍有关。

(6)潜在并发症:颅内感染。

3.护理措施

(1)一般护理。病室空气流通,光线充足,温湿度适宜,保证安静、有序、整洁、安全的诊疗休养环境。对颅内压增高患者需绝对卧床休息,给予日常生活护理。

(2)对症护理。

急性疼痛的护理:针对因颅内压增高引起的疼痛,在患者发病早期疼痛多为发作性头痛,随着病情的进展,头痛可表现为持续性头痛,且较为剧烈,应给予脱水、激素等治疗使颅内压增高的症状得到改善,从而缓解头痛症状。对于术后疼痛的患者,应协助患者取头高位,耐心倾听患者的感受,指导患者进行深呼吸。

心理护理:护士态度和蔼,具有亲和力,与患者进行有效沟通,增强其安全感和对护理人员的信任感。针对患者及家属提出的问题应运用专业技术知识进行耐心解释,用通俗易懂的语言介绍有疾病相关知识、术前术后注意事项,解除其思想顾虑,乐观接受手术。

有受伤害的危险的护理:因肿瘤长期压迫可出现不同程度的肢体麻木、步态不稳、平衡功能障碍、视力下降,甚至癫痫发作,应保证患者安全。加设床档,防止患者坠床,必要时给予约束带护理;对步态不稳的患者,外出要专人陪伴;对于听力、视力障碍的患者,要加强生活护理,防止因行动不便而发生意外。

营养失调的护理:患者由于颅内压增高及频繁呕吐,脱水治疗,可导致营养不良和水电解质紊乱,从而加大手术风险。因此,术前应给予营养丰富、易消化、高蛋白、高热量饮食,或静脉补充营养液,以改善患者的全身营养状况。

有皮肤完整性受损的危险的护理:对因肢体活动障碍而长期卧床患者,应注意定时翻身,预防压疮发生。对伴有癫痫发作的患者,使用约束带护理时应连续评估其被约束部位皮肤状况,如有红肿情况应解除约束,加强专人陪护。

潜在并发症的观察与护理:护士在协助医生为患者头部敷料换药时,应遵循无菌操作原则,观察伤口渗血、出血情况。病室内每天开窗通风,保持病室空气清新。实行探视及陪伴管理制度,勿将学龄前儿童带入病室。

(二)健康指导

1.疾病知识指导

(1)概念。脑膜瘤是起源于脑膜及脑膜间隙的衍生物,多来自蛛网膜细胞及含蛛网膜成分组织。其病因及发病机制不清,可能与内外环境因素有关。脑膜瘤约占颅内肿瘤的20%,良性居多。生长较为缓慢,病程较长,出现早期症状平均约为2.5年,甚至可达10余年。

(2)临床表现。颅内脑膜瘤多位于大脑半球矢状窦旁,邻近的颅骨会有增生或被侵蚀的迹象，因部位不同各具临床特点，但均有颅内压增高及局灶性体征。

颅内压增高症状：颅内压增高表现为持续性、阵发性加剧头痛，晨起加重。疾病早期可有间断阵发性头痛，随病程推移头痛时间可延长，间隔时间缩短或变成持续性头痛；病情严重者呕吐呈喷射状，与饮食关系不大而与头痛剧烈程度有关，视神经盘水肿可有典型的眼底所见，但患者多无明显自觉症状。一般只有一过性视力模糊、色觉异常或短暂视力丧失。

局灶性症状：肿瘤压迫位置的不同，产生的局灶性症状有所不同。大脑凸面脑膜瘤、矢状窦旁脑膜瘤、大脑镰旁脑膜瘤经常表现为癫痫发作、偏瘫及精神症状等；颅底脑膜瘤引起三叉神经痛，后期出现视神经萎缩、视野缺损、肢体运动障碍及精神症状；鞍结节脑膜瘤可表现为视力障碍、头痛等症状，下丘脑受累可表现为多饮、多尿、嗜睡等症状；蝶骨嵴脑膜瘤可表现为病变侧眼球突出、眼球活动障碍、头痛、癫痫、失语等。

(3)脑膜瘤的诊断。具有重要参考价值的检查项目包括颅脑平片，CT、MRI 和 DSA。因其发病缓、病程长，不同部位脑膜瘤可有不同临床表现。如成年人伴有慢性疼痛、精神改变、癫痫、一侧或双侧视力减退甚至失明、共济失调或有局限性颅骨包块时，应考虑脑膜瘤的可能性。眼底检查发现慢性视神经盘水肿或呈继发性萎缩。

(4)脑膜瘤的处理原则。

手术治疗：脑膜瘤首选手术全切除。因大部分脑膜瘤为良性肿瘤，有完整的包膜，大多可完整切除。对于恶性脑膜瘤术后和不能完全切除的脑膜瘤，可进行部分切除配合放疗，以延长肿瘤复发的时间。

放射治疗：对于不能接受手术治疗的患者，可以考虑采用放射治疗。放射治疗主要针对次全切除的肿瘤及非典型性、恶性脑膜瘤。

立体定向放射外科治疗：立体定向放射外科治疗技术在两年内对肿瘤的生长控制率非常高，特别是对年龄较大、肿瘤位置较深的患者是一种相对安全和有效的治疗方法。但其相关并发症在一定程度上是不可逆的，主要包括急性放射反应，可表现为头痛、头晕、恶心呕吐、癫痫发作等；脑神经损伤，可累及动眼神经、视神经、三叉神经等放射性水肿，常表现为头痛、头晕。

(5)预后。绝大多数脑膜瘤为良性，预后较好。脑膜瘤术后 10 年生存率为 43%～78%，但恶性脑膜瘤较易复发，辅助以放射治疗或伽马刀治疗，预后仍较差。

2.饮食指导

(1)宜食抗肿瘤食物，如小麦、薏米、荸荠、海蜇、芦笋、海带等。

(2)宜食具有保护脑血管作用的食物，如芹菜、荠菜、茭白、向日葵籽等。

(3)宜食具有防治颅内高压作用的食物，如玉米须、赤豆、核桃仁、紫菜、鲤鱼、鸭肉、海带、蟹等。

(4)宜食具有保护视力的食物，如菊花、荠菜、羊肝、猪肝等。

(5)合理进食，保持良好的饮食习惯。注意低盐饮食，防止由于钠离子在机体潴留而引起血压升高，限制烟酒、辛辣等刺激性食物的摄入。

(6)合并糖尿病患者应选用少油少盐的清淡食品，菜肴烹调多用蒸、煮、凉拌、涮、炖、卤等方式。注意进食规律，定时、定量，两餐之间要间隔 4～5h。

3.预防指导

(1)患者应遵医嘱合理使用抗癫痫药物及降压药物,口服药应按时服用,不可擅自减药、停药。如服用丙戊酸钠缓释片每天用量应根据患者的年龄和体重计算。对孕妇、哺乳期妇女、明显肝功能损害者应禁止使用,严禁击碎服用;糖尿病患者严格按医嘱用药,及时按血糖情况调节胰岛素剂量,用药后按计划进食,避免饮食习惯的较大改变。

(2)注意合理饮食及饮食卫生,避免致癌物质进入体内。进行有规律锻炼,提高免疫系统功能,增强抵抗力,起到预防肿瘤作用。

4.日常生活指导

(1)指导患者建立合理的生活方式,保证睡眠充足,注重个人卫生,劳逸结合。

(2)积极治疗原发病,保持心态平和、情绪稳定。

三、垂体瘤患者的护理

垂体瘤是一组在垂体前叶和后叶及颅咽管上皮残余细胞发生的肿瘤,占所有原发性颅脑肿瘤的10%～20%。此组肿瘤以前叶的腺瘤占大多数。据不完全统计,泌乳素瘤最常见,占50%～55%,其次为生长激素瘤占20%～23%,促肾上腺皮质激素瘤占5%～8%,促甲状腺激素瘤和促性腺激素(黄体生成素和促卵泡激素)瘤较少见,无功能腺瘤占20%～25%。垂体瘤大部分为良性肿瘤,极少数为癌。

垂体瘤在手术切除的颅内肿瘤中占19%,为第三位,仅次于胶质瘤和脑膜瘤。常规的MRI扫描中,10%或者更多的垂体瘤具有轻微的信号改变,提示有微腺瘤。常见的发病年龄在30～60岁,其中,有功能的垂体瘤在成人中更常见。

(一)专科护理

1.护理要点

密切观察患者的病情变化,尤其是尿量变化,保证患者安全,注意患者的心理护理。

2.主要护理问题

(1)自我认同紊乱:与功能垂体瘤分泌激素过多有关。

(2)舒适度减弱:头痛与颅内压增高或肿瘤压迫垂体周围组织有关。

(3)有体液不足的危险:与呕吐、尿崩症和进食有关。

(4)感知觉紊乱:与肿瘤压迫视神经、视交叉及视神经束有关。

(5)活动无耐力:与营养摄入不足有关。

(6)潜在并发症:颅内出血、尿崩症、电解质紊乱、感染、垂体危象、癫痫等。

(7)焦虑:与疾病致健康改变及不良预后有关。

3.护理措施

(1)一般护理。嘱患者卧床休息,保持病室内环境安静、室温适宜,尽量减少不良因素的刺激,保证充足睡眠。病床安置护栏、备有呼叫器,病房走廊安置扶手,提供轮椅等辅助工具。

(2)对症护理。

自我认同紊乱的护理:垂体瘤患者由于生长激素调节失衡,可出现巨人症、肢端肥大、相貌改变;泌乳素增高时,女性表现为闭经、不孕,男性表现为性功能障碍;肾上腺皮质分泌异常时,表现为水牛背、面部痤疮、尿频等。应鼓励患者树立战胜疾病的信心,耐心讲解疾病的相关知识，让患者正确认识疾病，积极配合治疗。针对女性出现的闭经及不孕，告知其勿过分紧张，经过治疗后可以康复。对于男性出现的性功能障碍，要注意保护患者隐私，鼓励积极应对。

舒适度改变的护理：因颅内压增高或肿瘤压迫垂体，患者出现头痛等不适症状，应密切观察病情变化，必要时遵医嘱给予脱水、激素等。评估患者疼痛的性质，区分切口疼痛与颅内高压引起的疼痛。合理给予镇静药，注意观察药物疗效。根据个体情况给予20%甘露醇注射液125mL或者250mL快速静脉滴注或利尿剂，并观察用药后患者头痛的缓解情况。注意运用技巧如放松疗法、音乐疗法、想象疗法等分散其注意力，减轻疼痛。

有体液不足的危险的护理：垂体瘤患者术后易出现尿崩及呕吐等不适症状，应严密观察病情变化，必要时给予抗利尿剂和止吐药物治疗。注意补充患者的液体量，避免出现体液不足引起的休克症状。术后6h后可鼓励患者进食流食、半流食、软质饮食，逐渐过渡到普通饮食，以补充患者所需能量及体液，防止体液不足。

感知觉紊乱的护理：肿瘤压迫视神经、视交叉及视神经束后，患者会出现感知觉障碍，应鼓励患者进行功能锻炼，避免肌肉萎缩。

活动无耐力的护理：患者由于长期疾病困扰，食欲减退，导致营养缺乏，肢体活动无耐力，应在指导患者活动的过程中注意节力原则。鼓励患者多进食高热量、高蛋白质、高维生素的食物，避免辛辣刺激、干硬及油腻性食物；注意保持患者进餐环境清洁，舒适、安静，尽量减少患者进餐时的干扰因素；提供充足的进餐时间；为患者准备其喜爱的食物，利于增进食欲、恢复体力，以增加机体抵抗力，提高手术耐受力。告知患者应避免便秘而引起颅内压升高，多进食易消化的食物，鼓励多饮水，必要时给予通便润肠药物。

潜在并发症的护理与观察。①颅内出血的护理：严密观察患者意识、瞳孔、生命体征、肢体活动的变化，如出现意识加深、一侧瞳孔散大、对侧肢体瘫痪进行性加重、引流液颜色呈鲜红色、量多、头痛、呕吐等颅内压增高症状时，应及时报告医生。②尿崩症的护理：严密观察尿量、尿色、尿比重。准确记录24h出入量，如术后尿量大于300mL/h且持续2h，或者24h尿量大于5000mL时即发生尿崩，严密观察有无脱水指征并遵医嘱补液。忌摄入含糖量高的食物、药物，以免血糖升高，产生渗透性利尿，尿量增加。③电解质紊乱的护理：禁止长期使用含钠液体及甘露醇等高渗脱水剂。④感染的护理：体温高于38.5℃者，遵医嘱合理使用抗生素。⑤垂体危象的护理：遵医嘱静脉推注50%葡萄糖溶液40～60mL，以抢救低血糖，继而补充10%葡萄糖盐水。必要时静脉滴注氢化可的松，以解除急性肾上腺功能减退危象，并注意保暖。⑥癫痫的护理：若发生癫痫，及时通知医生，遵医嘱给予镇静剂。保持呼吸道通畅并持续给氧，防止出现舌咬伤、窒息等。

焦虑、恐惧的心理护理：向患者及家属宣讲疾病的相关知识，解释手术的必要性、手术方式及注意事项等。教会患者自我放松的方法，如采用心理治疗中的发泄疗法，鼓励患者表达自我感受等。注意保护患者的自尊，鼓励家属和朋友给予关心和支持，消除焦虑、恐惧心理。

(3)围术期的护理。

术前练习与准备。①开颅手术患者：术前进行头部皮肤准备，做好告知及配合。②经蝶窦入路手术者：手术前3d使用氯霉素滴鼻、漱口液漱口，并加强口腔及鼻腔的护理，指导患者练习做张口呼吸运动。术区备皮准备剪鼻毛，清洁鼻腔，预防感染。③指导患者练习床上使用大小便器，避免术后便秘。手术当天测量生命体征，如有异常或者患者发生其他情况（如女患者月经来潮），及时与医生联系停止手术。告知患者更换清洁衣服，取下饰品、活动义齿等。

术后体位。①经颅手术患者：全麻未清醒者，取侧卧位或平卧位，头偏向一侧，以保持呼吸道通畅。麻醉清醒、血压较平稳后，将床头抬高 15°～30°，以利于颅内静脉的回流。②经蝶窦手术患者：麻醉清醒后取半卧位，以促进术后硬脑膜粘连愈合，防止脑脊液逆流感染。

病情观察及护理：密切观察患者生命体征、意识状态、瞳孔、肢体活动情况等。注意观察手术切口的敷料以及引流管的引流情况，保持术区敷料完好、清洁干燥、引流管通畅。注意观察有无颅内压增高症状，避免情绪激动、用力咳嗽等。

（二）健康指导

1.疾病知识指导

（1）概念。垂体瘤是起源于垂体前叶各种细胞的一种良性肿瘤。根据查体及激发状态下血浆激素的水平将垂体瘤分为有功能性和无功能性。有功能性垂体瘤包括过度分泌泌乳素（PRL）、生长激素（GH）、促肾上腺皮质激素（ACTH）、甲状腺刺激激素（TSH）、黄体生成素（LH）和促卵泡激素（FSH）的肿瘤，无功能性垂体瘤可分为裸细胞瘤、大嗜酸细胞瘤、无症状性 ACTH 腺瘤；根据影像学特征进行分类包括垂体瘤瘤体小于 1cm 的微腺瘤和直径大于 1cm 的大腺瘤。

（2）垂体瘤的主要症状。垂体瘤的大小、临床症状、影像学表现、内分泌功能、细胞组成、生长速度及形态学各不相同，以内分泌功能紊乱或者占位效应引起的症状为主，可出现头痛。生长激素瘤在儿童时期和青春期由于骨骼尚未闭合时呈现巨人症，成人表现为肢端肥大综合征，即五官粗大、喉部增大、足底厚垫、黑棘皮症、骨骼明显改变、牙距变宽及手脚骨骼变大等；泌乳素腺瘤女性患者表现为闭经、溢乳、性欲减退、无排卵性不孕，男性表现为乳房发育、溢乳及阳痿；促肾上腺皮质激素腺瘤患者表现为库欣综合征，如因糖皮质激素分泌过多而致向心性肥胖、满月脸、高血压、多毛、月经失调、低血钾、痤疮、瘀斑、紫纹及儿童发育迟缓等；无功能性垂体瘤常引起失明及垂体功能减退症状。

（3）垂体瘤的诊断。通过垂体病变的影像学和测定血浆 PRL、GH、ACTH 水平进行诊断。

（4）垂体瘤的处理原则。

手术治疗：经颅手术适用于肿瘤体积巨大且广泛侵袭生长，向鞍上、鞍旁、额下和斜坡等生长的肿瘤。经单鼻孔入路切除垂体腺瘤，适应于各种类型的垂体微腺瘤、大腺瘤及垂体巨大腺瘤（最大直径大于 3cm）。

非手术治疗：放射治疗适用于肿瘤体积较小，易发生垂体功能低下等并发症者。伽马刀治疗适用于与视神经的距离大于 3mm 者、术后残余或术后多次复发者、肿瘤直径小于 45mm、老年人合并其他器质性病变者、不能耐受手术者、拒绝手术或不具备手术条件者。

（5）垂体瘤的预后。垂体腺瘤的预后主要取决于肿瘤类型及肿瘤大小。对于巨大腺瘤，尽管手术可以切除肿瘤、缓解其占位效应，但是很难达到全切除以及使内分泌功能恢复正常，需接受手术、药物及放疗的综合治疗。对于肢端肥大症患者须将血清激素水平降至正常后方可进行手术，以减轻全身损害。

2.饮食指导

饮食规律，选用高蛋白、高热量、低脂肪、易消化食物，增加粗纤维食物摄入，如芹菜、韭菜等。

3.药物指导

患者服用激素类药品时应严格遵医嘱用药，切不可自行停药。

4.日常生活指导

为患者提供一个安静、舒适的环境，保持乐观的心态，改变不良的生活方式，如熬夜、酗酒、赌博等，适当运动，多参与有意义的社会活动。

第四节　椎管内肿瘤

椎管内肿瘤又称脊髓肿瘤，是指发生于脊髓、神经根、脊膜和椎管内与脊髓邻近组织的原发性和继发性肿瘤。肿瘤可发生于任何年龄，以 20～40 岁多见。肿瘤发生于胸段者最多，其次为颈段、腰骶段及马尾。椎管内肿瘤根据发生部位可分为髓内肿瘤、髓外硬脊膜下肿瘤和硬脊膜外肿瘤。其中，髓内肿瘤占 15%，常见有星形细胞瘤、室管膜瘤；髓外硬脊膜下肿瘤占椎管内肿瘤的 65%～70%，常见有神经纤维瘤、神经鞘瘤、脊膜瘤等；硬脊膜外肿瘤占 25%，多数是转移瘤、淋巴瘤。

一、神经鞘瘤患者的护理

神经鞘瘤是由周围神经的神经鞘所形成的肿瘤。主要来源于背侧神经根，腹侧神经根多发神经纤维瘤。神经鞘瘤占成人硬脊膜下肿瘤的 25%，绝大多数肿瘤表现为单发，在椎管各节段均可发生。发病高峰期为 40～60 岁，性别无明显差异。约 2.5%的硬脊膜下神经鞘瘤是恶性的，其中至少一半为神经纤维瘤。恶性神经鞘瘤预后较差，存活期常不超过一年。

(一)专科护理

1.护理要点

密切观察患者生命体征及心理变化，注意做好患者皮肤护理及康复功能锻炼。

2.主要护理问题，

(1)有误吸的危险：与疾病引起的呕吐、饮水呛咳等有关。

(2)营养失调，低于机体需要量：与患者头痛、呕吐、进食呛咳、吞咽困难等因素引起的营养摄入不足有关。

(3)体像紊乱：与面肌瘫痪、口角歪斜有关。

(4)感知觉紊乱：听觉：与长期肿瘤压迫有关。

(5)慢性疼痛：与长期肿瘤压迫有关。

(6)潜在并发症：角膜溃疡、口腔黏膜改变、面部出现带状疱疹、平衡功能障碍等。

3.护理措施

(1)一般护理。嘱患者取头高位，床头抬高 15°～30°，保持室内环境安静、室温适宜，尽量减少不良因素刺激，保证患者充足睡眠。在住院期间，保证患者安全，并指导进行适当的功能锻炼。

(2)对症护理。

有误吸危险的护理。①定时为患者进行翻身叩背，促进痰液排出。痰液黏稠者，可进行雾化吸入治疗，稀释痰液。不能自行排出痰液者，应及时给予气管插管或气管切开术，必要时给予机械辅助通气。②为防止误吸，在患者床旁准备吸引装置；对于昏迷患者应取下义齿，及时清除口腔分泌物及食物残渣；患者进食时宜采取端坐位、半坐卧位或健侧卧位，并根据吞咽功能的评定选取适宜的食物如糊状食物，以防误咽、窒息。③出现呛咳时，应使患者腰、颈弯曲，身体前倾，下颌抵向前胸，以防止食物残渣再次进入气管；发生窒息时，嘱患者弯腰低头，治疗者在肩胛骨之间快速连续拍击，使残渣排出。④如患者吞咽、咳嗽反射消失，可给予留置胃管。

营养失调的护理。①提供良好的进食环境，食物营养搭配合理，促进患者食欲。②可选择质地均匀，不宜松散，易通过咽和食管的食物。舌运动受限、协调性欠佳者，应避免高黏稠度食物；舌力量不足者，应避免大量糊状食物；营养失调者，必要时给予静脉补充能量，改善全身营养状况，以提高患者对手术的耐受能力。

体像紊乱的护理。①患者由于出现面肌痉挛或口角歪斜等症状，担心疾病影响自身形象，易出现焦虑、抑郁等负性情绪，护士应鼓励患者以积极的心态面对疾病。巨大神经鞘瘤术后并发症包括面瘫、失明、吞咽困难等，护士应支持和鼓励患者，针对其顾虑问题进行耐心解释。嘱患者放松，进行深呼吸，减缓紧张感。②了解患者的心理状态及心理需求，有针对性地因人施教，告知患者疾病的相关知识及预后效果，使患者对治疗过程充满信心。护理人员操作时要沉着冷静，以增加患者对医护人员的信任感，从而配合医疗和护理措施的顺利进行。③为患者提供安静的休养环境。根据国际噪声标准规定，白天病区的噪声不应超过 38 分贝。医护人员应做到走路轻、说话轻、操作轻、关门轻。对于易发出响声的椅脚应钉橡胶垫，推车的轮轴、门窗铰链应定期滴注润滑油，夜间护理操作时尽量集中进行，减少接打电话、使用呼叫器次数，加强巡视病房，认真执行患者探视陪护管理制度。④护理人员在护理过程中，态度和蔼可亲，贯穿服务人性化、操作规范化、语言温馨化、关怀亲切化、健教个性化、沟通技巧化、满意最大化的护理理念，使患者身心愉悦，消除消极情绪。护理人员能够以幽默诙谐、通俗易懂的语言与患者及家属进行沟通，对于情绪低落、抑郁的患者，应鼓励患者树立战胜疾病的信心。

感知觉紊乱的护理。①患者出现听力下降或失聪时，护士应教会患者自我保护听力功能的方法，如避免长时间接触监护仪器、人员话语、人员流动等各种噪声，尽量减少噪声的干扰，指导患者学习唇语和体语。②使患者能够保持轻松愉快的良好心态。如果经常处于急躁、恼怒的状态，会导致体内自主神经失去正常的调节功能，使内耳器官发生缺血，出现水肿和听觉障碍，加重病情。③按摩耳垂前后的处风穴(在耳垂与耳后高骨的凹陷处)和听会穴(在耳屏前下方，下颌关节突后缘凹陷处)，可增加内耳的血液循环，起到保护听力的作用。④用药时应尽量避免使用耳毒性药物，如庆大霉素、链霉素、卡那霉素、新霉素等，易引起耳中毒而损害听力。⑤指导患者不宜用耳勺等挖耳朵，易碰伤耳道而引起感染。耳道有痒感时，可用甘油棉签擦拭或口服 B 族维生素、维生素 C 和鱼肝油。⑥减少使用耳机、电子产品等。⑦听神经鞘瘤手术治疗后，患者听力会逐渐好转，与患者沟通时宜站在听力较好的一侧，并掌握沟通音量。必要时使用肢体语言，如眼神、手势等进行沟通。

慢性疼痛的护理。①评估患者的行为、社会交往方面、经济方面、认知和情绪、对家庭的影响等方面的表现，及时了解患者思想动向，找出其受困扰问题，有针对性地进行帮助解决。②指导患者使用合适的无创性镇痛措施，如松弛术、皮肤刺激疗法（冷敷、热敷、按摩、加压、震动）、分散注意力的方法等，还可介绍一些其他的技术，如气功生物反馈等。③选用止痛剂时，评估并决定最佳的用药途径，如口服、肌内注射、静脉给药或肛门推注等；观察用药后反应及止痛效果，可对服药前的疼痛程度与服药后进行对比，选择合适药物。④对于慢性疼痛，应鼓励患者及家属勿过分担心和焦虑，树立战胜疾病的信心。⑤协助患者在疼痛减轻时，进行适量运动。

潜在并发症的观察与护理。①角膜炎、角膜溃疡：由于面神经、三叉神经损伤而致眼睑闭合不全、角膜反射减弱或消失、瞬目动作减少及眼球干燥，如护理不当可导致角膜炎、角膜溃疡，严重者甚至失明。护士应检查患者面部的痛、温、触觉是否减退或消失，观察角膜反射有无减弱或消失；对于眼睑闭合不全者可使用棉质、透气性好的眼罩保护眼球，或者用蝶形胶布将上、下眼睑黏合在一起，必要时行上、下眼睑缝合术；白天按时用氯霉素眼药水滴眼，晚间睡前用四环素或金霉素眼膏涂于上、下眼睑之间，以保护角膜；指导患者减少用眼和户外活动，外出时戴墨镜保护。②面部出现带状疱疹：是由于潜伏在三叉神经内的病毒被激发，活化后可沿感觉神经通路到达皮肤，引起该神经区病毒感染所致面部带状疱疹。感染部位为鼻部、口角、唇边等处，应予镇痛抗病毒处理，局部保持干燥。患处涂抹抗病毒药膏，保持未破水疱干燥清洁，禁止用手搔抓，以免并发细菌感染及遗留瘢痕；加强消毒隔离，防止交叉感染；遵医嘱使用抗病毒及增强免疫力的药物，疱疹一般可在 2 周内消退。带状疱疹患者饮食须注意少吃油腻食物；禁止食用辛辣食物，如酒、生姜、羊肉、牛肉及煎炸食物等；少吃酸涩、收敛制品，如豌豆、芡实、石榴、芋头、菠菜等；多进食豆制品、鱼、蛋、瘦肉等富含蛋白质的食物及新鲜的瓜果蔬菜，增强机体抵抗能力。③平衡功能障碍：患者术后易出现步行困难或行走偏向等感觉异常症状，护理人员在护理过程中应嘱患者勿单独外出，防止摔伤；给予必要的解释和安慰，加强心理护理；保持病区地面清洁，如地面潮湿应设置警惕标识，清除障碍物；指导患者进行平衡功能训练时应循序渐进，从卧位开始，站立平衡及行走训练，增进患者康复的信心。

(3)围术期的护理。

术前练习。①咳嗽训练：指导患者做深呼吸，吸气时间长于呼气时间，要自然、缓慢，闭声门，然后缓缓用力咳嗽，避免用力过猛引起疼痛；进行有效咳嗽可增加肺通气量，预防术后坠积性肺炎的发生。②排尿训练：让患者放松腹部及会阴部，用温热毛巾敷下腹部或听水声，用温开水清洗会阴等，反复练习，直至可床上排尿。③翻身训练：为患者讲解轴线翻身的方法、操作程序及注意事项，使患者能够术后良好配合。

术前准备：术前常规头部备皮并检查头部是否有皮囊炎、头皮是否有损伤，修剪指甲，更换衣裤，条件允许情况下进行沐浴。术前睡眠差及心理紧张者，遵医嘱给予镇静剂。

术后体位：术后 6h 内取去枕平卧位，搬动患者时注意保持脊柱水平位。每 1～2h 翻身一次，注意保持头与身体的水平位。

营养和补液：为增强机体抵抗力，鼓励多食蔬菜及水果，多饮水，保持大便通畅。

伤口护理：巡视病房过程中注意观察伤口有无渗出、感染征象，保持伤口敷料完整，进行交接班记录。如术后3～7d出现局部搏动性疼痛，皮肤潮红、肿胀、压痛明显，并伴有体温升高，应及时通知医生，提示有感染征象。

创腔引流管护理：肿瘤切除后常需在创腔内放置引流管，以便引流脑内的血性液体及组织碎屑、小血细胞凝集块等。应保持引流管通畅，准确观察量、颜色并及时记录。

(二)健康指导

1.疾病知识指导

(1)概念。神经鞘瘤是发生于硬膜下各段椎管的单发肿瘤；起源于神经膜细胞，电镜下大体上表现为光滑球形肿物悬挂于脊神经上且与之分离，而不是使神经增粗。

(2)主要的临床症状。神经鞘瘤系局部软组织包块，病程发展缓慢，早期可无症状，待包块长大后，局部有酸胀感或疼痛。触摸或者挤压包块时有麻痹或触电感，并向肢体远端放射。

(3)神经鞘瘤的诊断。临床上可综合特殊染色体和免疫学检查、凝血常规、血常规、尿常规、生化、电测听、CT、MRI、电生理检查等进行确诊。

(4)神经鞘瘤的处理原则。

手术治疗：一旦定位诊断明确，应尽早手术切除。

放射治疗：凡病理回报为恶性肿瘤者均可在术后行放射治疗，以提高治疗效果和生存质量。

3)化学治疗：脂溶性烷化剂如卡莫司汀治疗有一定的疗效，转移癌(腺癌、上皮癌)则应用环磷酰胺、氨甲蝶呤等。

(5)神经鞘瘤的预后。由于手术入路的不断改进和显微外科技术的普遍应用，进入20世纪以来，神经鞘瘤的手术效果显著提高。至20世纪90年代，神经鞘瘤的手术全切除率已达90%以上，病死率已降至0～2%，直径2cm以下的神经鞘瘤面神经功能保留率达86%～100%，2cm以上的肿瘤面神经保留率在36%～59%。

2.饮食指导

(1)高蛋白(鸡、鱼、蛋、奶等)、高维生素、高热量、高纤维素(韭菜、芹菜等)饮食。

(2)鼓励患者少量多餐，制订饮食计划，保持进餐心情愉快，增强机体耐受能力。

3.用药指导

(1)患者服用化疗药物期间，注意观察患者有无恶心、头痛、疲乏、直立性低血压、脱发等不良反应。

(2)静脉输注化疗药物时，不可随意调节滴速。

(3)经常巡视病房，观察输液部位血管、皮肤情况，防止药液外渗。

4.日常生活指导

(1)鼓励患者保持乐观向上态度，加强自理能力。

(2)根据气温变化增减衣物，注意保暖。

二、室管膜瘤患者的护理

室管膜瘤是一种少见的肿瘤，来源于脑室与脊髓中央管的室管膜细胞或脑内白质室管膜细胞巢的中枢神经系统。其发生率占颅内肿瘤的2%～9%，约占胶质瘤的12%，好发于儿童及青年人,男性多于女性。目前,幕上室管膜瘤手术病死率降至0～2%,幕下室管膜瘤手术病死率为0～3%。

(一)专科护理

1.护理要点

密切观察生命体征瞳孔、意识、肌力及病情变化,保障患者安全,同时给予疾病相关健康指导,加强患者的心理护理。

2.主要护理问题

(1)急性疼痛:与术后切口疼痛及颅内压增高有关。

(2)营养失调,低于机体需要量:与恶心、呕吐有关。

(3)有受伤害的危险:与神经系统功能障碍引起的视力障碍、肢体运动障碍有关。

(4)焦虑:与脑肿瘤的诊断及担心手术效果有关。

(5)潜在并发症:颅内出血、颅内压增高、脑疝、感染等。

(6)知识缺乏:缺乏相关疾病知识。

3.护理措施

(1)一般护理。病室环境舒适、安静、整洁,空气流通,温度以18～20℃为宜。将患者妥善安置在指定床位,进行更换病服,佩戴身份识别的腕带,并向患者做好入院指导。按照护理程序进行护理评估,制订合理、切实的治疗及护理方案。

(2)对症护理。

急性疼痛的护理:术后切口疼痛一般发生于术后24h内,可遵医嘱给予一般止痛剂。颅内压增高所致的头痛,多发生在术后2～4d,头痛的性质多为搏动性头痛,严重时可伴有恶心、呕吐,需给予脱水、激素等药物治疗,降低颅内压,从而缓解头痛症状。也可通过聊天、阅读等分散其注意力,播放舒缓的音乐,进行有节律的按摩,深呼吸、沉思、松弛疗法或积极采取促进患者舒适的方法以减轻或缓解疼痛。

营养失调的护理:因颅内压增高而导致频繁呕吐者,应注意补充营养,维持水、电解质平衡。指导患者每天进食新鲜蔬果,少食多餐,适当限制钠盐摄入。

有受伤害的危险的护理:病室内应将窗帘拉开,保持光线充足、明亮,地面洁净、干燥,物品按照五常法管理,以避免发生跌倒、烫伤等危险情况。嘱患者静卧休息,活动、如厕时应有人陪伴。

焦虑的护理:根据患者及家属的具体情况提供正确的心理指导,了解患者的心理状态以及心理需求,消除患者紧张、焦虑等情绪。鼓励患者正视疾病,稳定情绪,增强战胜疾病的信心。护理人员操作时要沉着冷静,增加患者对医护人员的信任感,从而积极配合治疗。

潜在并发症的观察与护理。①出血:颅内出血是最危险的并发症,一般多发生在术后24～48h内。表现为意识的改变,意识清醒后逐渐转为模糊甚至是昏迷。因此应严密观察病情,一旦发现患者有颅内出血的倾向,立即报告医生,同时做好再次手术的准备工作。②感染:术区切口感染多于术后3～5d发生,局部可有明显的红肿、压痛以及皮下积液。肺部感染,多于术后1周左右发生,若不及时控制,可致高热、呼吸功能障碍而加重脑水肿,甚至发生脑疝。应遵医嘱合理使用抗生素,严格执行无菌技术操作,加强基础护理,提高患者机体免疫力。③中枢性高热:多出现于术后12～48h内,同时伴有意识障碍、呼吸急促、脉搏加快等症状,可给予一般物理降温或冬眠低温疗法。

(3)围术期的护理。

术前练习与准备:鼓励患者练习床上大小便,练习正确的咳嗽和咳痰方法,术前2周开始停止吸烟。进行术区备皮,做好血型鉴定及交叉配血试验,备血等。指导患者术前6h开始禁食,术前4h禁水,以防因麻醉或手术过程中呕吐引起误吸、窒息或吸入性肺炎。择期手术最好在术前1周左右,经口服或静脉提供充分的热量、蛋白质和维生素,以利于术后组织的修复和创口的愈合,提高防御感染的能力。在手术前一天或手术当日早晨,如发现患者有发热、高血压或女患者月经来潮,应延迟手术日期;手术前夜可给予镇静剂,保证其充分睡眠;进手术室前排空尿液,必要时留置导尿管。

术后体位:全麻未清醒患者,取侧卧位,保持呼吸道通畅。意识清楚、血压较平稳后取头高位,抬高床头15°～30°。幕上开颅术后的患者应卧向健侧,避免头部切口处受压;幕下开颅术后的患者早期宜取无枕侧卧或侧俯卧位。

营养和补液:一般术后第1天可进流质饮食,第2、3天可逐渐给半流质饮食,以后可逐渐过渡到软食和普通饮食,如患者有恶心、呕吐、消化道功能紊乱或出血,术后可禁食1～2d,同时给予静脉补液,待病情平稳或症状缓解后再逐步恢复饮食。术后1～2周为脑水肿期,术后1～2d为水肿形成期,4～7d为水肿高峰期,应适当控制输液量,成人以1 500～2 000mL/d为宜。脑水肿期间需使用高渗脱水剂而导致排出尿液增多,应准确记录24h液体出入量,维持水、电解质平衡。

呼吸道的护理:术后要密切观察患者有无呼吸困难或烦躁不安等呼吸道梗阻情况,保持呼吸道通畅。鼓励患者进行深呼吸及有效咳嗽。如痰液黏稠,可进行雾化吸入疗法,促进呼吸道内黏稠分泌物的排出及减少黏液的滞留,从而改善呼吸状况。痰液多且黏稠不易咳出时,可给予气管切开后吸痰。

病情观察及护理:密切观察患者生命体征、意识状态、瞳孔及反射、肢体活动情况等。注意观察手术切口的敷料以及引流管的引流情况,使敷料完好、引流管通畅。注意观察有无颅内压增高症状,避免情绪激动、用力咳嗽、用力排便及高压灌肠等。

(二)健康指导

1.疾病知识指导

(1)概念。室管膜瘤是一种中枢神经系统肿瘤,约有65%的室管膜瘤发生于后颅窝。其肿瘤常分布在幕上、幕下、脊髓和圆锥-马尾-终丝四个部位。在美国,年龄小于15岁的儿童中,室管膜瘤的发病率为3/10万人。室管膜瘤5年生存率为62%。

(2)主要的临床症状。由于肿瘤所在部位的不同,室管膜瘤患者表现的临床症状有很大的差别,典型的室管膜瘤见于侧脑室、第三脑室、第四脑室及脑内。其中第四脑室室管膜瘤较常见,肿瘤的主体多位于脑室内,少数肿瘤的主体位于脑组织内。

第四脑室室管膜瘤的临床症状。①颅内压增高症状:肿瘤位于脑室内堵塞室间孔或压迫导水管,从而影响脑脊液循环,致使脑脊液滞留,从而引起脑室扩大和颅内压增高。其特点是间歇性发作,与头位的变化有关。晚期一般常呈强迫头位,头多向前屈或侧屈,可表现为剧烈的头痛、眩晕、呕吐、脉搏、呼吸改变,意识突然丧失及由于展神经核受影响而产生复视、眼球震颤等症状,称为 Brun's 征。②脑干症状与脑神经系统损害症状:脑干症状较少见。可出现脑桥或延髓神经核受累症状,一般多发生在颅内压增高之后,少数也有以脑神经症状为首发症状。③小脑症状:可表现为步态不稳,眼球震颤,小脑共济失调和肌张力减低等。

侧脑室室管膜瘤的临床表现。①颅内压增高症状:当脑肿瘤体积增大引起脑脊液循环障碍时,可出现持续剧烈头痛喷射状呕吐、视神经盘水肿等颅内压增高症状。②肿瘤的局部症状:早期由于肿瘤对脑组织的压迫,可出现对侧轻偏瘫、感觉障碍和中枢性面瘫等症状。

第三脑室室管膜瘤的临床表现:第三脑室室管膜瘤极为少见,位于第三脑室后部。早期可出现颅内压增高并呈进行性加重,同时可伴有低热。

脑内室管膜瘤的临床表现:部分室管膜瘤不长在脑室内而位于脑实质中,幕上者多见于额叶和顶叶内,肿瘤位于大脑深部临近脑室,也可显露于脑表面。

(3)室管膜瘤的诊断。

室管膜瘤的分级:室管膜瘤根据恶性程度的不同分为 4 级。1 级室管膜瘤包括黏液乳头型及室管膜下瘤型,常见于脊髓和Ⅳ脑室侧脑室;2 级室管膜瘤包括乳头型常见于桥小脑角,蜂窝型常见于Ⅳ脑室和中线部位,透明细胞型常见于Ⅳ脑室中线部位;3 级室管膜瘤间变型常见于大脑半球;4 级室管膜瘤室管膜母细胞瘤型好发于各个部位。其中第 4 级是恶性程度最高的肿瘤。

室管膜瘤的检查:颅骨 X 线平片、CT、MRI。

(4)室管膜瘤的处理原则。

手术治疗:手术全切肿瘤是室管膜瘤的首选方案,首选手术全切除或次全切除肿瘤。

放射疗法:对未能行肿瘤全切除的患者,术后应行放射治疗。对于成年患者,手术全部切除肿瘤,结合术后颅脑脊髓联合放射疗法已经成为治疗的金标准。

化学药物治疗:成年患者术后化学药物治疗无显著效果,但对于复发或幼儿不宜行放射线治疗的患者,化学药物治疗是重要的辅助治疗手段。由于患者肿瘤所在部位难以达到而不能获得全切除,所以化学药物治疗的作用就变得更加明显和确定。

(5)室管膜瘤的预后:肿瘤的恶性程度越高,其增生指数越高,越容易转移。基质金属蛋白酶活性越高,血管内皮的生长因子的表达也越高。因此,虽然当前对室管膜瘤这类少见肿瘤的认识和治疗已经有了一些进展,但仍需要更多临床和基础学科团队共同协作,才能真正改善患者的预后。

2.饮食指导

(1)以高热量高蛋白、高维生素、低脂肪、易消化饮食为宜,如鲜鱼、肉、豆制品、新鲜蔬菜及水果等。进食时要心情愉快,不偏食。为防止化疗引起的白细胞、血小板等下降,宜多食动物内脏、蛋黄、黄鳝、鸡、桂圆、阿胶等食物。

(2)食物应尽量做到多样化。可采取更换食谱、改变烹调方法、增加食物的色、香、味等方法增强患者的食欲。

(3)应避免进食过热过酸、过冷、过咸、辛辣的食物,少吃熏、烤、腌泡、油炸类食品,主食粗细粮搭配,以保证营养平衡。

(4)腹泻者在服用止泻剂的同时,应给予易消化、营养丰富的流食或半流质食物,以补充人体所需的电解质,待腹泻症状好转后可适当添加水果和蔬菜,但应少食油腻及粗纤维的食物,避免加快胃肠蠕动而不利于恢复。可多吃富含钾的食物如菠菜、香菇、香蕉鲜枣、海带、紫菜等。

(5)便秘者可多进食维生素丰富的水果、蔬菜及谷类。

3.预防指导

(1)避免有害物质侵袭(促癌因素),避免或尽可能少接触有害物质。如周围环境中的致癌因素,包括化学因素、生物因素和物理因素等;自身免疫功能的减弱、激素的紊乱、体内某方面代谢异常及遗传因素等。

(2)要进行适当的体育锻炼。患者可根据自身情况选择散步、慢跑、打太极拳、习剑、游泳等活动项目,运动量以不感到疲劳为度,以增强机体免疫力。

(3)勿进食陈旧、过期、变质、刺激性、产气的食物。

4.日常生活指导

(1)保持积极、乐观的心态,避免家庭、工作、社会等方面的负性影响。培养广泛的兴趣爱好,作息时间规律。

(2)在体位变化时动作要缓慢,转头不宜过猛过急。洗澡水温不宜过热,时间不宜过长,有专人陪伴。

(3)气候变化时注意保暖,适当增减衣物,防止感冒。

第五节　颅内血管性疾病

颅内血管性疾病发病率及病死率居高不下,严重威胁着人们的健康,与恶性肿瘤、冠心病等共同构成了人类死亡的三大疾病。颅内动脉瘤、颅内动静脉畸形和脑卒中等疾病需要接受外科治疗。

一、颅内动脉瘤患者的护理

颅内动脉瘤是颅内局部动脉血管壁异常而产生的囊性膨出物。常见于40～60岁的中老年人。在脑血管意外中,颅内动脉瘤破裂出血居于第三位,仅次于脑梗死及高血压脑出血。未破裂动脉瘤蛛网膜下隙出血的危险率为1%～2%,其中50%～60%的破裂是致命的。流行病学研究表明在颅内动脉瘤破裂中60%的出现死亡或是发生严重残疾,其余患者中一半有神经、精神或是认知障碍。

(一)专科护理

1.护理要点

密切观察患者生命体征,预防脑血管痉挛,绝对卧床,加强患者的心理护理,避免情绪波动。

2.主要护理问题

(1)知识缺乏:缺乏颅内动脉瘤破裂的相关知识和注意事项。

(2)有受伤害的危险:与颅内动脉瘤破裂有关。

(3)潜在并发症:颅内出血、颅内压增高、脑疝等。

3.护理措施

(1)一般护理:病室环境安静、整洁,室内光线柔和。避免各种不良刺激,减少探视人员,集中护理操作,保持患者情绪稳定。

(2)对症护理

1)向患者告知有关颅内动脉瘤破裂的知识,发放入院指导、健康宣教手册,对患者提出的问题有针对性地进行解答。

2)动脉瘤患者应绝对卧床休息,将血压控制在稳定状态,避免血压大幅度波动而致动脉瘤破裂;保持大便通畅,可适当使用缓泻剂;勿用力咳嗽;避免剧烈运动。

3)患者外出时要有人陪伴,不可单独或锁门洗澡,以免发生跌倒、头部创伤等意外。

4)如发现有头痛、呕吐、意识障碍或偏瘫等动脉瘤破裂出血的表现时,要及时通知医生诊治。

5)密切观察患者生命体征、意识、瞳孔、肌力等变化。

6)给予清淡易消化的饮食,多食蔬菜水果及粗纤维食物。

(二)健康指导

1.疾病知识指导

(1)概念。颅内动脉瘤是由于颅内动脉血管壁局部的缺陷及腔内压力的增高而致缺陷的局部高度扩张,形成向外膨出的囊状物。因其瘤体很小,在破裂出血之前很少被发现,有80%以上的自发性蛛网膜下隙出血与颅内动脉瘤破裂有关。

(2)主要的临床症状。

前期症状和体征,包括头痛、单侧眼眶疼痛或球后痛伴动眼神经麻痹、恶心、呕吐、头晕等症状。半数前驱症状和体征在大出血发生1周内出现,90%在6周内发生。

典型表现:动脉瘤破裂出血引起蛛网膜下隙出血的临床症状和体征,如突发头痛、意识障碍、癫痫、发热等。

非典型表现:老年、儿童和少数成人患者无头痛,仅表现为全身不适、胸背痛、发热、视力或听力突然丧失等。

脑血管痉挛可造成脑供血不足而致中枢神经系统功能紊乱,出现意识障碍、偏身感觉障碍、失语,甚至发生脑疝而死亡。

(3)动脉瘤的诊断。

动脉瘤的分类:颅内动脉瘤可依据位置的不同分为颈内动脉系统和椎基底动脉系统动脉瘤,发生在颈内动脉系统的动脉瘤占90%,椎基底动脉系统动脉瘤占10%。其中,颈内动脉系统动脉瘤包括颈内动脉-后交通动脉瘤、前动脉-前交通动脉瘤和中动脉动脉瘤。椎基底动脉系统动脉瘤包括椎动脉瘤、基底动脉瘤和大脑后动脉瘤;依据动脉瘤的大小可分为小型、一般型、大型和巨大型动脉瘤。动脉瘤直径小于0.5cm为小型动脉瘤,直径在0.6～1.5cm为一般型动脉瘤，大型动脉瘤瘤体直径在 1.6～2.5cm，直径大于 2.5cm 为巨大型动脉瘤；按照形态可分为囊状动脉瘤、梭形动脉瘤和壁间动脉瘤，分别约占动脉瘤的 95％、4％和 1％。

辅助检查。头颅 CT 检查的敏感性取决于出血的时间及临床分级，可明确蛛网膜下隙出血及其程度，提供出血部位的线索，并了解伴发的脑内或脑室内出血以及阻塞性脑积水等；腰椎穿刺检查可明确有无蛛网膜下隙出血，颅内压升高及血性脑脊液；头颅 MRI 对颅后窝、颅内系统少量出血及动脉瘤内血栓的形成具有辅助诊断意义；DSA 可判断动脉瘤的位置形态、数目、内径、血管痉挛以及侧支循环情况。

(4)颅内动脉瘤的处理原则。

非手术治疗，主要是防止出血或再出血及控制血管痉挛。应给予绝对卧床休息，控制血压并降低颅内压。

手术治疗，开颅夹闭动脉瘤蒂是首选的治疗方法，也可以采用动脉瘤介入治疗栓塞技术。其中动脉瘤栓塞技术包括载瘤动脉闭塞和动脉瘤腔内填塞两种。目前选择性腔内闭塞动脉瘤的方法有电解脱铂微弹簧圈(GDC)。

(5)动脉瘤的预后。颅内动脉瘤若任其发展，可自行破裂并引起急性蛛网膜下隙出血、瘤腔内形成血栓而自行愈合，或者处于静止期。但动脉瘤一旦破裂，病死率较高，为 30％～40％。动脉瘤大小是直接影响手术效果及术后并发症的重要因素。研究证明，直径小于 0.5cm的未破裂的动脉瘤病死率为 2％，直径 0.6～1.5cm 的动脉瘤病死率约为 7％，直径大于 1.5cm 的动脉瘤病死率占 14％。直径小于 1.0cm 的动脉瘤患者，99％的预后较好，故动脉瘤的直径越大预后越差。

2.用药指导

按照医嘱适当使用镇静剂、抗癫痫药物及缓解血管痉挛的药物，同时按照药物的剂量、方法准确服药，定期复查。抗凝血药物如肝素，在每次注射前应测定凝血时间，因用药过量可导致自发性出血；应用双香豆素衍生物时，应注意皮炎、脱发、荨麻疹、恶心、腹泻等不良反应，避免用药过量；应用罂粟碱可扩张血管、增加血流量、改善血管造影效果等作用。应用降压药物如硝普钠静脉滴注时滴注系统须用黑纸包盖避光，并应控制药物滴注速度。

3.饮食指导

(1)低胆固醇饮食，少食动物脂肪。指导患者每天胆固醇摄取量不宜超过 300mg。

(2)饮食宜清淡，不食过咸和甜食，避免过饱。

(3)保持大便通畅，便秘者可多进食维生素丰富的水果、蔬菜及谷类，如芦笋、海藻、洋葱、大蒜、蘑菇等。

(4)保持食物新鲜，少食油炸、烧烤食品。

4.预防指导

(1)避免情绪激动。

(2)不可提重物、进行剧烈运动。

(3)沐浴时水温不宜过高。

(4)戒除烟、酒。

(5)加强肢体活动，防止深静脉血栓形成。

二、颅内动静脉畸形患者的护理

颅内动静脉畸形(AVM)为先天性脑血管发育异常,是颅内血管发育异常所致畸形中最常见的一种,占90%以上。AVM的男性患者稍多于女性,约为2∶1。发病高峰年龄在20～30岁,平均25岁。本病可发生于颅脑任何部位,病灶左右侧分布相等。90%以上位于小脑幕上,可见于大脑皮质、纵裂内;小脑幕下的AVM,约占10%,可发生于小脑半球、小脑蚓部、脑桥角和脑干等部位。

(一)专科护理

1.护理要点

密切观察癫痫发作的时间及性质,及时给予对症处理,保证患者安全。

2.主要护理问题

(1)急性意识障碍:与颅内出血有关。

(2)有受伤害的危险:与癫痫大发作有关。

(3)潜在并发症:颅内出血、颅内压增高、脑疝、癫痫发作、术后血肿等。

3.护理措施

(1)一般护理。病室环境安静、整洁、舒适,温湿度适宜。将患者妥善安置在指定床位,尽量减少不必要的搬动以降低脑代谢。出血的患者应绝对卧床休息4～6周,头部抬高15°～30°,避免情绪激动、用力咳嗽等诱因,防止再出血。饮食宜清淡、易消化,避免辛辣、刺激性的食物。

(2)对症护理。

急性意识障碍的护理:颅内动静脉畸形患者在手术或血管内介入治疗后均应密切观察:病情,如生命体征、意识和瞳孔变化,观察有无剧烈头痛、烦躁不安及双侧肢体活动情况,如发现异常立即通知医生进行处理。

有受伤害的危险的护理:设专人陪伴,遵医嘱按时、按量服用抗癫痫药物,加强患者用药依从性。一旦发生癫痫,应立即给予对症处理,保持呼吸道通畅,防止发生窒息。实施保护性安全措施,将急救车及急救药品放置在固定位置备用。

预防并发症的护理:对生命体征要连续监测,直至平稳。颅内出血、颅内压增高、脑疝、癫痫发作、术后血肿等是AVM较常见的并发症,如患者出现剧烈头痛、烦躁不安、喷射状呕吐、意识变化时应及时报告医生,对症处理。

(二)健康指导

1.疾病知识指导

(1)概念。脑血管畸形可分为颅内动静脉畸形、静脉型畸形、海绵状血管瘤、毛细血管扩张症及混合型,其中颅内动静脉畸形最常见。AVM是胚胎发育过程中由于脑血管发生变异而形成的,是一团相互缠绕的管径大小不同的脑血管,其内部脑动脉与静脉直接沟通形成数量不等的瘘管,其间没有毛细血管网。由于缺乏毛细血管结构,从而产生一系列脑血流动力学改变。脑AVM在形态学上是由发育异常的供血动脉、畸形血管团和引流静脉三部分组成。

(2)主要的临床症状。动静脉畸形较小的患者可无任何症状,大多数患者在发生颅内出血后、查找癫痫原因时、长期顽固性头痛就诊时发现。

出血：据报道，30%～60%的脑动静脉畸形患者首发症状是出血。一般多发生于年轻患者，起病突然，常在体力活动或情绪激动时发作。出现剧烈头痛伴呕吐；意识可清醒，亦可有不同程度的意识障碍，甚至昏迷；脑膜刺激症状、颅内压增高症或偏瘫及偏身感觉障碍等。如果是脑浅表血管出血可引起蛛网膜下隙出血，而 AVM 较深部血管破裂则可引起脑内血肿。AVM 出血可反复发作，最多可达 10 余次。随着出血次数的增多，症状逐渐加重，病死率及永久性致残率也会增高。

抽搐：AVM 患者有一半以上以抽搐为首发症状，表现为癫痫大发作或局灶性发作。可见于额部、颞部及顶部的动静脉畸形，其中额部动静脉畸形多为抽搐大发作，而顶部则为局限性发作。再次出血 14%～22%的会发生抽搐。早期抽搐可服用药物进行控制，但难用药物治愈。由于癫痫长期发作，脑组织持续缺氧可致记忆力减退、反应迟钝。

头痛：超过 50%的患者有长期头痛史。头痛可局限于一侧，也可全头痛，呈间断性或迁移性。出血时头痛较平时剧烈，常伴有呕吐症状。头痛部位与病变的部位无明显相关。

进行性神经功能障碍：主要表现为运动或感觉性功能障碍。未破裂出血的 AVM4%～12%可有急性或进行性的神经功能障碍。较大的动静脉畸形由于大量脑盗血引起脑缺血发作，出现轻偏瘫或肢体麻木、失语、共济失调等进行性神经功能缺失症状。初期的发作为短暂性，随着发作次数的增多，瘫痪可逐渐加重并成为永久性。

颅内血管杂音：10%～30%的患者感觉颅内有杂音，压迫颈动脉可使杂音减弱或消失。

(3)颅内动静脉畸形的诊断。

AVM 分类。①按 AVM 团大小分类：Drake 标准分为小型、中型和大型血管畸形团。小型最大径小于 2.5cm，中型最大径为 2.5～5.0cm，大型最大径大于 5cm，如最大径大于 6cm 可划入巨大型。②按血管造影显示形态分类：Parkinson 等将颅内动静脉畸形分为多单元型、一单元型、直线型和复合型。③按立体形态分为曲张型，增粗和扩张的脑动脉和脑静脉绕成一团，团内有多处动静脉瘘口，此型多见，约占 65%；帚型，动脉如树枝状，其分支直接与静脉吻合，约占 10%；动静脉瘤型，动静脉扩大呈球囊状，如生姜块茎，约占 10%；混合型，上述三种类型共存在一个病灶，占 10%左右。

辅助检查。对于自发的蛛网膜下隙出血或脑内出血的患者应考虑颅内动静脉畸形，特别是伴有癫痫发作及无明显颅内压增高的患者。①头颅 CT 扫描：CT 平扫时未出血的动静脉畸形可示不规则的低、等或高密度混杂的病灶，呈团块状或点片状，边界不清。②头颅 MRI 成像：MRI 检查对动静脉畸形的确诊有特殊意义，能够清晰显示病变与脑解剖及毗邻的关系，弥补脑血管造影的不足，为选择手术入路及预后的评估提供资料。③脑血管造影：脑血管造影是诊断动静脉畸形的重要手段。已被广泛应用的 DSA，可获取清晰连续的摄片造影图像，以了解畸形血管团的大小、范围、引流静脉、供血动脉及血流的速度。④脑电图检查：对抽搐的患者进行脑电图动态监测，可以准确定位癫痫病灶，便于进一步诊治。

鉴别诊断。颅内动静脉畸形应注意与血管性头痛、原发性癫痫、胶质瘤、脑膜瘤、海绵状血管瘤及高血压脑出血进行鉴别。

(4)颅内动静脉畸形的处理原则。颅内 AVM 的治疗目的是为改善脑组织血供，减轻或纠正脑盗血，减少癫痫发作，缓解神经功能障碍，从而提高患者的生存质量及生活质量。对于动静脉畸形的治疗方法主要有病灶切除术、血管内介入栓塞术、立体定向放射外科治疗及对症处理。随着栓塞技术的发展，有10%～15%的患者只需要行血管内栓塞治疗，可作为单一治疗措施。

(5)颅内动静脉畸形的预后：AVM第一次破裂出血患者80%～90%的可以存活，而颅内动脉瘤第一次出血的成活率只有50%～60%。美国颅内动脉瘤联合协作组综合文献报道，AVM手术全切除的病例术后病死率为6.3%，非手术治疗者病死率为20%。

2.用药指导

根据癫痫的类型选择抗癫痫药物，坚持长期、规律服药，以控制癫痫发作。大发作和局限性发作可首选苯妥英钠、苯巴比妥或扑米酮，精神运动性发作可选用苯妥英钠、卡马西平、硝西泮、丙戊酸钠等，失神小发作可选用乙琥胺、丙戊酸钠、氯硝西泮等。一般在完全控制癫痫发作2～3年后方可考虑逐渐减量。

3.饮食指导

给予清淡、易消化的食物，进食困难的患者可给予鼻饲管流质饮食，以保证营养的供给，并准确记录出入量，维持水、电解质平衡。

4.日常生活指导

保持生活规律，固定作息时间，避免剧烈运动、情绪波动和劳累。保持大便通畅，饮食少量多餐，适当补充水分。

第六节　颅脑和脊髓先天性疾病

脑和脊髓先天性疾病是由于遗传基因所造成的疾病，常在胎儿的早期，特别是3个月以前受到致畸因素的损害而得病，有家族史。

一、蛛网膜囊肿患者的护理

蛛网膜囊肿亦称软脑膜囊肿，是由于发育期蛛网膜分裂异常导致。多为先天性，很少一部分是因外伤、炎症或出血后蛛网膜下隙粘连引起。好发于男性，50%～70%在20岁以前发病，尸检发病率为5/1000。

(一)专科护理

1.护理要点

保障患者安全，避免强光刺激，加强心理护理，注意营养，同时给予疾病相关知识指导。

2.主要护理问题

(1)急性疼痛：与低颅压有关。

(2)有误吸的危险：与恶心呕吐有关。

(3)有跌倒的危险：与癫痫发作有关。

(4)有受伤害的危险与视力减退有关。

(5)潜在并发症:感染。

3.护理措施

(1)一般护理。保持病室环境安静、光线柔和,室内热水壶、锐利器械等危险物品应远离患者。有专人陪护,减少探视。

(2)对症护理。

急性疼痛的护理:观察并记录患者头痛发作的性质、次数、持续时间、伴随症状等。取舒适体位,与患者聊天以分散其注意力,必要时,遵医嘱给予镇静药,观察并记录用药后效果。

有误吸的危险的护理:患者取平卧位,头偏向一侧,或者取侧卧位。护士应及时为患者清理呕吐物及口腔、鼻腔残留异物,并协助进行翻身拍背。安慰患者勿紧张,做到精神放松。

有跌倒的危险的护理:癫痫发作时应有专人护理,床旁设有护栏,避免坠床及碰伤。

有受伤害的危险的护理:病室内环境宽敞无障碍物,物品摆放整齐、固定,保持光线充足。嘱患者缓行,或辅以手杖,有专人陪护。进出门时用手扶住门框,防止跌倒、撞伤。

潜在并发症的护理:严格按医嘱给予正确使用抗生素,密切观察头部伤口敷料,发现敷料污染、脱落时通知医生进行更换。如果有切口红肿、压痛等感染症状时,及时汇报医生做相应处理。

(3)围术期的护理。

术前护理:向患者介绍手术经过和手术方式及术后康复的病例,鼓励其以乐观的心态配合治疗与护理。遵医嘱给予术区备皮,训练患者在床上大小便。手术当天测量生命体征,如有异常及其他情况(如女患者月经来潮)时,应及时通知医生。嘱患者术前 6h 禁食水,术前排空尿液,摘掉首饰、手表、活动性义齿等。

术后体位:取平卧位。

营养与补液:全身麻醉术后 1d 可进流食,局部麻醉术后 6h 可进流食。第 2、3 天可逐渐过渡到半流质饮食和软食。如患者有恶心、呕吐现象,术后可禁食 1～2d,同时给予静脉补液,待病情稳定或者症状缓解后再逐步恢复至普通饮食。

病情观察及护理:加强生命体征的观察,监测四肢活动情况和感知觉情况,预防并发症的发生。

(二)健康指导

1.疾病知识指导

(1)概念。蛛网膜囊肿是充满无色澄清液体的先天性囊腔,位于脑脊液池和主要脑裂中,由蛛网膜构成紧密的边界。许多蛛网膜囊肿在 20 岁前被发现,近 3/4 的患者在儿童期出现临床症状。男女发病比例超过 2∶1。

(2)主要的临床症状。多数病变在儿童早期即出现症状,临床表现与囊肿部位相关。

幕上蛛网膜囊肿、大脑外侧裂囊肿:近一半成人患者及约 1/3 的儿童患者的蛛网膜囊肿位于大脑外侧裂,左侧大脑半球受累比右侧更常见。最常见的症状为单侧头痛,以眶上或颞区的疼痛最典型。其次,1/4 以上的患者可出现各种类型的癫痫发作。青少年患者可以在咀嚼时出现剧烈头痛,或者在运动以及重体力劳动时头痛加重。其他症状包括轻度突眼、恶心呕吐、轻度对侧手部无力或者轻瘫等。蛛网膜囊肿患者很少出现发育延迟或者学习困难现象。

鞍上囊肿:最常见的鞍区囊肿发生在蝶上池内。近50%的病例是5岁以下儿童,其中1岁以下占20%。最常见的症状包括脑积水、视力损害和内分泌功能障碍,包括性早熟和身材矮小。

大脑凸面囊肿:多见于女性。儿童很少有神经系统症状,而成人患者通常症状明显,可表现为头痛、眶后疼痛、轻瘫或者癫痫发作。

大脑纵裂囊肿:位于大脑纵裂的蛛网膜囊肿发病率较低,占蛛网膜囊肿的5%~8%。尽管囊肿体积较大,但缺乏临床症状和体征,大多数患者仅表现为非特征性头痛。

四叠体池囊肿:四叠体池和第三脑室后部的蛛网膜囊肿患者的症状类似松果体区表现。包括伴骨缝分离的巨颅畸形、头痛、伴发脑积水的症状和体征以及颅内压升高。由于顶盖部受压,患者可出现双眼向上凝视麻痹和瞳孔功能障碍。囊肿向外膨大可压迫膝状体或者内侧顶枕叶,导致视野改变。其他症状包括共济失调或者震颤。

幕下蛛网膜囊肿:后颅窝的蛛网膜囊肿比较少见。在成人与儿童中,主要的临床症状是头痛,伴有因第四脑室受压而继发的脑积水。青少年患者常表现为枕下头痛,在体育运动后症状加剧。

(3)蛛网膜囊肿的诊断:CT或者MRI检查一般可以确诊。鞍上和颅后窝病灶,可以使用脑脊液对比及行脑池和脑室造影检查,以明确诊断。

(4)蛛网膜囊肿的处理原则:发生在任何部位和大小的蛛网膜囊肿,只要无占位效应和临床症状时均无须治疗。蛛网膜囊肿手术包括钻孔针管抽吸囊液、开颅手术、应用神经内镜钻孔穿通囊壁、囊腔腹腔分流手术等。

2.饮食指导

合理进食以提高机体抵抗力,保持大小便通畅,促进疾病康复。

(1)多进食高热量、高蛋白(鱼、肉、鸡、蛋、牛奶、豆浆等)、富含纤维素(韭菜、麦糊、芹菜等)、维生素丰富(新鲜蔬菜、水果)的食物。

(2)限制烟酒、浓茶、咖啡等刺激性食物。

(3)餐前避免进食易引起胃部饱胀感、降低食欲的饮料及食物,切勿暴饮暴食。

(4)便秘者应增加纤维索的摄入,鼓励多饮水。

3.用药指导

(1)坚持药物治疗,遵医嘱从小剂量开始,逐渐增加剂量。

(2)根据药物说明书服用,如缓释片不可研碎服用等。

(3)抗癫痫药物可加速维生素的代谢,因此长期服药期间应在医生指导下适量补充维生素。

4.日常生活指导

(1)使患者保持平和、稳定的情绪,尽量避免各种不良、负性情绪的干扰及影响。

(2)注意室内外温差,及时增减衣物,预防感冒。

二、脊髓空洞症患者的护理

脊髓空洞症是一种缓慢进展的脊髓退行性病变,是脊髓中央管胶质组织增生形成管筒状扩张,且呈串珠样改变,内有液体积聚。脊髓空洞症的年发病率为8.4/10万,好发于20~30

岁的青年人群，偶发于儿童期，男性与女性比例为3∶1。

(一)专科护理

1.护理要点

保障患者安全，加强皮肤护理、心理护理，注意营养，同时给予疾病相关知识指导。

2.主要护理问题

(1)躯体活动障碍：与肢体感觉、运动障碍有关。

(2)便秘：与自主神经损害有关。

(3)感知觉紊乱：与肢体对温度、疼痛感觉障碍有关。

(4)有皮肤完整性受损的危险：与患者痛、温觉消失有关。

(5)吞咽困难：与病变波及延髓，舌肌萎缩有关。

3.护理措施

(1)一般护理。病房环境舒适、安静，室内保持空气新鲜，通风良好。温湿度适宜，18～20℃为宜。将患者妥善安排在指定床位，并做好入院指导。协助患者整理好物品，做好相关护理检查和护理评估。

(2)对症护理。

躯体活动障碍的护理：协助患者经常翻身，防止发生肌肉萎缩。保持关节功能位，防止关节变形而失去正常功能。手臂保持外展、外旋位的姿势，肢体各关节位伸直与屈曲交替更换。使用足托板使足与床成直角，预防垂足的发生。保证患者患肢功能位置，严密观察血运、受压情况，给予肢体被动运动，如按摩、针灸等理疗方法。对于偏瘫的患者，鼓励其用健侧手臂从事自我照顾活动，对患侧肢体进行锻炼，促进功能恢复。

便秘的护理：鼓励患者多食富含粗纤维、维生素的食物，可服用蜂蜜水、香蕉等，并保证充足的水分摄入。为患者进行腹部按摩，增进肠蠕动。在患者排便时，为患者营造一个良好的排便环境，并指导其勿过度用力。必要时可戴手套或者指套，将手指插入肛门抠出肛门附近的干便，从而利于粪便排出。每次排便时间不宜过长，必要时给予开塞露软化粪便或者灌肠。

感知觉(痛、温觉)紊乱的护理：每天用温水(水温在40～50℃)，擦洗感觉障碍的身体部位，以促进血流循环和感觉恢复。注意肢体保暖，慎用热水袋，防止烫伤。教会患者做知觉训练，每天的次数可根据具体情况而定。具体方法：用盛有水温40～50℃或者5～10℃的试管接触患者皮肤，刺激其温觉；用针尖刺激痛觉等。向患者说明各种刺激的感觉，并做健侧和患侧的刺激感觉对照。还应保证患者感觉障碍未恢复前的绝对安全，如练习行走时，应有人搀扶，并清除活动范围内的障碍物，避免冻伤、烫伤及锋利物损伤。

皮肤完整性受损的危险的护理：保持床铺清洁、平整、干燥、无渣屑，勤剪指甲，防止抓破皮肤。指导患者穿宽松的衣服，以减少摩擦。紧身衣服会增加皮肤破损的危险。协助患者定时翻身，每1～2h翻身1次，并给予骨隆突处按摩，必要时可使用50%酒精或皮肤营养保护剂对受压皮肤进行按摩，以免发生压疮。保持患者床铺清洁、平整、干燥、无渣屑，防止感觉障碍的身体部分受损伤。

吞咽困难的护理：选择软食或者流食，避免干硬、辛辣等食物。给患者提供充足的进餐时间，每次进食量要少，进行充分咀嚼、吞咽。在进食过程中要保持环境安静，避免分散患者的注意力，嘱患者在进食过程中尽量不要说话，以免引起呛咳、误吸。喂药前，根据药物说明服用，可将药片研碎，呈利于吞咽的小颗粒状。注意头偏向一侧，防止误吸发生。必要时遵医嘱采用鼻饲法进食。

(3)围术期的护理。

术前护理：由于疼痛、感觉障碍、肢体活动受限或者大小便失禁等，患者易产生悲观心理，应向患者介绍手术经过及术后康复的病例，鼓励其乐观面对。

术后体位：取平卧位，头部、颈部不可随意移动，以免压迫延髓，危及生命。翻身时应至少有两名护士共同进行，予以轴式翻身，每 1～2h 1 次。

营养与补液：术后可禁食 1～2d，同时给予静脉补液，必要时给予留置鼻饲管。使用脱水剂时应注意维持水、电解质平衡。

做好基础护理工作：患者痰多时应鼓励患者主动咳痰，如果痰黏稠不易咳出时可行雾化吸入或者吸痰。同时要注意保暖，避免着凉。注意观察患者排泄情况，出现异常及时处理。

病情观察及护理：加强生命体征的观察，特别是呼吸变化。病床旁备好气管切开包及各种急救设备，当患者出现呼吸困难、口唇发绀以及呼吸不规则的时候，应立即报告医生，进行气管切开以保持呼吸道通畅。另外，应严密观察四肢活动情况和感知觉情况，预防并发症的发生。

(二)健康指导

1.疾病知识指导

(1)概念。脊髓内由于多种原因的影响，形成管状空腔称为脊髓空洞症，在空洞周围常有神经胶质增生。本病发展缓慢，临床表现为受累的脊髓节段神经损害症状，以痛、温觉减退或者消失，而深感觉保存的分离性感觉障碍为特点。并兼有脊髓长束损害的运动障碍及神经营养障碍。脊髓空洞症最常发生于颈段及胸段中央管附近，靠近一侧后角。

(2)主要的临床症状。脊髓空洞症病程进展缓慢，早期患者出现的症状较局限和轻微，晚期则可发展至截瘫。

感觉障碍：根据空洞位于脊髓颈段及上胸段，偏于一侧或者居于中央，出现单侧的痛觉、温觉障碍，而触觉及深感觉存在为特点，称分离性感觉障碍。

运动障碍：颈、胸段脊髓空洞影响前角，出现一侧或者两侧上肢弛缓性部分瘫痪症状，表现为肌无力、肌张力下降，尤其以两手鱼际肌、骨间肌萎缩最为明显，严重者呈现爪形手畸形。而一侧或者两侧下肢发生上运动神经元性部分瘫痪，肌张力亢进等症状，晚期瘫痪可加重。

神经自主功能损害：空洞累及脊髓侧角交感神经脊髓中枢，出现霍纳氏综合征。表现为关节肿胀、积液，超限活动，活动弹响而无痛感。病变相应节段出汗功能障碍，出汗过多或者出汗过少。温度降低，指端、指甲角化过度、萎缩、失去光泽。由于痛温觉消失，易发生烫伤和损伤，造成顽固性溃疡及瘢痕形成。病变波及延髓可引起吞咽困难，舌肌萎缩瘫痪，眼球震颤等。晚期患者可出现神经源性膀胱，由于神经系统病变导致膀胱和(或)尿道功能障碍，即储尿和(或)排尿功能障碍，进而产生一系列大小便失禁等症状。

(3)脊髓空洞症的诊断。根据脊髓空洞症的临床表现可以做出初步诊断，但确诊需要依靠进一步检查，如放射学检查、CT、MRI，其中 MRI 对脊髓空洞症具有特殊的诊断价值。

(4)脊髓空洞症的处理原则。基于大多数脊髓空洞症存在颅颈交界区域的畸形压迫，可采取手术治疗，消除病因。

手术治疗：手术主要目的是行减压并处理该部位存在的畸形和其他病理因素，消除病因。脊髓空洞症的手术治疗可分为两部分，一部分是进行颅颈交界区的骨性和膜性减压，矫治畸形，防止病情继续发展或恶化；另一部分是空洞分流术，即做空洞造瘘或置管分流，解除空洞对脊髓的压迫以缓解症状或防止病情进展。通常伴有小脑扁桃体下疝的脊髓空洞症都要进行减压及去除畸形压迫手术治疗。在首次手术时一般不进行空洞蛛网膜下隙分流术，因为多数患者在解除病因后空洞会自行消失。

非手术治疗：可给予对症处理，进行按摩、理疗等方法。可使用针灸对空洞部位施针，以疏通经络，减轻压力。

2.饮食指导

合理进食以提高机体抵抗力，保持大小便通畅，促进疾病康复。

(1)多进食高热量、高蛋白、富含纤维素的食物。

(2)限制腌制、油炸、辛辣等食物。

(3)观察患者的食欲情况，指导患者可少量多餐。

(4)便秘者应增加纤维素的摄入，如水果蔬菜等。

3.用药指导

(1)遵医嘱用药。

(2)脱水药物的使用为防止脑干和颈部上端脊髓水肿，影响呼吸，可给予静脉快速滴注20%甘露醇注射液。

(3)加强患者用药依从性，口服药要按时服用，不可随意增减剂量，不能擅自停药。

4.日常生活指导

(1)安静、舒适的病室环境可利于患者保持平和、稳定的情绪，尽量避免各种不良、负性情绪的干扰及影响。患者需改变不良的生活方式，如熬夜、赌博等，进行适当运动，合理休息和娱乐，劳逸结合。

(2)指导患者翻身时呈直线，采用轴式翻身法。

(3)气候变化时注意保暖，防止感冒。

第六章　心胸外科疾病的护理

第一节　胸部损伤

一、概述

胸廓由胸椎、胸骨、肋骨和肋间组织组成，外有胸壁和肩部肌肉，内有胸膜。上口由胸骨上缘和第 1 肋组成，下口为膈所封闭，主动脉、胸导管、奇静脉、食管和迷走神经以及下腔静脉穿过各自裂孔进入腹腔。膈是重要呼吸肌，呼气时变为圆顶形，吸气时变为扁平以增加胸腔容量。

纵隔为两肺间的胸内空隙，前为胸骨，后为胸椎，两侧为左右胸膜。除两肺外，胸内器官均居于纵隔。纵隔的位置有赖于两侧胸膜腔压力的平衡。

胸膜腔左右各一。胸膜有内、外两层，即脏层和壁层，两层间为潜在的胸膜腔，只有少量浆液。腔内压力－0.98～－0.79kPa（－10～－8cm H_2O），如负压消失肺即萎陷，故在胸部损伤或开胸手术后，保持胸膜腔内的负压，至关重要。

胸部损伤一般根据是否穿破壁层胸膜，造成胸膜腔与外界相通而分为闭合性和开放性损伤两类。闭合性损伤多由暴力挤压、冲撞或钝器打击胸部引起，轻者造成胸壁软组织挫伤或单根肋骨骨折，重者可发生多根多处肋骨骨折或伴有胸腔内器官损伤；开放性损伤多为利器或枪弹伤所致，胸膜的完整性遭到破坏，导致开放性气胸或血胸，并常伴有胸腔内器官损伤，若同时伤及腹部脏器，称之为胸腹联合伤。

二、临床表现

（一）胸痛

胸痛是胸部损伤的主要症状，常位于受损处，伴有压痛，呼吸时加剧。

（二）呼吸困难

胸部损伤后，疼痛可使胸廓活动受限、呼吸浅快。血液或分泌物堵塞气管、支气管，肺挫伤导致肺水肿、出血或淤血，气、血胸使肺膨胀不全等均致呼吸困难。多根多处肋骨骨折，胸壁软化引起胸廓反常呼吸运动，则加重呼吸困难。

（三）咯血

小支气管或肺泡破裂，出现肺水肿及毛细血管出血者，痰中常带血或咯血；大支气管损伤者，咯血量较多，且出现较早。

（四）休克

胸内大出血、张力性气胸、心包腔内出血、疼痛及继发感染等，均可导致休克的发生。

（五）局部体征

因损伤性质和轻重而不同，可有胸部挫裂伤、胸廓畸形、反常呼吸运动、皮下气肿、骨摩擦音、伤口出血、气管和心脏向健侧移位征象。胸部叩诊呈鼓音或浊音，听诊呼吸音减低或消失。

三、护理

(一)护理目标

(1)患者能采取有效的呼吸方式或维持氧的供应,肺内气体交换得到改善。

(2)患者掌握正确的咳嗽排痰方法,保持呼吸道通畅和胸腔闭式引流的效果。

(3)维持体液平衡和血容量。

(4)疼痛缓解或消失。

(5)患者情绪稳定,解除或减轻心理压力。

(6)防治感染,并发症及时发现或处理。

(二)护理措施

1.严密观察生命体征和病情变化

如患者出现烦躁、口渴、面色苍白、呼吸短促、脉搏较弱、血压下降等时,应针对导致休克的原因加强护理。失血性休克的患者,应在中心静脉压的监测下,迅速补充血容量,维持水、电解质和酸碱平衡。对开放性气胸,应立即在深呼气末用无菌凡士林纱布及厚棉垫加压封闭伤口,以避免纵隔扑动。张力性气胸则应迅速在患者锁骨中线第2肋间行粗针头穿刺减压,置管行胸腔闭式引流术,以降低胸膜腔压力,减轻肺受压,改善呼吸和循环功能。

经以上措施处理后,病情无明显好转,血压持续下降或一度好转后又继续下将,血红蛋白、红细胞计数、血细胞比容持续降低,胸穿抽出血很快凝固或因血凝固抽不出血液,X线显示胸膜腔阴影继续增大,胸腔闭式引流抽出血量≥200mL/h,并持续>3h,应考虑胸膜腔内有活动性出血,咯血或咯大量泡沫样血痰,呼吸困难加重,胸腔闭式引流有大量气体溢出,常提示肺、支气管严重损伤,应迅速做好剖胸手术准备工作。

2.多肋骨骨折

应紧急行胸壁加压包扎固定或牵引固定,矫正胸壁凹陷,以消除或减轻反常呼吸运动,维持正常呼吸功能,促使伤侧肺膨胀。

3.保持呼吸道通畅

严密观察呼吸频率、幅度及缺氧症状,给予氧气吸入,氧流量2～4L/min。鼓励和协助患者有效咳嗽排痰,痰液黏稠不易排出时,应用祛痰药以及超声雾化或氧气雾化吸入。疼痛剧烈者,遵医嘱给予止痛剂。及时清除口腔、上呼吸道、支气管内分泌物或血液,可采用鼻导管深部吸痰或支气管镜下吸痰,以防窒息。必要时行气管切开呼吸机辅助呼吸。

4.解除心包压塞

疑有心脏压塞患者,应迅速配合医生施行剑突下心包穿刺或心包开窗探查术,以解除急性心包压塞,并尽快准备剖胸探查术。术前快速大量输血、抗休克治疗。对刺入心脏的致伤物尚留存在胸壁,手术前不宜急于拔除。如发生心搏骤停,须配合医生急行床旁开胸挤压心脏,解除心包压塞,指压控制出血,并迅速送入手术室继续抢救。

5.防治胸内感染

胸部损伤尤其是胸部穿透伤引起血胸的患者易导致胸内感染,要密切观察体温的变化,定时测体温。在清创、缝合、包扎伤口时注意无菌操作,防止伤口感染,合理使用抗生素。高热患者,给予物理或药物降温。患者出现寒战、发热、头痛、头晕、疲倦等中毒症状,血常规示白细胞计数升高，胸穿抽出血性混浊液体，并查见脓细胞，提示血胸已继发感染形成脓胸，应按脓胸处理。

6.行闭式引流

行胸穿或胸腔闭式引流术患者，按胸穿或胸腔闭式引流常规护理。

7.做好生活护理

因伤口疼痛及带有各种管道，患者自理能力下降，护士应关心体贴患者，根据患者需要做好生活护理。协助患者床上排大小便，做好伤侧肢体及肺的功能锻炼，鼓励患者早期下床活动。

8.做好心理护理

患者由于意外创伤的打击，对治疗效果担心，对手术恐惧，患者表现为心情紧张、烦躁、忧虑等。护士应加强与患者沟通，做好心理护理。向患者及其家属解释各项治疗、护理过程，愈后情况及手术的必要性，提供有关疾病变化及各种治疗信息，鼓励患者树立信心，积极配合治疗。

第二节　冠状动脉粥样硬化性心脏病

一、概述

冠状动脉粥样硬化性心脏病是指冠状动脉发生严重粥样硬化性狭窄或阻塞，或在此基础上合并痉挛，及血栓形成，造成管腔阻塞，引起冠状动脉供血不足、心肌缺血或心肌梗死的一种心脏病，简称冠心病。我国虽是冠心病的低发国家，但近年来冠心病发病率和病死率的逐年上升趋势是不容忽视的。目前，在我国每年估计新发生的心肌梗死的患者就高达300万之多。

冠状动脉的病变主要在动脉内膜，病变发展缓慢(一般需要10～15年才能发展成为典型的动脉粥样硬化斑块)，在早期无症状，临床不易检出。发病时通常表现为胸骨后的压榨感，闷胀感，持续3～5分钟，常发散到左臂、左肩、下颌、咽喉部、背部，也可放射到右臂。用力、情绪激动、受寒、饱餐等增加心肌耗氧情况下发作的称为劳力性心绞痛，休息或含服硝酸甘油缓解。若表现为持续性剧烈压迫感、闷塞感、甚至刀割样疼痛，伴有低热、烦躁不安、多汗和冷汗、恶心、呕吐、心悸、头晕、极度乏力、呼吸困难、濒死感，休息和含服硝酸甘油不能缓解，此种情况称为心肌梗死型。冠状动脉阻塞性病变主要位于冠状动脉前降支的上、中1/3，其次为右冠状动脉，再次为左回旋支及左冠状动脉主干，后降支比较少见。

冠心病的外科治疗主要是应用冠状动脉旁路移植术(CABG)，简称“搭桥”。CABG为缺血心肌重建血运通道，改善心肌的供血和供氧，缓解和消除心绞痛症状，改善心肌功能，延长寿命。目前，CABG已成为治疗冠心病最常用和最有效的方法之一。自从美国临床上首例将大隐静脉应用在冠状动脉旁路移植术中取得成功后，大隐静脉作为冠状动脉旁路移植物被广泛应用，从1968年起，作为新发展的外科技术，乳内动脉(IMA)得到了广泛的应用。由于动脉移植物的远期通畅率明显高于自体大隐静脉，可提高手术的远期效果，因此，近年来大力提倡用动脉如胸廓内动脉、胃网膜右动脉、桡动脉等作为冠状动脉旁路移植术的移植物。并且，不用体外循环，在心脏跳动下进行的冠状动脉旁路移植术取得较大进展，加快了患者的恢复，缩短了住院时间，取得了良好的效果。冠状动脉旁路移植术后约有 90%以上的患者症状消失或减轻，心功能改善，可恢复工作，延长寿命。

二、术前护理

(一)一般准备

1.完成各项检查

各项血标本的化验，包括全血常规、血型、凝血常规、生化系列、血气分析、尿常规，如近期有心肌梗死者，加做血清酶学检查。辅助检查包括 18 导联心电图、胸部 X 线片、超声心动图、核素心肌显像和冠状动脉选择性造影。

2.呼吸道准备

患者入院 3d 后，可教会患者练习深呼吸和有效咳嗽，每天进行训练直到手术。病情较平稳的患者(重度左主干狭窄和药物不能控制心绞痛的患者可先不参与此项训练)，可进行吹气球训练。患者取卧位或坐位，吸氧(氧流量 4～5L/min)，深吸气后平稳呼气，吹鼓气球。吹得时间尽量长，但以不感憋气为度，以免诱发心绞痛，每次 5～10min，每天 6～8 次。训练期间，应鼓励患者做腹式呼吸。吹气球训练是一种深呼吸运动操，在吸氧的情况下进行，可增加肺活量和肺部功能残气量，提高血氧饱和度，改善心肌缺氧。

3.术前功能训练

冠状动脉搭桥术常取用大隐静脉作为移植用材料，因此，术前必须保证其完好无损。患者入院后，向其健康宣教，了解保护好大隐静脉的重要性。同时指导患者切勿用手抓挠下肢，以免造成表面皮肤的损伤。如有下肢损伤、局部炎症等情况，需制订相应的护理方案。术前进行静脉注射时，为保证手术安全，禁忌选用双下肢血管进行静脉穿刺。对于长时间站立工作的患者，嘱咐其穿长筒弹力袜，休息时双下肢适当抬高，以预防下肢静脉曲张。对已发生下肢静脉曲张的患者，应及早治疗。对于长期卧床的患者，应适当协助其进行床上运动、按摩，经常用温水泡脚，以促进血液循环。

4.常规准备

向患者介绍病情及注意事项，讲清楚避免情绪激动的重要性，向家属讲清手术的必要性及手术中、手术后可能发生的危险情况，术前请家属签字备同种血型。术野备皮，取下肢静脉，包括颈部以下所有部位均需准备，术前晚常规清洁灌肠。保证术前良好睡眠，必要时遵医嘱口服用药。

(二)其他疾病的治疗

患者如合并其他疾病，应内科治疗，做好如下准备。择期手术患者术前应停用抗血小板药 5d，防止术后出血，糖尿病的患者术前应控制血糖在 6～8mmol/L，高血压是冠心病的诱发原因之一，尤其是舒张压与冠心病的发作呈因果关系，故保持血压稳定至关重要，理想血压控制在 120/75mmHg。药物控制血压同时，避免紧张、激动。不宜用力咳嗽、排便，注意卧床休息。

有心绞痛发作的患者，应将硝酸甘油片放置于患者易拿取的地方，并指导患者硝酸甘油的正确保存方法和重要性。吸烟患者，术前 3 周戒烟。呼吸功能不全者或出现呼吸道感染的患者，给予相应的治疗，控制感染、改善呼吸功能后方可手术。

对于急诊入院患者，应即给予吸氧2～3L/min，限制活动，绝对卧床休息。床边心电监测，维持静脉通道，按医嘱使用硝酸甘油0.5～2μg/(kg·min)持续微量注射泵泵入，使用时需用避光注射器、避光延长管及避光头皮针，定时巡视。严格控制液体的入量，避免加重心脏负荷。保持环境安静舒适，减少对患者的不良刺激，以免诱发心绞痛发作。紧急做好配血及备皮准备。

(三)术前心理准备

现代医学模式认为，冠心病是一种心身疾病，其发病、转归均与心理-社会因素有关。因此，充分认识冠心病性格、心理特点，在冠心病的围术期过程中加强心理护理，对促进冠心病患者的康复有着重要意义。我们需要做到以下几个方面：①热情接待新入院的患者。②关心体贴患者。③帮助患者：满足患者的需要，遵医嘱，坚持治疗，树立恢复健康的信心，增加应变能力。帮助患者合理使用健康的适应行为，制止不良的适应行为。④防止消极情绪：解除紧张情绪，避免因过度焦虑、恐惧而引起疾病的变化。

(四)术前访视

冠心病旁路移植术后的患者都需要进入ICU进行监护，待生命体征等各项指标平稳，符合转出标准时再返回普通病房。研究表明，不少患者进入ICU后，难以适应这个陌生、密闭，而且与外界隔绝的环境，往往容易产生恐惧、焦虑甚至谵妄等一系列精神障碍现象，这种现象在医学界被称为“ICU综合征”。ICU综合征即监护室综合征，是指患者在ICU监护期间出现的以精神障碍为主、兼具其他一系列表现，如谵妄状态、思维紊乱、情感障碍、行为和动作异常等的一组临床综合征。国内相关文献报道其发生率为20%～30%，而机械通气患者的发生率高达60%～80%。对ICU患者进行研究表明，发生谵妄的机械通气患者病死率较其他患者明显增高。ICU综合征的出现不但影响患者的康复治疗，也会影响医护人员的工作效率和诊疗工作的开展。有关资料显示，加强术前访视的力度，应用人文护理可避免或减轻ICU综合征的发生。ICU护士可于术前一天前往心外病房访视，尽量避开患者进餐、治疗、休息的时候。首先，阅读病历，了解患者的一般情况。对患者的身体状况、个人性格、文化程度、经济条件有所掌握，对患者做出评估诊断。接下来再到床旁向患者做自我介绍，发放自制卡片，标明术前应注意的相关事项，具体为术前禁食水、防止着凉感冒并戒烟、术晨更换清洁病号服、义齿需在术前取下、贵重物品如首饰、手机、钱、物勿带入手术室，可在术前交家属妥善保管，术前一夜保证充足的睡眠，可遵医嘱适当应用艾司唑仑等药物。晨起排空大小便等，待手术室的护理员来接等内容。

请患者及家属翻阅ICU自制宣传画报，与患者逐条讲解，让患者充分理解术前准备的必要性，解除思想顾虑，轻松等待手术。由于冠心病患者以中老年患者为主，可交由患者自己阅读，记住照办。如果年纪很大，可让家人阅读解释、逐条落实。另外，画报可采用通俗易懂的少量文字，配以颜色鲜艳、生动的图片，可提高患者的阅读兴趣，使患者及家属了解ICU的工作流程，术后可能出现的不舒服、不适应症状，心里有所准备。同时，在宣传册中可加入针对患者家属的宣教内容，包括：指导患者家属在患者入住ICU期间需要准备的物品和询问病情的方式，知道应该如何配合医护人员的工作等。另外，还可以集中患者和家属观看ICU自制宣传片，以消除对ICU环境的陌生和恐惧。有需要时，可带领患者更换隔离服进入ICU病房内，熟悉各种监护仪器设备，包括监护仪、呼吸机的报警声音，以免在术后导致患者恐惧。耐心询问了解患者对手术的认知和顾虑，评估患者的心理状态，并根据评估内容针对患者的职业特点、文化程度、心理素质及对健康和疾病的不同认识对症下药，有的放矢地进行心理疏导。介绍病房中的成功病例，树立患者的信心。详细解答患者提出的各种问题以提高术前访视的效果，可使患者准备充分积极主动应对手术。

随着医疗改革和医保的普及，患者对医院收费问题很敏感和很重视，所以术前应向患者及患者家属交代有关自费项目，让患者准备好这一部分费用，做到收费合理、实事求是、一视同仁，减少不必要的费用，避免经济纠纷的发生。

术前访视的工作是至关重要的，ICU的术前访视已开展了很多年。并且，ICU护士会不定时地对术前术后患者进行问卷调查，以便随时了解患者及家属关心和感兴趣的内容。根据内容随时调整和扩充访视所用的卡片和宣传手册。通过对患者的术前访视并进行护理干预，我们发现该方法可有效地减轻患者的焦虑和恐惧情绪，让患者主动配合医护人员并平稳度过在ICU的监护阶段，增强了患者对医护人员的依从性和配合程度，同时也提高了患者及家属的满意度，有利于构建和谐的医患、护患关系。

三、术中配合

提前将手术室温度调至24℃，等待患者进入手术室，防止术中低温引起心室颤动，备好各种抢救器材、药品。用亲切的语言缓解患者紧张情绪，取得其信任与支持，尽量避免患者由于过分紧张出现亢进症状，如心悸、出汗、烦躁不安、呼吸困难等，以免增加心肌耗氧量，诱发心绞痛甚至心肌梗死。患者入室后建立有效静脉通路，协助患者取仰卧位，胸骨正中对应的背部用小方软垫抬高15°～20°，双腿微屈，膝关节外展，臀下贴好电极板。安全、合理、舒适的体位是手术成功的保障。术中严密观察手术进展，及时提供手术所需物品，调节无影灯及手术床角度，并保证吸引器及血液回收机管道通畅。随时调节压力大小，及时、准确地调整电凝输出功率，取乳内动脉时调至30W/s，开胸和取大隐静脉时调至50W/s。备好30～35℃生理盐水冲洗吻合口，术中采取有效保暖措施，使患者体温维持在36℃以上，避免由于患者体温过低引起心室颤动。

手术室护士应熟练掌握冠状动脉旁路移植术手术特殊器械的性能、用途及使用方法，熟悉冠状动脉解剖及手术程序，术中主动积极配合医生操作，使手术迅速、顺利完成。术中注意妥善保管血管桥，轻拿轻放，保持湿润，防止牵拉及锐器伤，静脉瓣方向应做好标记，剩余血管桥应保留至手术结束。术中搭桥器械精细、尖锐、昂贵，应注意防止损坏或误伤手术人员。积极的护理配合是手术顺利进行的保障，有利于促进患者康复。

四、术后护理

（一）术后常规处理

ICU近年有了重大的发展，已成为临床医学的一门新兴学科，专业技术队伍不断壮大，仪器设备不断更新，监测项目更加完善。冠状动脉搭桥术后患者均被安置在心外监护室内进行严密监护。术后监护的目的是让患者尽快恢复到正常的生理状态，可转至普通病房开展治疗护理，并尽可能避免术后并发症的发生。

1.术后早期处理

(1)术后患者入ICU前:应做好准备工作。包括清洁防压疮床垫的床单位,准备妥当;运行正常的治疗和监测设备,如呼吸机(按照千克体重已完成初调,并试用无误)、监护仪、负压吸引器、人工呼吸器、氧气装置、吸痰管等,使患者及时地处于监测条件下,一旦出现意外时,能及时发现和得到处理;配备控制升压药或血管扩张剂的微量输液泵、急救复苏的电除颤等装置、急救或常规必用的药物、常用的输液及冲洗管道的肝素液、主动脉球囊反搏机,各种观察记录表格。

(2)术终回室:患者手术结束后会由手术室送至ICU。回室后,由平车搬到病床之前,要注意血压是否平稳,各管道是否连接牢固。搬动患者时要分工明确,专人托住患者头部,轻抬轻放,避免管道脱落。抬到病床上后,马上连接呼吸机、心电导线、动脉血压、血氧饱和度,听诊双肺呼吸音以确定呼吸机送气正常。待血压处于平稳状态后,更换术中带回药物至ICU输液泵上,理清并保持每条输液管道的通畅。选择中心置管较粗的分支监测中心静脉压,三通连接口处应标示该路输注液体。标示引流刻度,记录各项指标。回室30min后采集血气分析,根据化验回报再次调节呼吸机。

(3)与术中工作人员的交接班:向麻醉师与外科医生了解手术过程是否平稳,术中所见冠状动脉病变程度、分布,冠状动脉血运重建的满意度及是否经过体外循环。同时需要交接术中血压、心功能情况、尿量、电解质和酸碱及用药的反应及其用量,手术过程的特殊情况,目前正在使用的药物剂量及配制方法。与手术室护士交接患者的衣物,带回的血制品和药品,交接患者的皮肤情况,各管路是否通畅等内容,并共同填写交接记录单。冠心病患者在ICU的监护项目。

2.冠状动脉旁路移植术后处理

与一般心脏手术后的处理原则相同,即维持生命体征的平稳,其特殊性是必须保持心脏血氧供需平衡、水与电解质平衡及酸碱平衡。针对左心功能状态不同的患者,术后处理侧重点有所不同。左心功能良好的患者,术后生命体征大多平稳,处理的重点是保持心脏血氧供需平衡,减慢心率和放宽负性肌力药物的运用。左心功能不全的患者,如缺血性心肌病,合并大的室壁瘤及严重的瓣膜病变,术后着重维护和提高心功能,通过维持适当的血压水平及保证心脏供血来实现心脏血氧供需平衡,减慢心率。

(1)保持心脏血氧供需平衡,补充血容量:冠心病的病理基础是由于冠状动脉发生严重粥样硬化性狭窄或阻塞而引起的心脏氧供需不平衡,术后保证心脏氧供,减少氧的消耗非常重要。导致心脏供氧量减少的原因通常包括血容量不足、低心排综合征、心脏压塞、循环负荷过重、呼吸道阻塞、胸腔积液等。而血压高、心率快、躁动、高热等原因导致了搭桥术后患者的氧耗量增多。针对上述原因,冠状动脉搭桥术后早期应控制收缩压在90～120mmHg,观察患者引流量的多少,如无出血倾向,可控制收缩压至150mmHg以下。由于冠心病患者术前多有高血压病史,术后可静脉应用硝酸甘油、罗红霉素(亚宁定)、硝普钠等药物控制血压。维持中心静脉压(CVP)在6～12cm H_2O,保持容量平衡,纠正低心排,保持呼吸道通畅,给予患者充分的镇静、镇痛,必要时可应用肌松剂。持续监测体温,如体温过高时,给予物理降温,若降温效果不佳时,可遵医嘱用药退热。

(2)保持电解质和酸碱平衡:冠状动脉搭桥术后,维持电解质平衡对于预防心律失常非常重要。通常每4h查血钾1次,如果有异常,应1～2h复查1次。血清钾的浓度应控制在4.0～5.0mmol/L。低血钾症应在短时间内纠正,可在中心静脉处持续泵入6%氯化钾溶液,在肾功能不良和尿量较少时,应适当减速。成人患者,每补给2mmol氯化钾可提高血钾0.1mmol/L。当血钾高于6.0mmol/L时,则有心搏骤停的危险,应给予利尿剂、高渗葡萄糖加胰岛素、钙剂、碱性药物,使血钾迅速降至正常水平。临床上,一般容易忽视对镁剂的补充,它对室性心律失常有抑制作用,并能扩张冠状动脉。血清镁应维持在1.3～2.1mmol/L范围,在2～4h内可补充硫酸镁5g。

(3)呼吸系统的管理:搭桥术后患者,通常给予呼吸模式的设置为容量控制。术后早期,如果患者病情稳定,清醒并配合治疗的患者,可应用间歇通气,潮气量设置为8～12mL/kg,频率10次/min,呼气末正压(PEEP)5～8cm H_2O,以防止肺不张。使用呼吸机期间必须加强气道湿化,湿化液须使用蒸馏水,有利于肺部气体交换,防止纤毛干燥而不利于痰液的排除。若湿化使用生理盐水,会导致氯化钠颗粒沉积在气管壁上,影响纤毛活动。湿化吸入温度要求控制在28～32℃,相对湿度<70%。调整呼吸机参数后,应定时复查血气分析。冠状动脉搭桥术后的患者,患者清醒,循环稳定时,应使患者尽早拔除气管插管,脱离呼吸机,脱机过程太长是最常见的错误。搭桥术后早期拔管可改善静脉回流,降低右心负荷,并增加左心室充盈,从而增加心排血量。可促进患者更早咳痰,排出痰液,减少肺部并发症,缩短住ICU时间,最终节省医疗开支。拔除气管插管的指标,应根据患者的具体临床表现及各项监测指标决定,当患者神志清醒,可完全配合治疗,肌力正常后,即可考虑拔除气管插管。另外,需要血流动力学稳定、无出血并发症、无酸中毒及电解质紊乱。

据文献报道,冠状动脉搭桥术后患者常于术后16～18h拔管。对于非体外循环下心脏不停跳搭桥患者,由于没有体温循环的打击,机体生理影响不大,平均拔管时间可缩短至术后4～6h。拔除气管插管后,可给予鼻导管吸氧或储氧面罩吸氧。每天给予雾化吸入2～3次,每次15h。在不影响患者休息的情况下,间断给予体疗。对于术前患有慢性阻塞性肺病患者,由于痰液多且黏稠,往往较难咳出,可遵医嘱静脉应用大剂量氨溴索化痰。拔除气管插管的患者,早期要严密观察生命体征。注意呼吸形态,观察是否存在鼻翼翕动、呼吸浅快、呼吸困难、三凹征、发绀、烦躁不安等缺氧现象。对于呼吸状态不佳的患者,可考虑使用序贯通气。序贯通气时,患者感觉舒适,可以经口进食,避免了气管插管带来的相关损伤,保护了气道的防御功能,降低了院内肺部感染的发生率。

(4)血流动力学的监测:冠状动脉搭桥术后患者常需植入Swan-Ganz导管监测血流动力学和持续监测心排量。

(二)术后并发症的观察与处理

1.低心排血量综合征(LOCS)

冠状动脉搭桥术后出现LOCS是非常危险的,它会引起血管收缩或移植血管的痉挛,加之血管移植物内血流量的减少,从而加重心肌缺血,进一步导致心排血量的减少,最后造成难以扭转的低血压状态。低心排量可增加手术病死率和术后并发症发生率,如呼吸衰竭、肾衰竭、神经系统并发症等。冠状动脉搭桥术后,发生LOCS的最常见原因为低血容量,可由过度利尿、失血、外周血管过度扩张、心肌收缩功能不良、外周循环阻力增强等原因造成。其他常见原因还包括心脏压塞、心律失常和张力性气胸。

(1)临床表现:烦躁或精神不振、四肢湿冷发绀、甲床毛细血管在充盈减慢、呼吸急促、血压下降、心率加快、尿量减少<0.5mL/(kg·h)、血气分析提示代谢性酸中毒。

(2)预防和处理:术后早期应用正性肌力药物(如多巴胺、多巴酚丁胺)等扩血管药,补足血容量,纠正酸中毒,预防 LOCS 的发生。一旦临床表现提示出现低心排血量综合征,应立即报告医生,详细分析,找出原因,尽早做出相应处理。补充血容量,纠正酸中毒、减轻组织水肿、保持容量平衡。每隔 30～60min 复查血气,观察分析器发展趋势,给予相应治疗。若药物治疗无效,要及时应用主动脉内球囊反搏(IABP),改善冠状动脉灌注,保护左心功能。

2.心律失常

(1)心房颤动和扑动:心房颤动是冠状动脉搭桥术后最常见的心律失常。美国胸外科学会(STS)报,道,房颤发生率为 20%～30%。一般发生在术后 2～3d,通常为阵发性,但可反复发作。多数心脏外科医生认为,冠状动脉搭桥术后房颤是一个较严重的问题,它对血流动力学有一定的影响。心房颤动通常由以下几个方面引起:①外科损伤;②手术引起的交感神经兴奋;③术后电解质和体液失平衡;④缺血性损伤;⑤体外循环时间过长等。

预防和处理:①心律的监测:术后心律、心率的变化,对高龄、术前有心功能不良或房颤病史等的高危患者进行重点监护。②术后尽早应用β肾上腺素能受体拮抗剂,预防性给予镁剂。若患者已出现房颤,治疗的首要任务是控制心室率,然后再进行复律治疗,尽量恢复并维持室性心律。

(2)室性心律失常:冠状动脉搭桥术后的偶发室性期前收缩,其通常不需要治疗。而出现室性心律失常如室性心动过速、心室颤动,术后并不常见,一般发生在术后 1～3d。产生的主要原因如下:①围术期心肌缺血和心肌梗死;②电解质紊乱,如低血钾和低血镁症;③血肾上腺素浓度过高;④术前已有左心室室壁瘤和严重的收缩功能减退。对大多数患者来说,术后室性心律失常及其诱发因素是能被纠正的。预防和处理:①维持水、电解质及酸碱平衡:术后早期常规每 4h 检查血气离子 1 次,根据化验回报补充离子,调整内环境。常规应用镁剂,即使血镁正常,应用镁剂不仅可有效控制室性心律失常,还可以扩张冠状动脉,增加冠状动脉血流。②给予患者充分镇静,由于强心药物,并应用利多卡因等抗心律失常药物。

3.急性心肌梗死

由于手术技术和心肌保护技术的改善,冠状动脉搭桥术后的心肌梗死已不常见。不稳定性心绞痛患者其术后心肌梗死发生率高于稳定性心绞痛患者。发生的原因可能与以下因素有关:①心肌血管重建不彻底;②术后血流动力学不稳定;③移植血管病变。

预防和处理:减少心肌氧耗,保证循环平稳。血流动力学支持、标准的药物治疗、纠正电解质紊乱和心律失常。术后早期,给予患者保暖有利于改善末梢循环并稳定循环,继而保护心肌供血,能有效防止心绞痛及降低心肌梗死再发生。对于心肌梗死继发低心排血量的患者,应尽早放置主动脉内球囊反搏或心室辅助装置,提供血流动力学支持,减轻心脏负荷。

4.出血

冠状动脉搭桥术后的出血发生率为 1%～5%,主要原因为外科手术因素和患者凝血机制障碍、长时间体外循环、高血压和低温等。患者引流量大于每小时200mL，持续3～4h，临床上即认为有出血并发症。

预防和处理：术前对于稳定性心绞痛患者，提前1周停用抗血小板药物。对于不稳定性心绞痛患者，可改为低分子肝素抗凝。术后严格控制收缩压在90～100mmHg。定时挤压引流，观察引流的色、质、量，静脉采血检查活化凝血酶原时间(ACT)，使其达到基础值范围，确认肝素已完全中和。若出现大量快速出血，血压下降，应立即床旁紧急开胸止血。

5.急性肾衰竭

患者行冠状动脉搭桥术之前，若存在肾功能不全、高龄、瓣膜手术、糖尿病、严重左心室功能不全等情况，术后极易出现急性肾衰竭的并发症。它在术前血清肌酐正常的患者的发生率为1.1%，而术前血清肌酐升高患者的发生率为16%，其中20%的患者需行持续性肾替代治疗(CRRT)。急性肾衰竭增加手术病死率，可高达40%左右，并延长住院时间，增加患者负担。

预防和处理：对于有肾衰竭危险因素的患者，术前应避免使用肾毒性的药物。若术前出现血清肌酐升高者，在病情允许的情况下，可适当延迟手术时间，待血清肌酐值控制在较合适的范围内时，再行手术治疗。术前需合理限制液体入量以减少肾脏损害。术后小剂量地应用多巴胺2～3μg/(kg·min)，可扩张肾动脉，增加肾灌注。若患者出现严重的急性肾衰竭症状时，应及早给予CRRT支持，不能等到出现血流动力学紊乱、多脏器功能衰竭时才开始应用，宜早不宜迟。

6.脑卒中

脑卒中是造成冠状动脉搭桥术后并发症和死亡的主要原因之一。据Puskas多中心调查研究，脑卒中发生率为6%～13%。临床上将脑损害分为1型和2型。1型为严重的永久的神经系统损伤，发生率3%，病死率可达到21%。2型为轻度脑卒中，患者出院时可恢复神经系统和肢体功能，发生率为3%，病死率为10%。

预防和处理：早期的脑卒中治疗只是支持疗法，预防才是关键。造成术后脑卒中的原因有：①升主动脉粥样硬化；②房颤；③术前近期心肌梗死和脑血管意外；④颈动脉狭窄；⑤体外循环等。术后需每小时观察并记录瞳孔及对光反射，麻醉清醒患者，观察其四肢活动情况。出现脑卒中的患者中，需给予头部冰帽降温，降低氧耗；防止或减轻脑水肿；使用甘露醇、激素、利尿剂、清蛋白；神经细胞营养剂和全身营养支持。若患者出现抽搐时，应立即给予镇静剂和肌松剂抑制抽搐。定时给予患者翻身、叩背，促进痰液排除防止肺部感染。

7.主动脉球囊反搏的应用

(1)主动脉球囊反搏(IABP)。机械辅助循环方法之一，系通过动脉系统植入一根带气囊的导管到降主动脉内做锁骨下动脉开口远端，在舒张期气囊充气，主动脉舒张压升高，冠状动脉流量增加，心肌供氧增加；在心脏收缩前气囊排气，主动脉压力下降，心脏后负荷下降，心脏射血阻力减少，心肌耗氧量下降，以此起到辅助衰竭心脏的作用。对于冠状动脉搭桥术后出现心力衰竭、心肌缺血及室性心律失常等并发症而药物不能控制者，应及早使用IABP。但是由于1ABP是有创植入性操作，并且使用期间需维持ACT在较高的水平。因此，在使用1ABP期间易出现并发症，延长患者的住院时间。

据文献报道，应用1ABP的并发症发生率为13.5%～36%，可出现下肢缺血、球囊破裂、感染、出血、血肿、栓塞、动脉穿孔、主动脉夹层等并发症。

(2)预防与处理。

下肢缺血:下肢缺血为多见的并发症,由于IABP管堵塞动脉管腔或血管内血栓脱落栓塞影响下肢供血有关。表现为IABP术后,患侧疼痛、肌肉萎缩、颜色苍白、末梢变凉、足背动脉消失。术前应选用搏动较好的一侧植入导管;选择合适的型号;适当抗凝;持续搏动,不能停,以防止停搏时在气囊表面形成血栓在搏动时脱落。术后每15min对比观察双侧足背或胫后动脉搏动,注意患肢皮肤的温度、颜色变化。抬高下肢,4～6h行功能锻炼,以促进下肢血液循环。遵医嘱给予肝素化,每2～4h监测ACT,调整ACT在正常值的1.5倍左右。给予患者翻身时,避免患侧屈膝屈髋,防止球囊管打折引起停搏。若出现机器报警,应立即处理,避免机器停搏导致患者出现生命体征变化。

球囊破裂:主要原因为在插入气囊导管时,尖锐物擦划气囊;动脉粥样硬化斑块刺破气囊;动脉内壁有突出的硬化斑块,气囊未全部退出鞘管或植入锁骨下动脉内形成打折、弯曲,该部位膜易打折破裂。术前应常规检查气囊有无破裂,避免接受尖锐、粗糙物品。了解患者血管造影是否有斑块,了解术中置IABP管是否困难。临床表现为反搏波形消失,导管内有血液流出。一旦发现,需立即停止反搏,拔出气囊导管,否则进入气囊内的血液凝固,气囊将无法拔出,只能通过动脉切开取出。

感染:常见于动脉切开植入导管。术后需加强无菌操作,及时更换被血、尿污染的敷料,并密切观,察IABP置管处伤口有无红、肿、热、痛等感染征象。同时每天监测体温、血常规的动态变化情况,如有异常及时报告。遵医嘱全身及切口局部应用抗生素。

(三)术后康复护理

冠状动脉搭桥术后患者,尽早进行科学的康复锻炼对术后顺利恢复有很大的帮助。有效的康复锻炼可以扩张冠状动脉,在一定程度上预防冠脉搭桥的狭窄和闭塞,促进血液循环,促进伤口愈合,促进心功能恢复,预防肺部、消化道等各器官并发症发生,使患者尽快恢复正常生活。并且,随着患者活动量的逐步增加可有效预防深静脉血栓形成,还能改善血流动力学状态。患者在由ICU转回病房后,病情趋于平稳,除进行必要的抗生素和相关药物治疗外,需加强康复护理。

为了有效地进行肺部扩张,尽早恢复吹气球训练,方法同术前,可防止肺不张,减轻肺间质水肿。据报道,此项训练能明显改善缺氧和二氧化碳潴留。吹气球训练的同时,配合定时雾化吸入每天4次,每次15min。雾化吸入后痰液稀释,较易咳出,此时可鼓励患者咳嗽,惧怕切口疼痛是患者不愿意咳嗽的主要原因,可采取胸带固定伤口、护士协助按压伤口等方法缓解咳嗽时引起的疼痛。同时,可教会患者采取"抱胸式"咳嗽的方法,即鼓励患者深吸气后双手交叉抱于胸前,每当用力咳出时,双手用力向身体内抱胸,此方法可减轻咳嗽时震动引起的疼痛,并且患者可自行控制抱胸的时机和力度。

鼓励患者进食高蛋白、高热量饮食,既为康复训练储备能量也可促进手术刀口的愈合。由ICU转回病房24～48小时后,在患者体力允许情况下,护士协助患者在床上慢慢坐起,待适应后再缓慢移到床边,直到搀扶站起。切记,患者由于卧床时间较长,初次活动会感到乏力、头晕、四肢无力,同时还有谨防直立性低血压的发生。早期活动可搀扶离床短距离步行,72小时后根据患者体力和心功能的恢复情况逐渐加大活动量,可沿病房走廊步行。若扩胸运动导致患者牵拉伤口引起疼痛，为防止关节僵硬，可鼓励患者多做一些柔软的伸展运动，例如，上肢缓慢抬起，举过头顶或者两手缓慢平举，以不引起疼痛为宜，逐步增加动作幅度。

鼓励患者生活自理包括洗脸、刷牙、自己进餐和大小便等，可促进上肢功能锻炼，又在一定程度上增加了运动量。此时，嘱患者多进食蔬菜、水果等易消化饮食，排便时切勿用力，如厕时动作宜迟缓，防止血压骤升骤降发生意外。患者一旦生活自理能力恢复后，既满足了患者自我实现的需求，也增加了患者的自信心，利于患者心态的调整，病情的恢复。

在进行康复锻炼时，要求患者逐渐加大运动量，不可急于求成，应以患者能自我耐受、不感过度疲劳、无心慌气短，不诱发心律失常和剧烈胸痛为度。

五、健康指导

患者术后状态平稳，复查心电图、X 线胸片、心脏超声如无异常，即可出院。向患者宣讲和发放出院健康指导手册，包括指导患者饮食、功能锻炼、合理用药、定期复诊等内容。

（一）饮食指导

冠状动脉搭桥术后患者饮食宜清淡、高营养，应限制饮食中的高热量、高胆固醇食品如肥肉、动物脂肪、动物内脏、甜食等，可多食蔬菜、水果等富含维生素和膳食纤维的食物。一日三餐要规律，切勿暴饮暴食，合理控制体重，戒烟酒。

（二）功能锻炼

散步是一种全身性运动，可加快血流速度，保持血流畅通，防止冠状动脉狭窄，降低心脏并发症与再次手术率。对于冠状动脉搭桥术的患者，这是很好的一项运动，鼓励患者出院后养成散步的好习惯，可根据自行情况和耐受程度逐渐延长散步时间、增加散步的距离。在完全恢复体力前，会感觉乏力是正常的，如果出现胸痛、气短、轻度头晕、脉搏不规则应立即停止锻炼，及时到医院复查。

（三）用药指导

患者即将出院，很多患者会认为手术过后，症状消失或改善了就万事大吉了，此时需强调出院后定时服用口服药的重要性：减轻动脉硬化程度，延缓和控制病变的进程和冠状动脉再狭窄的发生。

服用口服药应注意：清楚了解和熟悉常用药物的名称和剂量；遵照医生医嘱按时服药，禁忌自行调整服药剂量或擅自停药；按照药品的使用说明合理保存药物，防止药物在阳光下暴晒影响药效，延误治疗。

（四）定期复查

一般术后 3～6 个月回手术医院复查体次，以后 1、3、5、10 年复查一次，复查项目包括心电图、X 线胸片、心脏超声、生化系列等。

（五）维持情绪稳定

实践表明，脾气暴躁、易怒、易紧张的人很容易出现血压增高，冠脉血管张力增加而患心脏病。经历了手术的治疗后，应指导患者时刻保持愉快的心情，避免争吵和过度兴奋。让患者多听音乐，参加社会活动达到精神放松，从而提高生活质量，延长寿命。

第三节　风湿性心脏瓣膜病

一、概述

(一)二尖瓣狭窄

二尖瓣狭窄是由于各种因素致心脏二尖瓣瓣叶及瓣环等结构出现异常,造成功能障碍,造成二尖瓣开放受限,引起血流动力学发生改变(如左心室回心血量减少、左心房压力增高等),从而影响正常心脏功能而出现一系列症状。其中,由风湿热所致的二尖瓣狭窄最为常见。风湿性心瓣膜病中大约有40%的为不合并其他类型的单纯性二尖瓣狭窄。在我国以北方地区较常见,女性发病率较高,二尖瓣狭窄多在发病2~10年出现明显临床症状。根据瓣膜病变的程度和形态,将二尖瓣狭窄分为隔膜型和漏斗型两类。

正常二尖瓣口面积为4~6cm^2,当瓣口狭窄至2cm^2时,左房压升高,导致左心房增大、肌束肥厚,患者首先出现劳累后呼吸困难、心悸,休息时症状不明显,当瓣膜病变进一步加重致狭窄至1cm^2左右时,左房扩大超过代偿极限,导致肺循环淤血。患者低于正常活动即感到明显的呼吸困难、心悸、咳嗽。可出现咯血、表现为痰中带血或大量咯血。当瓣口狭窄至0.8cm^2左右时长期肺循环压力增高。超过右心室可代偿能力,继发右心衰竭,表现为肝大、腹腔积液、颈静脉怒张、下肢水肿等。此时患者除典型二尖瓣面容(口唇发绀、面颊潮红)外,面部、乳晕等部位也可出现色素沉着。

瓣膜狭窄病变不明显且症状轻、心功能受损轻者可暂时不手术,随诊观察。症状明显,瓣膜病变造成明显血流动力学改变致症状明显者宜及早手术,伴心力衰竭者在治疗控制后方可手术。单纯狭窄,瓣膜成分好者可行闭式二尖瓣交界分离术或球囊扩张术。伴左房血栓、瓣膜钙化等,需在直视下行血栓清除及人工心脏瓣膜置换术。

(二)二尖瓣关闭不全

二尖瓣关闭不全是任何二尖瓣装置自身各组成结构异常或功能障碍致瓣膜在心室射血期闭合不完全,主要病因包括风湿性病变、退行性病变和缺血性病变等较为多见,50%以上的病例合并二尖瓣狭窄。左心室收缩时,由于二尖瓣两个瓣叶闭合不完全,一部分血液由心室通过二尖瓣逆向流入左心房,使排入体循环的血流量减少,左心房血流量增多,压力升高,左心房前负荷增加,左心房扩大,左心室也逐渐扩大和肥厚。同时二尖瓣环也相应扩大,使二尖瓣关闭不全加重,左心室长期负荷加重,最终产生左心衰竭。表现为咳嗽频繁,端坐呼吸,咳白色或粉红色泡沫样痰。同时导致肺循环压力增高,最后可引起右心衰竭。表现为颈静脉怒张、肝大、腹腔积液、下肢水肿。

二尖瓣关闭不全症状明显,心功能受影响,心脏扩大时应及时行手术治疗。手术方法分为两种:第一、第二尖瓣成形术,包括瓣环重建或缩小,腱索和乳头肌修复及人工腱索和人工瓣环植入。这种术式可以最大限度地保存自身瓣膜功能,对患者术后恢复及远期预后有较大意义,但要求患者二尖瓣瓣环、腱索、乳头肌等结构和功能病变较轻。近些年来,随着手术技术及介入技术的飞速发展,经皮介入二尖瓣成形术也逐渐成为治疗二尖瓣关闭不全的一种方法。第二，二尖瓣置换术。若二尖瓣结构和功能严重损坏，如瓣膜严重增厚、钙化，腱索，乳头肌严重粘连，伴或不伴二尖瓣狭窄，不适于实施瓣膜成形的患者需行二尖瓣置换术。二尖瓣置换术后效果较好，但需严格抗凝及保护心脏功能治疗。临床常使用的人工心脏瓣膜有机械瓣膜、生物瓣膜两大类。各有其优缺点，根据实际情况选用。

(三)主动脉瓣狭窄

主动脉瓣狭窄(AS)指由于各种因素所致主动脉瓣膜及其附属结构病变，致使主动脉瓣开放受限。主动脉瓣狭窄。单纯主动脉瓣狭窄的病例较少，常伴有主动脉瓣关闭不全及二尖瓣病变等。

正常成人主动脉瓣口面积约为 $3.0cm^2$，按照狭窄的程度可将主动脉瓣狭窄分为轻度狭窄、中度狭窄和重度狭窄。由于左心室收缩力强，代偿功能好，轻度狭窄并不产生明显的血流动力学改变。当瓣膜口面积 $<1.0cm^2$ 时，左心室射血受阻，左室后负荷增加，长期病变的结果是左心室代偿性肥厚，单纯的狭窄左室腔常呈向心性肥厚。早期临床表现常不明显，病情加重后常出现心悸、气短、头晕、心绞痛等。心肌肥厚劳损后心肌供血不足更加明显，常呈劳力性心绞痛。心力衰竭后左室扩大，舒张末压增高，导致左心房和肺毛细血管的压力也明显升高，患者出现咳嗽、呼吸困难等症状。在主动脉区可闻及 3～4 级粗糙的收缩期杂音，向颈部传导，伴或不伴有震颤。严重狭窄时，由于心排血量减低，导致收缩压降低，脉压缩小。继而病情发展累及右心功能致右心衰竭时，出现肝大、腹腔积液、全身水肿表现。重症患者可因心肌供血不足发生猝死。

主动脉瓣狭窄早期常没有临床症状，有的重度主动脉瓣狭窄的患者也没有明显的症状，但有猝死和昏厥等潜在的风险，因此把握手术时机很关键，临床上呈现心绞痛、昏厥和心力衰竭的患者，病情往往迅速恶化，故应尽早实施手术治疗，切除病变的瓣膜，进行瓣膜置换术，也有少数报道用球囊扩张术，但远期效果很差，易造成瓣膜关闭不全和钙化赘生物脱落，导致栓塞并发症，因此已基本不使用此方法。

(四)主动脉瓣关闭不全

主动脉瓣关闭不全是指瓣叶变形、增厚、钙化、活动受限不能严密闭合，主动脉瓣关闭不全不常单独存在，常合并主动脉瓣狭窄。一般可由风湿热、细菌性心内膜炎、马方综合征、先天性动脉畸形、主动脉夹层动脉瘤等引起。

主动脉瓣关闭不全时左心室在舒张期同时接受来自左心房和经主动脉瓣逆向回流的血液，收缩力相应增强，并逐渐扩大、肥厚。当病变过重，超过了左室代偿能力，则出现左室舒张末压逐渐升高，心排血量减少，左心房和肺毛细血管的压力升高，出现心慌、呼吸困难、心脏跳动剧烈、颈动脉搏动加强等症状。由于舒张压降低，冠脉供血减少，加上左心室高度肥厚，耗氧量加大，心肌缺血明显，心前区疼痛也逐渐加重，最后出现心力衰竭。听诊时可在胸骨左缘第 3 肋间闻及舒张期泼水样杂音，脉压增大。

人工瓣膜置换术是治疗主动脉瓣关闭不全的主要手段，应在心力衰竭症状出现前实施。风湿热和绝大多数其他病因引起的主动脉瓣关闭不全均宜施行瓣膜置换术，常用瓣膜机械瓣和生物瓣均可使用。瓣膜修复术较少用，通常不能完全消除主动脉瓣反流。由于升主动脉动脉瘤使瓣环扩张所致的主动脉瓣关闭不全，可行瓣环紧缩成形术。

二、术前护理

(一)一般准备

1.入院相关准备

护士应热情接待患者,介绍病区周围环境,负责医生、护士及入院须知,遵医嘱给予患者相应的护理及处置。

2.完善术前检查

向患者讲解相关检查的意义及注意事项,并协助其完成。如心尖区有隆样舒张期杂音伴X线或心电图显示左心房增大,一般可诊断为二尖瓣狭窄;心尖区典型的吹风样收缩期杂音伴有左心房和左心室扩大,可诊断二尖瓣关闭不全,超声心动图检查均可明确诊断。

3.心功能准备

根据心功能情况分级,严密观察病情,注意有无发热、关节痛等风湿活动症状,心律、心率的变化,如心律不齐,脉搏短绌,应及时记录并报告医生给予患者强心、利尿药物治疗,调整心功能,并检查血钾、钠等,发现电解质失衡应及时纠正。

4.呼吸功能准备

避免受凉,防止呼吸道感染的发生。做好口腔清洁。并检查全身有无感染病灶,如有应治愈后方能手术,术前1周遵医嘱给予抗生素治疗。合并气管痉挛、肺气肿及咳痰者,使用支气管扩张剂及祛痰药,必要时给予间断吸氧。对于并发急性左心衰竭的患者吸氧时湿化瓶里加入适量的30%酒精,目的是降低肺泡表面张力,改善通气,改善缺氧。做深呼吸及咳嗽训练:指导患者将两手分别放于身体两侧,上腹部、肩、臂及腹部放松,使胸廓下陷,用口逐渐深呼气,每天3次,每次做5～6遍。有效咳嗽咳痰可预防呼吸道并发症的发生。尤其是对肺炎、肺不张有预防作用。可在深呼吸后,利用腹肌动作用力咳嗽,将痰液排出。

5.练习床上大小便

患者术后拔除导尿管后仍不能下床者,要在床上进行排便。因此,术前1周应开始练习在床上排尿。成年人床上排尿比较困难,可指导患者用手掌轻压腹部,增加腹压,以利排尿。

6.消化系统准备

告知患者于术前12h起禁食,4h起禁水,以防因麻醉或手术引起呕吐导致窒息或吸入性肺炎。

7.术区备皮准备

目的是清除皮肤上的微生物,预防切口感染。充分清洁术野皮肤并剃除毛发,范围大于预定切口范围。

8.其他准备

备血、抗生素过敏试验。术前量身高、体重,为术中、术后用药和呼吸机潮气量的调节提供依据。

9.活动与休息

适当进行活动,增强心肺功能,嗜烟者必须戒烟。术前晚上督促患者及时休息,充分的休息对于疾病的康复起着不容忽视的作用。

(二)心理准备

患者入院时,应主动热情迎接,护士应耐心听取患者的意见,向患者及家属讲解疾病的相关知识及手术治疗的重要性和必要性,介绍手术相关注意事项。告知患者心脏瓣膜手术是在全麻的情况下进行的。另外,医院麻醉科的学术地位、临床经验都处于领先水平。针对文化程度不同的患者,负责医生应用恰当的语言交代手术情况及治疗方案,使患者深感医护人员对其病情十分了解,对手术是极为负责的。

另外做过同类手术患者的信息,对术前患者的情绪影响较大,护士可有针对性地组织交流。护士还应介绍手术医生和护士情况,在患者面前树立手术医生的威信,以增加患者的安全感。并可使患者正视现实,稳定情绪,配合医疗和护理。对术后如需用深静脉置管、引流管、鼻饲管、留置尿管、呼吸机气管插管等,术前也应向患者说明,使患者醒来后不会惧怕。如需做气管插管的患者,耐心向患者解释由于个体的差异性,预后情况也各不相同,如保持良好的情绪、合理的饮食、充足的睡眠、适当的活动等,都能有利于术后早日恢复。经常与患者交流与沟通,及时发现引起情绪或心理变化的诱因,对症实施心理疏导,建立良好的护患关系,以缓解和消除患者及家属的焦虑和恐惧。

(三)术前访视

开展术前访视,让患者及家属了解手术治疗的基本情况、围手术期注意事项及手术室环境和监护室环境,手术方法、麻醉方式、术后监护期间可能发生的问题,术后可能留置的各类导管、约束用具及其目的、重要性,满足患者适应需要。可在一定程度上缓解患者的压力,减轻手术所带来的应激反应,使患者主动配合麻醉和手术。

说明来访的目的,向患者介绍自己,建立良好的护患关系。告知患者进入手术室的注意事项及术中有关情况,并详细介绍手术的重要性及安全性。向患者讲解手术前的注意事项:①术前一天洗澡更衣,注意保暖,成人术前 6～8h 禁食,术前 4h 禁饮;小儿术前 4h 禁奶制品,术前 2h 禁饮。②术晨洗脸刷牙,但不能饮水,将义齿、手表、首饰项链等贵重物品取下。③不化妆、不涂口红,以免掩盖病情变化,影响观察。④术日晨排空大小便,身着病号服,卧床静候,手术室人员将在 7:30—8:00 到床旁接患者。⑤患者告知手术室护士是否打了术前针,对药物及消毒液有无过敏史,如患者本身发热或来月经请告诉手术室护士。⑥因手术床较窄,在床上时不要随意翻身,以免坠床。⑦手术间各种手术仪器、麻醉机、监护仪发出声响时,不要紧张。⑧在手术过程中,如果有任何不适,请及时告诉医师、护士。⑨在病情及条件允许的情况下,可带领患者参观重症监护室,了解其环境,以消除术后回室后的紧张恐惧感,以防 ICU 综合征的发生。

三、术中护理

(一)手术体位

仰卧位。

(二)手术切口

一般常用胸骨正中切口。

(三)特殊用物

测瓣器、人工瓣膜、持瓣器、长无损伤镊、长持针器、55 号换瓣线、冠脉灌注器。

(四)配合要点

1.巡回护士

(1)患者进入手术间后,尚未麻醉前与之交谈,分散其注意力并鼓励其树立手术成功的信心。

(2)体外循环建立后,可降低室温,复温后升高室温。

(3)摆好患者手术体位(取平卧位),在患者右侧放一骨盆架,右上肢固定于手术床中单下,协助麻醉师行颈内静脉和桡动脉穿刺。

(4)与器械护士共同清点器械,准备好胸骨锯,配制肝素盐水和鱼精蛋白。

(5)与器械护士共同核对术中所需的瓣膜大小,密切观察转机前、中、后尿量的多少、颜色,并记录及报告医生。

(6)正确控制手术床,行二尖瓣替换时,手术床向左倾斜,开放主动脉前手术床呈头低脚高位。

2.器械护士

(1)开胸体外循环的建立。正中切口锯开胸骨,开胸器牵开胸骨,切开心包显露心脏。缝合主动脉插管荷包,插主动脉管,依次缝上腔荷包插上腔管,缝下腔荷包,插下腔管,与体外循环机管道连接,开始体外循环,再插左房吸引管。

(2)心肌保护。在阻断和切开主动脉后,向冠状动脉口内直接插入冠状动脉灌注管,左右冠状动脉灌注 4∶1 的冷氧合血心肌麻痹液,心包腔内放冰屑,间歇向心腔内注入 4℃的冷盐水,以维持心肌的均匀深低温状态(15℃左右)。

(3)手术程序。一般先替换二尖瓣,后替换主动脉瓣,但是切开左房探查二尖瓣后,必须探查主动脉瓣的病变程度和瓣环大小,再切除、缝合二尖瓣。

(4)缝瓣配合。

二尖瓣置换:切开左房,瓣膜剪下后测量瓣环大小,放置二尖瓣自动拉钩,缝合四点定点线,用 2-0 的 20mm 换瓣线,选用 2 种颜色交替缝合,一般缝 14～16 针,每缝好一象限后用蚊式钳夹住把针剪下,瓣膜缝合完毕用试瓣器检验瓣膜的开放和关闭功能。

主动脉替换:显露主动脉瓣后切除瓣膜,缝合三点定点线,用 2-0 的 17mm 换瓣线,选用 2 种颜色交替缝合,一般缝 10～12 针。如效果满意用 4-0 带垫片的 prolene 缝合主动脉切口,再用 3-0 带垫片的 prolene 缝合左房切口。

(5)排气方法。主动脉根部插入 Y 形排气管,然后取头低脚高位再缓慢松开主动脉阻断钳,闭合左房切口前挤肺排气后再打结。

(6)复跳和辅助循环。备好除颤板,心脏复跳后应保持心脏表面的湿润,如心率较慢应放置起搏导线,检查心脏切口有无漏血,辅助循环效果满意时,撤离体外循环。

(7)关胸。准备好纱布、骨蜡、电刀行伤口止血,放置心包和纵隔引流管,清点器械纱布无误后,逐层缝合伤口。

四、术后护理

(一)术后常规护理

1.置监护病房加强护理

完善呼吸机、心电监护仪、有创动脉血压监测、中心静脉压及肺动脉压监测。连接好胸腔引流瓶、导尿管、起搏导线和肛温探头等，保持各项监测处于良好工作状态。约束四肢至患者清醒，能合作者可解除约束。向麻醉医生和术者了解术中情况，如有无意外，如何处理，术中出入量（含胶体和晶体）、输血量、尿量、电解质平衡、血气分析和肝素中和情况等，目前特殊用药的用法和用量。

2.循环功能的维护

注意监测动态血流动力学的变化，根据病情变化调整血管活性药物如正性肌力药（洋地黄类、米力农、多巴胺、多巴酚丁胺等）和扩张血管药物的用量并注意药物的不良反应。术后护理应注意维护心功能，控制输液速度和量，以防发生肺水肿和左心衰竭，对于单独二尖瓣狭窄的患者尤为重要。

3.监测心率和心律的变化

术后应严密监测有无期前收缩、房颤、房扑及心动过缓等心律失常的发生。如有异常变化应及时通知医生，及时处理。

4.补充血容量，维持有效循环血量

患者因术中失血、体外循环稀释血液，术后尿量多及血管扩张药物的应用，往往会造成术后血容量不足，应及时补充有效循环血量。

5.呼吸道管理

术后常规应用呼吸机治疗，根据患者的性别、年龄及体重设定呼吸机参数，对于术前有肺动脉高压或反复肺部感染者，应延长机械通气时间，加强呼吸道管理，保证供氧。加强人工气道的湿化、温化，保持呼吸道内湿润通畅，避免气道黏膜损伤。

拔管指征：停机 24～48h 患者未出现呼吸窘迫，患者主观上舒适，HR＜120 次/min 或增加＜20 次/min，呼吸＜35 次/min，血气分析中无酸中毒或低氧血症。

6.引流管的护理

水封瓶装置要密闭，胸管长度适宜，保持管内通畅，经常挤压，同时注意观察引流液的量、颜色、性质，如每小时引流液＞100mL，持续达 3h，可能有活动性出血，应立即报告医生。

7.泌尿系统护理

记录每小时尿量，注意观察尿的颜色、比重、酸碱度等变化。当尿量减少至每小时 20mL，持续 2h 以上，可用利尿剂。若尿量仍不增加，应警惕急性肾衰竭的发生。若尿色为血红蛋白尿，应加强利尿。留置尿管的患者保持管道通畅，每天进行会阴护理两次，以防尿路感染的发生。

8.加强口腔护理

因应用机械通气 24h 内 88％的吸气管路被来自患者口腔部的细菌寄殖，并随某些操作（如吸痰）进入下呼吸道，成为肺部感染的原因之一，因此要加强口腔护理。建立人工气道前加强口、鼻腔的清洁，插管后每天检查口腔情况，用生理盐水棉球擦拭，每天 2 次。口腔护理液要根据口腔 pH 选择，pH 高时应选用 2％～3％硼酸溶液；pH 低时选用 2％碳酸氢钠溶液，pH 中性选用 1％～3％过氧化氢溶液。对长期应用机械通气患者，应对口腔分泌物进行常规细菌培养（每周 1 次），根据培养结果适当选择口腔冲洗液和抗生素，及时清除呼吸道的分泌物。必要时行气管切开者，按气管切开护理常规护理。

9.持续监测深部温度

低于36.0℃采取保暖复温措施，一般肛温达38.0℃，要积极作降温处理。术后常规预防感染治疗5～7d，连续监测体温3d，无发热后可改为每天一次测量。如有发热症状改换抗生素，必要时联合用药，发热时每天三次测量体温。待体温正常后，再监测3d，如无异常，3d后可改为每天一次测量。

10.维持电解质平衡

瓣膜置换术后的患者对电解质特别是血钾的变化要求很严格，低钾易诱发心律失常，一般血清钾宜维持在4～5mmol/L，为防止低血钾造成的室性心律失常，术后需高浓度补钾，注意补钾的原则，并及时复查血钾，以便为下一步诊疗提供依据。

11.定期测凝血酶原时间

要求凝血酶原时间维持在正常值1.5～2倍。置换机械瓣膜患者必须终身服用抗凝药物，注意观察患者有无出血倾向，如有血尿、鼻、牙龈出血、皮肤黏膜瘀斑及女患者月经量增多或栓塞偏瘫等症状出现，及时通报医生。口服华法林要掌握定时定量，药量准确原则。

12.饮食护理

患者清醒后，拔除气管插管后4～6h无恶心呕吐者，可分次少量饮水。术后18～24h，如无腹胀、肠鸣音恢复可进流质饮食，并逐渐增加进食量和更改品种。

13.疼痛护理

切口疼痛影响呼吸的深度和幅度，不利于肺扩张，不利于患者休息，增加体力消耗。遵医嘱适当给予止痛镇静等处理，减轻患者病痛。

(二)术后并发症护理

1.出血

出血是心脏瓣膜置换术后最常见的并发症之一，多发生在术后36h内。主要原因有两点：一是凝血机制紊乱，二是止血不彻底。

对于此类患者，由于凝血机制差，术前应给予肌内注射维生素K，并检查凝血酶原时间及活动度。术后通过有创监测仪，监测血压，脉搏、中心静脉压、左房压的变化，注意尿量的变化，观察心包及纵隔引流的情况，计算和比较每0.5～1h内引流量，若每小时大于100mL，连续3～4h，则考虑有胸内出血。若出血较多或大量出血后突然中止，应警惕并发心脏压塞，注意心脏压塞的症状和体征，如胸闷气急、心搏过速、颈静脉怒张、中心静脉压逐渐上升、动脉血压和脉压逐渐下降、面色灰白、周围发绀、尿量减少等，后期会出现奇脉。另外，注意观察有无切口渗血，鼻腔出血，气管吸引时的血痰、血尿或皮下出血等。

2.心律失常

心房纤颤最为常见。早期有室上性心动过速，房性或室性期前收缩，可因创伤、应激、水、电解质紊乱所致。因此一旦出现心律失常，应首先明确病因并协助医生进行处理。可进行临时起搏或电复律等，包括给抗心律失常药如利多卡因、维拉帕米、毛花苷C等，根据检验结果，及时补钾。

术后早期监测内容包括心率、心律、血压，脉搏、中心静脉压、尿量的变化，随时观测电解质的变化，动脉血气的分析，完善呼吸循环恢复。进入普通病房后仍然需注意病情的观察，保证饮食及睡眠良好，提供舒适安静的环境，稳定患者的情绪。

3.低心排综合征

低心排综合征是心脏瓣膜置换术后常见严重并发症之一，也是术后造成死亡的最常见因素。心排血量的下降，需低至心指数 2.5L/(min·m^2)时才出现一些临床症状，如心率增快，脉压变小，血压下降(收缩压低于 12kPa)，足背动脉脉搏细弱，中心静脉压上升，四肢末梢血管收缩，四肢末梢发冷苍白或发绀等。尿量每小时可减少至 0.5mL/kg 以下。发生原因一般有心脏压塞、有效血容量不足、心功能不全所致。

术后严密监测患者各项生命体征，严格血管活性药物应用。保持心包、纵隔、胸腔引流管通畅。保证桡动脉及中心静脉置管通路通畅，根据病情合理安排晶体、胶体输液。纠正水、电解质、酸碱失调。

4.心包压塞

一旦确诊，需紧急再次开胸手术，清除血肿或血凝块，手术准备过程中，应继续反复挤压引流管，尽可能引流出部分积血。

5.有效血容量不足

根据血细胞比容(Hct)、CVP 合理搭配晶体液和胶体液比例，积极合理补液，维持水、电解质、酸碱平衡，必要时应用止血药物减少血容量丧失，参照激活全血凝固时间(ACT)值，合理应用鱼精蛋白。

6.心功能不全

合理应用血管活性药物，如多巴胺、肾上腺素等，可提高心肌收缩力，增加心排血量；硝普钠、酚妥拉明等，可降低后负荷，减少心肌耗氧，增加心排血量，改善冠脉血供。并同时严格记录并控制液体出入量，必要时做主动脉球囊反搏术(IABP)辅助循环。

7.感染

感染是心脏瓣膜置换术后较少见的并发症。术前有潜在性的感染来源或菌血症，如皮肤或鼻咽部的金葡菌感染、牙龈炎或尿路感染等应认真评估，查明并进行处理。术中牢固地对合胸骨，缩短手术时间，是预防继发纵隔感染最重要的环节。术后患者有创性插管很多，需严格遵守无菌操作原则，按规程做好管道护理。加强口腔护理，注意监测体温的变化。定时的心脏听诊，以便及时发现新的杂音。当患者咳嗽时，应尽量加强胸骨，避免发生感染的机会。对术后长期、大量使用广谱抗生素的患者，常同时服用抗真菌药物如酮康唑等，以预防真菌引起的二重感染。

(三)术后康复护理

术后康复护理根据心外科手术治疗护理常规，密切观察患者体温、心率、呼吸和血压，进行心电监护，并观察胸管及心包引流管的通畅情况和引流液颜色等，术后需记录尿量，观察尿液颜色，持续心电监护，若心率＞100 次/min 以上，给予对症处理，若心率＜60 次/min，可按医嘱给阿托品或异丙肾上腺素等，必要时用体外临时起搏器调控，适当补充血容量，尿量每小时维持在＞1mL/kg。

患者从复苏室转入病房后开始进行床边康复护理，勤翻身，鼓励患者深呼吸及做有效的咳嗽，拍背排痰，当患者咳嗽时，用双手或枕头按着伤口深吸气后，用力咳痰。痰多伴黏稠不能咳出时，采用吸痰管将痰液吸出，保持呼吸道通畅。协助患者进行各关节屈伸运动，直至离床活动。在病情稳定情况下，鼓励并协助患者早期离床活动，教会患者测量脉搏。先平台慢步行走后再走阶梯，每次从60m增至300m，每天2次，每次20～30分钟，以休息状态心率为基础值，运动强度保持在基础值心率加20次/min，运动应该循序渐进，指导患者纠正术后不正确姿势。

五、健康指导

(一)生活指导

(1)术后早期是恢复手术及其造成的创伤，改善体质，稳定各系统和器官平衡的重要阶段。原则上患者应充分休息和静养，可适当进行室内和室外活动，但要量力而行，以不引起心慌气促为度。

(2)预防感冒及肺部感染，同时要保证充足的睡眠，防过度劳累。

(3)出院后，一般不限制饮食，饮食注意多样化、少量多餐，进食清淡易消化的食物，保证蛋白质、维生素的摄入。

(4)瓣膜置换术后患者存在不同程度的心理压力，指导患者要保持精神愉快，心情舒畅，生活乐观，尽量消除来自生理、心理的压力，正确认识、对待抗凝治疗，有利于病情的稳定和康复。

(5)生活要规律，早睡早起，不要过度劳累，避免酗酒与吸烟。

(二)用药指导

抗凝治疗将终生伴随心脏机械瓣膜置换术后的患者，而抗凝治疗的不足或过量都会引发严重的并发症。因此要将坚持按时按量服用抗凝药的重要性及必要性告诉患者及家属，不能擅自更改抗凝药的剂量。

同时告知患者增加抗凝作用的药物，如氯霉素、阿司匹林等；减弱抗凝作用的药物，如维生素K_1、雌激素、口服避孕药等，必须在医生指导下服用上述药物，尽量避免盲目服用活血化瘀类中药，教会患者自我监测出血征象，如有不适，及时来院就诊及监测凝血酶原时间(PT)值，以免抗凝过量引起出血或抗凝不足引起血栓形成。

(三)病情观察指导

指导患者有下述情况应尽快就医复查：身体任何部位有感染，不明原因的发热、呕吐、腹泻；有明显心慌气短，并出现水肿；咯泡沫血痰；有皮下出血、血尿、鼻血及牙龈出血、大便带血或暗黑色柏油状等出血倾向；巩膜及周身皮肤出现黄染；发生新的心律不齐、突然昏厥、偏瘫或下肢疼痛、发凉、苍白现象发生；女性怀孕或计划怀孕经血或阴道流血量增加或不规则；严重摔伤或遭受严重创伤；某部位疼痛、红肿不适或任何其他不正常症状或体征。

(四)复查指导

心脏手术患者出院时应保管好出院诊断证明书及相关病历，复查时应携带出院通知书和其他医院所做的各项检查结果，如心电图、X线胸片，化验检查等为参考。华法林抗凝治疗时PT值早期波动较大，出院后定期定点检查PT，开始每周1次，逐渐延长至每个月1次，6个月后病情稳定者延长至3个月1次，1年后3～6个月1次，正确记录PT的测定值。

第四节　主动脉夹层动脉瘤

一、概述

主动脉夹层动脉瘤的准确定义是:主动脉壁中层内裂开,并且在这裂开间隙有流动或凝固的血液。中层裂开通常是在中层内1/3和外2/3交界面。夹层将完整的主动脉壁一分为二:即由主动脉壁内膜层和中层的内1/3组成的夹层内壁和由中层外2/3和外膜层组成的夹层外壁。夹层内、外壁间隙为夹层腔,或称为假腔,主动脉腔称为真腔。主动脉夹层的病因尚不明确,但其基本病变为含有弹力纤维的中膜的破坏或坏死,常与以下情况有关:高血压、遗传性结缔组织病(如马方综合征、Turner和Ehlers-Danlos综合征)、多囊肾病、主动脉中膜变性、主动脉缩窄、先天性主动脉瓣病、妊娠、动脉硬化、主动脉炎性疾病、钝性或医源性创伤或肾上腺诱导性病变有关。

在夹层形成和发展过程中,主动脉壁中层撕裂导致的疼痛和主动脉夹层动脉瘤3个常见并发症(主动脉破裂、主动脉瓣反流、主动脉及其分支血管的阻塞)相应的表现是急性主动脉夹层动脉瘤常见的症状和体征。慢性主动脉夹层动脉瘤患者,主动脉扩大但常无症状。当扩大的主动脉侵犯邻近结构,则表现为相应部位的疼痛。扩大的主动脉压迫邻近组织也产生症状,如声音嘶哑、Hornor综合征、反复肺炎。近端主动脉发生慢性夹层时,多合并主动脉瓣的关闭不全,严重者产生急性左心衰竭症状。慢性主动脉夹层患者也可出现组织灌注不良,如慢性肾衰竭、跛行等。慢性夹层患者出现低血压,多是由于主动脉破裂或严重的主动脉瓣关闭不全、心力衰竭所致。慢性病症外周脉搏消失较急性常见。主动脉瓣关闭不全时,除典型的舒张期泼水样杂音外,多有外周血管征,如毛细血管搏动、枪击音、脉压增大,腹部体检可发现扩大的主动脉。

未经治疗的主动脉夹层动脉瘤预后很差。急性主动脉夹层动脉瘤患者,50%的在夹层发生后48h内死亡,75%的在2周内死亡。慢性夹层患者,5年生存率低于15%。主动脉夹层动脉瘤患者绝大多数死于主动脉破裂。临床实践结果表明,人造血管置换术是主动脉夹层动脉瘤外科治疗的最有效方法。理想的置换术是在一次手术中能用人工血管置换所有夹层病变累及的主动脉段,即所谓完全治愈。然而这是难以达到的,因为大范围的替换手术创伤大,术后并发症多,病死率高。因此,绝大多数仅置换破裂的、危险性很高的主动脉段,而通常是近端主动脉应尽可能大范围的替换。

二、术前护理

(一)一般准备

1.休息

绝对卧床休息,减少不必要的刺激,限制探视的人数。护理措施要相对集中,避免搬动患者,操作时动作要轻柔,避免发出噪声,尽量在患者床边完成相关的检查。

2.术前常规准备

术前停止吸烟,术前8h禁食水,以免麻醉或手术过程中引起误吸。术前晚应常规清洁灌肠，术前一日备皮，剃去手术区及其附近的毛发，术前一晚按照医嘱给镇静药物。完善各项血、尿标本的化验，包括血常规、血型、凝血常规、生化系列、血气分析、尿常规。辅助检查包括18导联心电图、胸部X线片、超声心动图、CT或MRI、主动脉造影等。

3.疼痛

主动脉夹层动脉瘤难以忍受的剧烈疼痛本身引起血压的升高，因此要做好疼痛护理。可以适当应用镇静和镇痛药物，止痛药物要选择对呼吸功能影响小的药物，通常是10mg吗啡皮下或肌内注射，必要时4～6h后可重复给药，年老体弱者要减量。如果疼痛症状不明显，但是患者烦躁不安可给地西泮等镇静药物。在使用镇静药物后要观察患者的呼吸状况，如有异常立即通知医生。

4.吸氧

患者持续低流量吸氧，增加血氧含量。吸氧也可以改善心肌缺氧及应用血管扩张药物而引起的循环血容量减少导致的氧供应不足。另外，疼痛也会增加机体的耗氧量，吸氧后可增加患者的氧供应量，改善患者的不良情绪。

5.防止发生便秘

对于主动脉夹层动脉瘤的患者来说绝对卧床休息和心理的焦虑和抑郁是导致便秘发生的主要原因，另外患者的饮食结构和生活习惯也是造成便秘的原因，还有一部分患者因为怕用力排便造成动脉瘤破裂而不愿排便。患者要多食素食少食荤，多吃蔬菜水果软化粪便，给胃肠道休息的时间，减少胃肠道的负担，保持胃肠的正常蠕动。多饮水，促进新陈代谢，缩短粪便在胃肠道停留的时间，减少毒素的吸收。安排合理科学的饮食结构，粗细搭配，避免以猪肉、鸡肉等动物性食物为主食。每天睡前或晨起喝一杯温蜂蜜水或淡盐水以保持大便通畅。一旦发生便秘，给予开塞露灌肠，此方法作用迅速有效。服用麻仁软胶囊、蜂蜜水及香蕉虽然有效但作用较慢。禁忌做腹部按摩及运动疗法，以免诱发夹层动脉瘤破裂。因患者绝对卧床，要求床上排便，嘱患者建立定时排便的习惯，每天早餐后排便，早餐后易引起胃-结肠反射，此时锻炼排便，以建立条件反射。另外，患者排便时要注意环境隐私，用屏风遮挡，便后要帮患者做好清洁工作，病室通风，保持空气清新。

6.其他疾病治疗

(1)心血管系统的常见疾病。

缺血性心脏病：动脉瘤手术对患者心脏供血、供氧和氧耗影响都很大，术前如有缺血性心脏病，术中、术后易并发心肌梗死，一旦发生心肌梗死则病死率极高。术前应了解患者有无心绞痛症状或者有无心电图的异常改变。但约半数以上的冠心病患者无任何症状，因此对有冠状动脉疾病的患者，可做冠状动脉造影检查。

高血压：轻度高血压并不构成动脉瘤手术的危险因素，中度以上的高血压除非必须做急诊手术外，术前应控制好血压再行择期手术。长期服用降压药物的，要一直服药到术前，术后也要尽早恢复服药。术中要特别注意防止血压忽高忽低，术后要口服降压药维持血压平稳。

心律失常：房性期前收缩一般不需要特别处理。房颤者术中及术后应控制心率，偶发单源性室性期前收缩不需特殊处理，但频发或多源期前收缩需要用利多卡因或胺碘酮等有效药物治疗。新出现的恶性心律失常则应检查有无血生化异常、酸中毒、低氧血症，贫血等。

心脏瓣膜疾病：升主动脉瘤时常伴有主动脉半环扩大或瓣膜附着缘撕脱，一旦因此而出现主动脉瓣关闭不全，常出现急性左心功能不全的表现，因此应尽早进行手术治疗。这种患者不能平卧、心功能Ⅲ级或Ⅳ级，药物控制效果不佳的也应尽早手术或急诊手术，而不必等待心功能改善后再手术治疗。合并轻度主动脉瓣狭窄或轻度二尖瓣脱垂，术中可不处理，如中度以上的病症，术中应同时处理。

(2)呼吸系统疾病。

急性呼吸道、肺部炎症：呼吸系统急性炎症，气管分泌物或痰液增多，再加上麻醉和手术的侵袭，术后感染易扩散，发生肺不张和肺炎并发症的危险性增大。所以，除急诊手术外，术前应先治疗呼吸系统急性炎症，待炎症完全治愈后 1～2 周再行择期手术。

慢性支气管炎：慢性支气管炎要去除诱因，其次慢性支气管炎时气管内黏液分泌过多和易引起气管支气管痉挛，因此术前准备应以祛痰、排痰和解痉为中心，使用祛痰药物及雾化吸入。

慢性肺气肿：术前应锻炼呼吸以促进呼气，通常采用吹口哨及锻炼腹式呼吸改善肺内气体交换。其次术前也要口服祛痰解痉药物，合并感染要选用敏感抗生素。

(3)糖尿病：合并糖尿病的患者术后易发生感染，主要是因为机体免疫力下降，微血管病的血液循环障碍及白细胞功能降低等原因。术前要正确调节葡萄糖和胰岛素的用量，使血糖值在允许的范围内波动，防止发生酮症酸中毒。通常要求控制空腹血糖在正常范围或 7.5mmol/L 以内。但要注意防止发生低血糖。另外还要纠正患者的营养状态，特别是低蛋白现象，并消除潜在感染灶。

7.用药护理

目前临床上常用的药物有 3 类：血管扩张剂、β 肾上腺素受体阻滞剂和钙离子阻滞剂。主动脉夹层动脉瘤的急性阶段(发病初 48h)，主动脉破裂的危险性最大，应选择静脉途径给药方法，待病情控制后再改为口服长期维持量。慢性主动脉夹层动脉瘤而无症状的则可提倡口服药物治疗。硝普钠应用输液泵准确输入体内。从小剂量[0.5μg/(kg·min)]开始，然后根据血压的高低逐渐增加用量，但一般不超过[10μg/(kg·1min)]。当用大剂量硝普钠仍达不到满意的效果时，改用其他血管扩张剂。应用硝普钠时要现用现配，避光泵入，输液泵控制速度。应用硝普钠同时可应用 β 肾上腺素受体阻滞剂，如艾司洛尔，注射时要稀释并使用输液泵控制速度。值得注意的是艾司洛尔有很强的降压作用，如患者仅应用艾司洛尔就能维持满意的血压和心率，则不需要同时使用硝普钠。在应用艾司洛尔的过程中要密切观察患者的心率。普萘洛尔有很强的心肌收缩功能抑制作用，需要急诊手术的患者应避免使用或用量应小。临床中常用的钙离子阻滞剂是乌拉地尔，应用输液泵泵入，也可稀释后静脉注射。

8.预防瘤体破裂

夹层动脉瘤破裂引起失血性休克是导致患者死亡的常见原因。预防主动脉夹层破裂，及时发现病情变化是术前护理的重要内容。尤其是患者主诉突然发生的剧烈腰背部疼痛，常常是夹层动脉瘤破裂的前兆。高血压是夹层分离的常见原因，导致夹层撕裂和血肿形成的常见原因与收缩压和射血速率的大小有关。因此术前要将血压控制在 100～130/60～90mmHg，心率 70～100 次/min。血压下降后疼痛会明显减轻或消失，是主动脉夹层停止进展的临床指征，而一旦发现血压大幅度下降，要高度怀疑夹层动脉瘤破裂。

9.周围动脉搏动的观察和护理

当主动脉夹层累及分支血管会引起相应脏器的缺血症状,主动脉分支急性闭塞可导致器官的缺血坏死,要预见性的观察双侧桡动脉、足背动脉的搏动情况,要注意观察末梢的皮肤温度及皮肤颜色。要勤巡视,勤观察,严格交班,做到早发现,早报告,早救治。

10.胃肠道及泌尿系统

观察动脉瘤向远端发展,可延伸到腹主动脉下端,累及肠系膜上动脉或肾动脉,引起器官缺血和供血不足症状,夹层累及肾动脉会出现腰疼、血尿、急性肾衰竭、尿量减少。夹层累及肠系膜上动脉时会出现恶心、呕吐、腹胀、腹泻等症状。每小时记录尿量,尿色,记录24h出入量。

11.休克的观察

患者因刀割样疼痛而表现为烦躁不安、焦虑、恐惧和濒死感,且为持续性,一般镇痛药物难以缓解,患者会伴有皮肤苍白、四肢末梢湿冷、脉搏细速、呼吸急促等休克症状。护士要迅速建立静脉通路,抗休克治疗,观察患者尿量、皮肤温度、血压及心率变化。

12.其他并发症的观察

主动脉分支闭塞会引起器官的缺血坏死,如颈动脉闭塞表现为昏厥,冠状动脉缺血表现为急性心肌梗死,累及骶髂神经可出现下肢瘫痪。累及交感神经节可出现疼痛,累及喉返神经可以发生声音嘶哑,因此护士要严格观察有无呼吸困难、咳嗽、咯血、头痛、偏瘫、失语昏厥、视力模糊、肢体麻木无力、大小便失禁、意识丧失等征象。

(二)心理护理

绝大部分患者在住院时可以了解自己的病情,对手术和疾病充满了紧张和恐惧,同时夹层动脉瘤的首发症状是胸背部剧烈的疼痛,难以忍受的撕裂样。刀割样疼痛伴有濒死感,严重者伴有短暂的昏厥,因此患者会有烦躁和焦虑,但是患者期盼着手术治疗以减轻痛苦,顾虑重重,同时也担心手术是否成功,这些心理问题会影响患者的休息,同时会使交感神经兴奋,血液中儿茶酚胺含量增加,使血压升高、心率加快,加重病情。不良的心理问题还会降低机体的免疫力,抵抗力下降,对手术治疗不利。首先我们要倾听患者的主诉,鼓励患者说出自己内心的不快、顾虑及身体的不适,与患者建立信任关系。向患者讲述成功病例,组织经验交流会,观看图片讲解疾病相关知识,增强患者战胜疾病的信心。与家属配合鼓励患者增强战胜疾病的信心。

(三)术前访视

术前一天ICU护士到病房对拟进行手术者进行访视,术前访视采用视频和发放宣传册及一对一咨询的方式进行,以确保患者及家属能够理解,并且在访视过程中一定要注意询问他们是否能听懂。护士除了常规介绍ICU工作环境,还需要向患者及家属解释患者在这里的这段时间内可能会发生什么,他们可能会有什么样的感受及会听到什么并看到什么;气管内插管的存在会对他们产生什么影响,及如何用另一种方式进行交流;重症监护室护士的角色,重症监护设备,及重症监护室的探视制度。所有这些信息都应记录细节备份,以便患者回顾需要说明或提醒的要点。护士需要评价患者心理生理状况,确定可能影响术后恢复的问题。

(四)急诊手术术前准备

急诊的主动脉夹层动脉瘤患者,绝大多数是主动脉瘤濒临破裂危险或已发生破裂、有严重的组织、器官灌注不良,病情危重。为了挽救患者的生命,应在密切的监护和药物治疗的同时,在最短的时间内进行必要的术前检查和做出明确的诊断，以便及早接受手术治疗。

1.监测

所有夹层动脉瘤或可能急诊手术的患者，都必须送至重症监护室或直接到手术室，进行血流动力学连续监测。为了方便静脉应用药物治疗，快速输液和监测中心静脉压，要求建立中心静脉通路。建立动脉连续直接测压，达到实时监测血压的目的。放置尿管，便于对尿量进行监测，这是对液体的补充，抗高血压治疗效果判断的一个很好的观察指标，在双侧肾无灌注时常产生无尿症。定时触摸并对比四肢动脉脉搏的强弱，在监护过程中，护士用这种简单的方法判断有无组织灌注不良。有条件者还可放置 Swan-Ganz 漂浮导管，进行肺动脉、压肺毛细血管楔压，心排血量等进行监测。除上述监测外还要观察患者的神经系统功能及腹部状况，同时还要密切观察患者的动脉血气分析结果。

2.药物治疗

临床实践中，仅有极少数主动脉夹层动脉瘤患者需要急诊手术。假如已在其他医院确定了主动脉夹层动脉瘤的诊断和明确了夹层累及的范围和有无并发症，来院就诊时可直接送入手术室进行治疗。药物治疗主要是静脉给药，普萘洛尔有很强的心肌收缩功能抑制作用，需急诊手术的患者应避免使用。需要急诊手术而又出现组织灌注不良的患者，术前是否进行降血压治疗仍存在分歧，反对者认为降低血压加重组织缺血，赞成者认为组织灌注不良是由于夹层所致，降低血压是可以防止夹层发展、预防夹层破裂的有力措施。在术前准备过程中，有些患者仍出现难以忍受的疼痛则应肌内或静脉注射止痛药和镇静药。

三、术中护理

由于夹层动脉瘤起病急骤，加上剧烈的疼痛，往往使患者出现恐惧、焦虑的情绪，在拟定手术方案后，手术室护士应当尽快到病房做好术前访视，以亲切的态度介绍手术成员及手术的成功经验，鼓励患者以放松的心态准备手术。洗手护士在术前准备好常规心脏大血管手术器械和敷料包，准备各种类型的人造血管及心血管补片、特殊血管缝线和可吸收缝线，大银夹钳和特殊鼻式针持，胸骨锯、骨蜡、无菌冰泥、除颤器、生物胶、止血粉、止血纱布，特细神经拉钩等。检查各种备用插管、手术器材的有效期，准备好充足的手术器械、用物、药品，保障术中及时准确地配合。

患者进入手术室后，巡回护士要热情接待，仔细核对患者姓名、床号、手术部位及术前用药。安慰关怀患者，减轻其紧张情绪。迅速建立 2 条良好的静脉通路。麻醉完成后，将患者放置平卧位，头下垫软头圈，胸后垫胸枕。肩胛骨、髂尾部、足跟处分别贴减压贴，减少因手术时间长和深低温体外循环导致皮肤压疮。

由于手术位置在主动脉，而且是深低温环境条件下，会引起血流动力学和内环境的变化，术中密切配合麻醉师、体外循环灌注师工作，观察血压、血氧饱和度、尿量及体温的变化。遇异常情况，及时遵医嘱做好相应的处理。

心脏大血管手术器械种类繁多，要求器械护士提前 30min 刷手，与巡回护士一起仔细清点缝线、敷料和器械等物品。考虑到手术大，影响术式的不确定因素较多，皮肤消毒范围要足够大。消毒范围原则上同冠状动脉旁路移植手术，但双耳郭、乳突和双上肢也应充分消毒。铺单还是应预留双侧锁骨下动静脉和股动脉切口位置。暴露右侧腋动脉备体外循环插管用。大血管手术开胸时的风险较大，尤以二次开胸行大血管手术为甚。从开胸到完成心脏血管游离的过程中应做好随时应对大出血、心律失常和启动体外循环的准备。

四、术后护理

(一)常规护理

1.ICU 常规护理

准备好麻醉床、心电监护仪、呼吸机、简易呼吸器、吸痰器、除颤仪等急救监测设备。患者回 ICU 后立即给予患者心电、血压、血氧饱和度监测。连接呼吸机进行机械辅助通气。与麻醉师进行交接包括患者使用药物如何配制、血气分析结果及术中是否出现异常情况。同时还要交接患者的衣物，带回的血制品及药物，血制品要严格交接，双人核对。病情允许可与手术室护士共同为患者翻身查看皮肤情况，出现异常要记录在重症护理记录单上，并填写压疮评估表，并且要把情况告知家属。

2.体位

麻醉未醒时采取平卧位，尽量减少搬动患者，如生命体征不稳定患者要禁止翻身。麻醉清醒后生命体征稳定的患者可将床头抬高 30°。

3.管道护理

与麻醉师一起确定气管插管的位置，听诊呼吸音，观察双侧是否对称，常规进行 X 线检查，了解气管插管的位置及双肺的情况。交接深静脉及动脉压管路的位置，检查管路是否通畅。妥善固定尿管、引流管，在引流瓶上贴好标记，以便观察患者的引流量。保持各管路通畅，避免打折、扭曲、脱出、受压，每班需要确定各种管路的位置，每个小时记录深静脉及气管插管的位置。

4.保证外出检查安全

患者外出做检查时要备好抢救设备及药物，准备简易呼吸器、氧气袋、负压吸引器、吸痰管、除颤仪、肾上腺素，以保证患者发生意外情况能够给予及时的救治。

5.血糖监测

术后监测血糖每小时 1 次，连续 3h，如有异常立即应用胰岛素，以控制血糖在正常范围。

6.心理护理

患者进入 ICU 后要掌握患者的心理动态，及早告知患者手术成功，现在正在 ICU 接受治疗，对患者实施周到的护理及热情的鼓励。积极指导自我放松训练，转移注意力，使其配合治疗，促进康复。对患者提出的问题，要耐心细心解答，让患者信任 ICU 护士。

(二)并发症的观察与护理

1.控制血压

维持理想的血压，减少血压的波动是大血管术后护理的难点。术后难以控制的持续高血压可增加脑出血、吻合口出血及冠状动脉痉挛，有心肌缺血的危险。术后要给予患者镇痛、镇静，加强心理护理，使患者有安全感，防止由于过度的焦虑和烦躁而引起的血压升高。术后要给予缓慢复温，防止由于体温过低引起的外周血管收缩而导致血压的升高。当患者麻醉苏醒时，可应用丙泊酚镇静，同时血压有升高趋势时，要遵医嘱给硝普钠、亚宁定、利喜定等降压药物，使血压缓慢降低，收缩压维持在 120mmHg 左右。术后早期血压低多是因为渗血多、术中出血、失液，血容量不足引起的，应用药物血压仍控制不理想时，要警惕是否发生低心排。所有患者均采用有创血压监测，妥善固定穿刺针的位置，每班都要校对零点，保证测量血压的真实可靠。使用血管扩张药物要单路给药，使用微量注射泵是避免应用“快进”键，以免血压骤然降低。

2.心电监测

全主动脉置换涉及主动脉根部的置换及头臂干血管的再造，术前主动脉瓣关闭不全，冠状动脉病变，长时间的体外循环及心肌阻断，都会导致术后的心律失常、心肌缺血，低心排甚至心搏骤停。术后立即给予多参数的生理监测及血流动力学监测，定时观察心率、中心静脉压及心电图的变化。高龄患者中心功能较差、心排血量降低，易发生充血性心力衰竭，对于这样的患者术后可以给予主动脉内气囊泵动（IABP）辅助心脏功能，增加心脏射血、心脏灌注，改善肾脏的血液灌注。

3.纠正电解质紊乱、酸碱平衡失调及出入量失衡

术中血液稀释、利尿剂的应用、低流量灌注、应用呼吸机等都会引起酸碱平衡失调及电解质的紊乱。术后也要参照多方面的因素心率、血压、中心静脉压、尿量、引流量、血气分析结果及心肺功能。血容量不足时要以补充胶体为主，维持血红蛋白＞100g/L，血浆可以预防由于凝血因子减少而造成的引流多，补充胶体还可以防止由于胶体渗透压降低而造成的肺内液体增多，护理过程中不能机械地控制入量小于出量。

4.意识的监测

脑部的并发症是人工血管置换常见的并发症之一。临床表现为苏醒过缓、偏瘫、昏迷、抽搐等。护士在患者未清醒前要观察并记录患者双侧瞳孔是否等大等圆，是否有对光反射及程度如何，清醒后要记录清醒的时间及程度，密切观察患者的认知情况、精神状态及有无脑缺氧。患者清醒后护士要观察和记录四肢的活动情况，皮肤的温度，感觉动脉搏动情况。

5.胃肠道的护理

留置胃管持续胃肠减压是术后常见的护理措施，留置胃管禁食水的患者常有口渴、咽部疼痛等不适，每天要给予两次口腔护理，以促进患者舒适。每班听诊肠鸣音，观察腹部体征，有无腹胀、腹痛，定时测腹围，观察有无腹腔脏器缺血表现。患者肠道功能恢复后可给予胃肠道营养，以促进患者体力的恢复。

6.呼吸道的护理

（1）术后呼吸机辅助呼吸：根据血气分析结果及时调整呼吸机参数。术后带管时间长，不宜长时间持续镇静的患者易出现呼吸机对抗，随时监测呼吸频率、潮气量、气道压及患者的呼吸状态。调整呼吸机模式为 SIMV＋PS（压力支持）或者压力控制通气（PC），在 PC 情况下要注意观察患者的潮气量变化，及时调整压力。

（2）预防呼吸机相关性肺炎（VAP）：呼吸机相关性肺炎是指经气管插管行机械通气 48h 以后发生的肺部感染，或原有肺部感染发生新的病情变化，临床上高度提示是一次新的感染，并经病原学证实者。机械通气是 ICU 常用的一种治疗方法，由于人工气道的建立破坏了呼吸道正常的生理防御机制，使机械通气并发的呼吸机相关性肺炎发生率增加 4～12 倍。呼吸机相关性肺炎的发生使得患者治疗时间延长，住院费用增加，病死率增高，影响疾病的预后。

ICU环境管理：严格限制探视，减少人员流动，同时也要减少可移动设备的使用。必要探视时家属需要穿隔离服、戴口罩帽子、更换拖鞋后才能进入。每天要进行通风，地面每天用含氯消毒液拖擦，监护仪等设备定期消毒液擦拭，患者转出后对所用物品进行终末消毒处理。ICU应设立隔离病房，以收治特殊感染患者。使用空气层流装置时要定期清理排风口出的污物，以免影响空气质量。定期对ICU工作人员进行手消毒效果监测，洗手后细菌数小于5cfu/cm^2，并以未检出致病菌为合格。此外，还要进行定期体检，尤其要进行口咽部细菌培养，带有致病菌株者应停止治疗工作或更换工作岗位。

保持人工气道的通畅：保持人工气道通畅最有效的方法如下根据分泌物的颜色、量和黏稠度等情况，按需进行气管内吸痰。吸痰是利用机械吸引的方法，将呼吸道分泌物经口、鼻或人工气道吸除，以保持呼吸道通畅的一种治疗方法。吸痰手法：可按照送、提、转手法进行操作。①送：在左手不阻塞负压控制孔的前提下，或先反折吸痰管以阻断负压，右手持吸痰管，以轻柔的动作送至气道深部，最好送至左右支气管处，以吸取更深部的痰液。②提：在吸痰管逐渐退出的过程中，再打开负压吸痰，或左手阻塞吸痰管负压控制孔产生负压，右手向上提拉吸痰管，切忌反复上下提插。③转：注意右手边向上提拉时，边螺旋转动吸痰管，能更彻底地充分吸引各方向的痰液，抽吸时间断使用负压，可减少黏膜损伤，而且抽吸更为有效。

吸痰后护理：与呼吸机连接，吸入纯氧。生理盐水冲洗吸痰管后关闭负压。检查气管套管和气囊。听诊。安慰患者取舒适体位，擦净面部，必要时行口腔护理。观察血氧饱和度变化，调节吸入氧浓度(FiO_2)。整理用物、洗手和记录：吸痰前后面色、呼吸频率的改善情况，痰液的颜色、性质、黏稠度、痰量及口鼻黏膜有无损伤。

保持人工气道的湿化：人工气道的建立使患者丧失了，上呼吸道对气体的加温和加湿的作用，吸入干燥低温的气体未经过鼻咽腔易引起气管黏膜干燥和分泌物黏稠，造成分泌物潴留，发生肺不张，增加了肺部感染的机会。所以，必须保证人工气道充分的湿化。

雾化吸入治疗：有些呼吸机本身有雾化装置，使药液雾化成3～5μm的微粒，可达小支气管和肺泡发挥其药理作用。昏迷患者也可将雾化吸入的面罩直接置于气管切开造口处或固定于其口鼻部，每天4～6次，每次10～20min，患者清醒时嘱其深呼吸，尽量将气雾吸入下呼吸道。常用的药物有β_2受体激动剂和糖皮质激素等，以扩张支气管。更换药液前要清洗雾化罐，以免药液混淆。使用激素类药物雾化后，及时清洁口腔及面部。

7.并发症的观察及护理

(1)观察有无截瘫：密切观察患者的下肢肌力及感觉，一旦发现异常立即通知医生。胸降主动脉和胸腹主动脉远端的血管置换术，脊髓缺血时间长或者供给脊髓血液的肋间动脉和腰动脉没有重建等因素导致的偏瘫、截瘫等是主动脉夹层动脉瘤术后常见的严重并发症，迄今为止尚未有解决的方法。

(2)观察有无栓塞征象：主动脉人工血管置换术后，在重建血管吻合口、动静脉腔内易发生血栓和栓塞。为防止人工血管内发生血栓，术后3个月内给予抗凝治疗，抗凝药物的应用通常在术后6～12h，如果引流多要推迟使用。

(3)预防出血和渗血：主动脉人工血管置换的创伤大，吻合技术难，吻合处多，术中和术后发生出血和弥散性渗血往往能够致命。术后对出血的观察和早期发现尤为重要。勤挤引流，保持引流通畅，观察记录引流的色、质和量，如果发现术后1h引流量>10mL/kg，或者任何1h的引流量>200mL，或2h内达400mL，都提示有活动性出血，一旦发现要立即报告医生，给予开胸止血。同时术后控制血压也是预防出血的关键，主动脉人工血管置换手术复杂，技术难度大，吻合口多，吻合口出血是术后致死的首要原因。控制血压在90～120/50～80mmHg，以保证组织灌注，皮肤温度正常，以尿量为准，保证每小时尿量>1mL/kg，避免血压过低导致的组织灌注不足。早期引流偏多要排除血液稀释、鱼精蛋白不足、凝血功能障碍等原因，及时给鱼精蛋白，新鲜血浆、血小板、纤维蛋白等，有效地减少术后渗血。

(4)肾脏功能监测：肾脏是对缺血最敏感的腹腔脏器，肾衰竭是主动脉术后常见的并发症之一，发生率10%～20%，常在术后48h内发生。防止血容量不足引起的少尿、无尿，每小时观察并记录尿量、颜色及性质，查肌酐、尿素氮，出现出入量失衡时及时汇报医生。补足血容量，血细胞比容低于35%时适当输血，维持血压稳定，必要时应用硝普钠降压，必须保持稳定的肾动脉灌注压，舒张压不低于60mmHg。血压过低者可应用小剂量多巴胺、肾上腺素以提高血压，扩张肾动脉，起到强心利尿作用。发生血红蛋白尿时要给予碱化尿液，防止管型尿形成，保持水电解质酸碱平衡，控制氨质血症，当尿量连续2h<1mL/kg时，及时报告医生，应用利尿剂，必要时应用肾脏替代疗法。

8.预防感染

主动脉夹层人工血管置换手术时间长、创伤大，人工血管植入和术后带有引流管，中心静脉导管等侵入性导管多，易发生感染。术后各项操作要严格遵循无菌操作原则，应用广谱抗生素，严格按医嘱时间给药，以维持最佳的血药浓度。有发热的患者要根据血培养的结果选择应用抗生素。要密切观察体温，痰液的色、量及性质。观察皮肤有无红肿、疼痛，尿液有无混浊，一旦发现上述症状，要及时找到原因并及时处理。

(三)康复护理

患者病情平稳后可进行各关节的被动运动，清醒脱机后指导患者进行主动关节运动，练习床上坐起进食，为下床活动做准备。从术后第1天起按摩双下肢，每天两次，每次半小时。翻身叩背促进患者痰液排出，防止呼吸道感染的发生。鼓励患者早期下床活动，促进体力的恢复，初次下床时要注意保护患者安全以免发生摔伤。

五、健康指导

(一)生活指导

减少家庭生活中的不安全因素，防止跌倒，避免体力活动，从事比较轻松的职业。指导患者养成良好的饮食习惯，给予低盐、低胆固醇、富含粗纤维素且清淡易消化饮食，少量多餐，不食刺激性及易引起腹胀的食物，如饮料和咖啡等，以免加重心脏负担。限制摄盐量，限制高胆固醇、高脂肪食物，并适量摄取蛋白质饮食，多吃新鲜的蔬菜和水果，戒烟限酒，保持大便通畅，防止发生便秘而引起腹内压增高。根据天气增减衣物，避免发生感冒。

(二)用药指导

按医嘱服药，漏服后不能补服，缓释片不可掰开服用。控制血压，定期监测血压是药物治疗的关键。合理降低血压，保持血压平稳，防止动脉破裂。每天定时、定部位、定血压计、定体位测量血压并记录数值，以便调整药物用量。

(三)卫生保健

急性期或恢复期患者都有可能因便秘而诱发夹层范围扩大或破裂。应指导患者养成床上排便习惯,必要时给予缓泻剂。加强腹部按摩,减轻患者精神上和心理上的不安,避免排便时用力屏气,可嘱患者食用蜂蜜、香蕉等,每1～2d排便1次,同时注意及时记录排便情况,排便时应在旁密切观察血压和心电图变化。

(四)病情观察

一旦出现心前区或胸部、腹部等疼痛立即来医院就诊。

(五)复查指导

术后半年内每3个月门诊随访1次,半年复查增强螺旋CT,了解夹层愈合情况,如有不适随时就诊。

第五节 肺癌

一、疾病概述

(一)概念

肺癌多数起源于支气管黏膜上皮,因此也称支气管肺癌。全世界肺癌的发病率和病死率正在迅速上升。发病年龄大多在40岁以上,以男性多见,居发达国家和我国大城市男性恶性肿瘤发病率和病死率的第一位。但近年来,女性肺癌的发病率和病死率上升较男性更为明显。

(二)相关病理生理

肺癌起源于支气管黏膜上皮,局限于基膜内者称为原位癌。癌肿可以向支气管腔内或(和)邻近的肺组织生长,并可以通过淋巴、血行转移或直接向支气管转移扩散。

肺癌的分布以右肺多于左肺,上叶多于下叶。起源于主支气管、肺叶支气管的癌肿,位置靠近肺门,称为中心型肺癌;起源于肺段支气管以下的癌肿,位置在肺的周围部分,称为周围型肺癌。

(三)病因与诱因

肺癌的病因至今尚不完全明确,认为与下列因素有关。

1.吸烟

是肺癌的重要致病因素。烟草内含有苯并芘等多种致癌物质。吸烟量越多、时间越长、开始吸烟年龄越早,则肺癌发病率越高。资料表明,多年每天吸烟40支以上者,肺鳞癌和小细胞癌的发病率比不吸烟者高4～10倍。

2.化学物质

已被确认可导致肺癌的化学物质包括石棉、铬、镍、铜、锡、砷、二氯甲醚、氡、芥子体、氯乙烯、煤烟焦油和石油中的多环芳烃等。

3.空气污染

包括室内污染和室外污染。室内空气污染主要指煤、天然气等燃烧过程中产生的致癌物。

室外空气污染包括汽车尾气、工业废气、公路沥青在高温下释放的有毒气体等。

4.人体内在因素

如免疫状态、代谢活动、遗传因素、肺部慢性感染、支气管慢性刺激、结核病史等，也可能与肺癌的发病有关。

5.其他

长期、大剂量电离辐射可引起肺癌。癌基因（如 ras.erb-b2 等）的活化或肿瘤抑制基因（p53、RB 等）的丢失与肺癌的发病也有密切联系。

（四）临床表现

肺癌的临床表现与癌肿的部位、大小、是否压迫和侵犯邻近器官及有无转移等密切相关。

1.早期

多无明显表现，癌肿增大后常出现以下表现。

（1）咳嗽：最常见，为刺激性干咳或少量黏液痰，抗感染治疗无效。当癌肿继续长大引起支气管狭窄时，咳嗽加重，呈高调金属音。若继发肺部感染，可有脓性痰，痰量增多。

（2）血痰：以中心型肺癌多见，多为痰中带血点、血丝或断续地少量咯血；癌肿侵犯大血管可引起大咯血，但较少见。

（3）胸痛：为肿瘤侵犯胸膜、胸壁、肋骨及其他组织所致。早期表现为胸部不规则隐痛或钝痛。

（4）胸闷、发热：当癌肿引起较大支气管不同程度的阻塞，发生阻塞性肺炎和肺不张，临床上可出现胸闷、局限性哮鸣、气促和发热等症状。

2.晚期

除发热、体重减轻、食欲减退、倦怠及乏力等全身症状外，还可出现癌肿压迫、侵犯邻近器官、组织或发生远处转移的征象。

（1）压迫或侵犯膈神经：引起同侧膈肌麻痹。

（2）压迫或侵犯喉返神经：引起声带麻痹、声带嘶哑。

（3）压迫上腔静脉：引起上腔静脉压迫综合征，表现为，上腔静脉回流受阻，面部、颈部、上肢和上胸部静脉怒张，皮下组织水肿，上肢静脉压升高。可出现头痛、头昏或昏厥。

（4）侵犯胸膜及胸壁：可引起剧烈持续的胸痛和胸腔积液。若侵犯胸膜则为尖锐刺痛，呼吸及咳嗽时加重；若压迫肋间神经，疼痛可累及其神经分布区；若侵犯肋骨或胸椎，则相应部位出现压痛。胸膜腔积液常为血性，大量积液可引起气促。

（5）侵入纵隔、压迫食管：可引起吞咽困难，支气管-食管瘘。

（6）上叶顶部肺癌：亦称 Pancoast 肿瘤。可侵入纵隔和压迫位于胸廓上口的器官或组织，如第一肋间、锁骨下动静脉、臂丛神经等而产生剧烈胸肩痛、上肢静脉怒张、上肢水肿、臂痛和运动障碍等；若压迫颈交感神经则会引起同侧上眼睑下垂、瞳孔缩小、眼球内陷、面部无汗等颈交感神经综合征（Horner 征）表现。

（7）肿瘤远处转移征象：①脑：头痛最为常见，出现呕吐、视觉障碍、性格改变、眩晕、颅内压增高、脑疝等。②骨：局部疼痛及压痛较常见，转移至椎骨等承重部位则可引起骨折、瘫痪。③肝：肝区疼痛最为常见，出现黄疸、腹腔积液、食欲减退等。④淋巴结：引起淋巴结肿大。

3.非转移性全身症状

少数患者可出现非转移性全身症状，如杵状指(趾)、骨关节痛、骨膜增生等骨关节病综合征、Cushing综合征、重症肌无力、男性乳房发育、多发性肌肉神经痛等，称为副癌综合征。副癌综合征可能与肺癌组织产生的内分泌物质有关，手术切除癌肿后这些症状可消失。

(五)辅助检查

1.X线及CT检查

是诊断肺癌的重要手段。胸部X线和CT检查可了解癌肿大小及其与肺叶、肺段、支气管的关系。5%～10%无症状肺癌可在X线检查时被发现，CT可发现X线检查隐藏区的早期肺癌病变。肺部可见块状阴影，边缘不清或分叶状，周围有毛刺；若有支气管梗阻，可见肺不张；若肿瘤坏死液化可见空洞；若有转移可见相应转移灶。

2.痰细胞学检查

痰细胞学检查是肺癌普查和诊断的一种简便有效的方法。肺癌表面脱落的癌细胞可随痰咳出，故痰中找到癌细胞即可确诊。

3.纤维支气管镜检查

诊断中心型肺癌的阳性率较高，可直接观察到肿瘤大小、部位及范围，并可钳取或穿刺病变组织作病理学检查，亦可经支气管取肿瘤表面组织检查或取支气管内分泌物行细胞学检查。

4.正电子发射断层扫描(PET)

利用^{18}F-脱氧葡萄糖(FDG)作为示踪剂进行扫描显像。由于恶性肿瘤的糖酵解代谢高于正常细胞，FDG在肿瘤内聚积程度大大高于正常组织，肺癌PET显像时表现为局部异常浓聚。可用于肺内结节和肿块的定性诊断，并能显示纵隔淋巴结有无转移。目前，PET是肺癌定性诊断和分期的最好、最准确的无创检查。

5.其他

如胸腔镜、纵隔镜、经胸壁穿刺活检、转移病灶活检、胸腔积液检查、肿瘤标志物检查、剖胸探查等。

(六)治疗原则

尽管80%的肺癌患者在明确诊断时已失去手术机会，但手术治疗仍然是肺癌最重要和最有效的治疗手段。然而，目前所有的各种治疗肺癌的方法效果均不能令人满意，必须适当联合应用，现在临床上常采用个体化的综合治疗，以提高肺癌治疗的效果。一般非小细胞癌以手术治疗为主，辅以化学治疗和放射治疗；小细胞癌则以化学治疗和放射治疗为主。

1.非手术治疗

(1)放射治疗：是从局部消除肺癌病灶的一种手段，主要用于处理手术后残留病灶和配合化学治疗。在各种类型的肺癌中，小细胞癌对放射治疗敏感性较高，鳞癌次之，腺癌最差。晚期或肿瘤再发患者姑息性放射治疗可减轻症状。

(2)化学治疗：分化程度低的肺癌，尤其是小细胞癌对化学治疗特别敏感，鳞癌次之，腺癌最差。化学治疗亦单一用于晚期肺癌患者以缓解症状，或与手术、放射治疗综合应用，以防止癌肿转移复发，提高治愈率。

(3)中医中药治疗：按患者临床症状、脉象、舌苔等辨证论治，部分患者的症状可得到改善；

亦可用减轻患者的放射治疗及化学治疗的不良反应，提高机体的抵抗力，增强疗效并延长生存期。

(4)免疫治疗：①特异性免疫疗法：用经过处理的自体肺癌细胞或加用佐剂后，做皮下接种治疗。②非特异性免疫疗法：用卡介苗、短小棒状杆菌、转移因子、干扰素、胸腺素等生物制品或左旋咪唑等药物激发和增强人体免疫功能，以抵制肿瘤生长，增强机体对化疗药物的耐受性而提高治疗效果。

2.手术治疗

目的是彻底切除肺部原发癌肿病灶和局部及纵隔淋巴结，尽可能保留健康的肺组织。目前基本手术方式为肺切除术加淋巴结清扫。肺切除术的范围取决于病变的部位和大小。周围型肺癌，实施肺叶切除加淋巴结切除术；中心型肺癌，实施肺叶或一侧全肺切除加淋巴结切除术。

二、护理评估

(一)一般评估

1.生命体征

早期肺癌时，患者多无任何症状，生命体征一般表现正常，当癌肿继续长大引起较大支气管不同程度的阻塞，发生阻塞性肺炎和肺不张时，患者可出现体温偏高(发热)，心率和呼吸加快、胸闷、气促症状。

2.患者主诉

有无咳嗽、血痰、胸痛、胸闷、气促、倦怠、乏力、骨关节疼痛等症状。

3.相关记录

体重、体位、饮食、有无吸烟史、吸烟的时间和数量，有无其他伴随疾病，如糖尿病、冠状动脉粥样硬化性心脏病(冠心病)、高血压、慢性支气管炎等记录。

(二)身体评估

1.全身

患者有无咳嗽，是否为刺激性；有无咳痰，痰量及性状；有无痰中带血或咯血，咯血的量、次数；有无疼痛，疼痛的部位和性质；有无呼吸困难，全身营养状况。

2.局部

患者面部颜色有无贫血、口唇有无发绀、有无杵状指(趾)；有无声音嘶哑，有无面部、颈部、上肢肿胀，有无持续胸背部疼痛、吞咽困难、甚至患侧上眼睑下垂等晚期肺癌侵犯邻近器官、组织的表现。

3.听诊肺部

早期肺癌患者，大部分听诊双肺呼吸音清，当合并肺炎时可有啰音，若晚期肺癌引起肺实变，则呼吸音强；若出现胸积水，则呼吸音弱。(结合病例综合考虑)。

4.叩诊

有胸积水时叩诊呈浊音。

(三)心理-社会评估

患者在疾病治疗过程中的心理反应与需求，了解患者对疾病的认知程度，对手术有何顾虑,有何思想负担。了解朋友及家属对患者的关心、支持程度,家庭对手术的经济承受能力。引导患者正确配合疾病的治疗和护理。

(四)辅助检查阳性结果评估

(1)血液检验:有无低蛋白血症。

(2)胸部X线检查:有无肺部肿块阴影,而CT检查因密度分辨率高,可发现一般X线检查隐藏区(如肺尖、膈上、脊柱旁、心后、纵隔处)的早期肺癌病变,对中心型肺癌的诊断有重要价值。

(3)PET/CT检查:肺部肿块经^{18}氟-脱氧葡萄糖(FDG)吸收、代谢显影是否明显增高(因为恶性肿瘤的糖酵解代谢高于正常细胞),并能观察纵隔淋巴结有无转移。

(4)各种内镜及其他有关手术耐受性检查等有无异常发现。

(五)治疗效果评估

1.非手术治疗评估要点

咳嗽、血痰、胸痛、胸闷、气促等症状是否改善或消失,肺部肿块阴影有无缩小或消散。放、化疗引起的胃纳减退、骨髓造血功能抑制等毒副作用有无好转。

2.手术治疗评估要点

术后患者生命体征是否平稳,呼吸状态如何,有无胸闷、呼吸浅快、发绀及肺部痰鸣音等;伤口是否干燥,有无渗液、渗血,伤口周围有无皮下气肿;各引流管是否通畅,引流量、颜色与性状等;术后肺膨胀情况;术后有无大出血、感染、肺不张、支气管胸膜瘘等并发症的发生。患者对术后康复训练和早期活动是否配合;对出院后的继续治疗是否清楚。

三、主要护理问题

(一)气体交换障碍

与肺组织病变、手术、麻醉、肿瘤阻塞支气管、肺膨胀不全、呼吸道分泌物潴留肺换气功能降低等因素有关。

(二)营养失调

低于机体需要量与肿瘤引起机体代谢增加、手术创伤等有关。

(三)焦虑与恐惧

与担心手术、疼痛、疾病的预后等因素有关。

(四)潜在并发症

1.出血

与手术时胸膜粘连紧密、止血不彻底或血管结扎线脱落,胸腔内大量毛细血管充血及胸腔内负压等因素有关。

2.感染、肺不张

与麻醉药的不良反应使患者的膈肌受抑制,患者术后软弱无力及疼痛等,限制了患者的呼吸运动,不能有效咳嗽排痰,导致分泌物滞留堵塞支气管有关。

3.心律失常

与缺氧、出血、水电解质酸碱失衡有关。

4.支气管胸膜瘘

与支气管缝合不严密、支气管残端血运不良或支气管缝合处感染、破裂等引发有关。

5.肺水肿

与患者原有心脏疾病或病肺切除、余肺膨胀不全或输液量过多、速度过快，使肺泡毛细血管床容积明显减少有关，尤以全肺切除患者更为明显。

四、主要护理措施

(一)术前护理

1.做好心理护理：护士应关心、同情患者，向患者讲解手术方式及注意事项，告知患者术后呼吸锻炼排痰，帮助患者消除焦虑、恐惧心理。

2.指导患者戒烟：吸烟使气管分泌物增加，必须戒烟2周方可手术。

3.教会患者正确呼吸方法：指导患者行缩唇式呼吸，平卧时练习腹式呼吸，坐位或站位时练习胸式呼吸，每天2～4次，每次15～20min。以增加肺通气量。

4.指导行有效咳嗽、咳痰方法。频繁咳嗽、痰多者遵医嘱应用抗生素，雾化吸入治疗。

5.加强营养：指导患者进食高热量、高蛋白质、富含维生素的饮食，以增强机体手术耐受力。

6.术前准备：术前一天备皮，做好交叉配血，洗澡以保持皮肤清洁。指导患者练习床上排便，术前晚22时后禁食，术前4～6h禁饮。

7.遵医嘱执行术前用药。

(二)术后护理

(1)严密观察生命体征的变化。

(2)呼吸道的管理：①保持呼吸道通畅，给予氧气吸入(流量2～4L/min)。术后第2天给予间断给氧或根据血氧饱和度监测结果，按需给氧。②协助患者有效排痰。患者取坐位或半卧位，进行5～6次深呼吸后，于深吸气末屏气，用力咳出痰液，同时指导家属双手保护伤口。③鼓励患者术后2～3d做吹水泡、吹气球运动，以促使患侧肺早期膨胀，利于呼吸功能的恢复。

(3)体位指导：①肺叶切除术后，麻醉未苏醒时采取去枕仰卧位，头偏向一侧；麻醉苏醒后应尽早改半卧位，患者头部和上身抬高30°～45°，以利膈肌下降，胸腔容量扩大，利于肺通气，便于咳嗽和胸腔液体引流；也可与侧卧位交替。但病情较重、呼吸功能差者应避免完全健侧卧位，以免压迫健侧肺，限制肺通气，从而影响有效气体交换。②一侧全肺切除术后患者取半卧位或1/4侧卧位，避免使患者完全卧于患侧或搬运患者时剧烈震动，以免使纵隔过度移位，大血管扭曲而引起休克；同时避免完全健侧卧位，以免压迫健侧肺，造成患者严重缺氧。

(4)做好皮肤护理，每1～2h更换卧位1次，防止压疮发生。

(5)指导及早有效清理呼吸道痰液，术后第一天方可行拍背排痰，排痰机辅助排痰，防止肺不张及肺部感染发生。

(6)胸腔闭式引流的护理：①保持胸腔闭式引流瓶连接正确：将胸腔引流管与引流瓶管连接紧密，固定，防止松动。保持其通畅，防止扭曲，确保引流瓶内长管被水淹没3～4cm。②保持引流通畅：如液面随呼吸运动而波动，表示引流良好；如液面波动消失，表示胸腔引流管不通或提示患侧肺已膨胀良好。如不通，可挤压引流管使之复通，仍然不通则立即通知医师处理。

③保持引流处于无菌状态并防止气体进入胸腔：每天更换胸腔引流瓶1次。更换时注意无菌操作。先夹闭引流管再更换，以防气体进入胸腔。④术后密切观察胸腔闭式引流瓶内情况，监测生命体征，记录24h胸腔引流量。可疑有活动性出血时，应立即夹闭胸腔引流管，通知医师给予止血、快速补液输血，必要时行二次开胸止血。⑤做好患者下床活动时的指导：指导患者下床活动时避免引流连接处脱落，防止气体进入胸腔；活动时胸腔引流瓶不要高于患者腰部，防止引流液倒吸进胸腔。外出检查或活动度大的时候应给予预防性夹管。

(7)疼痛的护理：开胸手术创面大，胸部肌肉肋骨的牵拉，会导致术后伤口疼痛感明显，而患者可能会为了避免疼痛不敢做深呼吸运动和咳嗽排痰。因此，术后48小时内给予PCA止痛泵，协助患者采取舒适体位，妥善固定引流管，避免牵拉引起疼痛，给患者创造安静、舒适的环境是非常必要的。

(8)输液的护理：严格控制输液的速度和量，防止心脏负荷过重，导致肺水肿和心力衰竭；一侧全肺切除者应控制钠盐摄入，24小时补液量控制在2000mL以内，速度控制在30～40滴/min。

(9)并发症的护理：当患者术后出现大面积肺不张时，会出现胸闷、发热，气管向患侧移位等表现；出现张力性气胸时表现为严重的呼吸困难，气管向健侧移位；在术后第7～9天易发生支气管胸膜瘘，护士应观察患者有无发热、刺激性咳嗽、咳脓痰等感染症状。如有发生，应立即报告医师进行处理。

(三)活动与休息

适当的活动，进行呼吸功能训练是提高患者手术的耐受性，减少手术后感染的重要方法之一，术前可采用缩唇呼气训练、爬楼梯、吹气球和有效咳嗽排痰训练等改善患者的肺功能。而术后则鼓励及协助患者尽早活动，术后第1天，生命体征平稳后，可在床上坐起，坐在床边、双腿下垂或在床旁站立移步。术后第2天起，可扶持患者围绕病床在室内行走3～5min，以后根据患者情况逐渐增加活动量。活动期间，应妥善保护患者的引流管，严密观察患者病情变化，一旦出现头晕、气促、心动过速、心悸和出汗等症状时，应立即停止活动并休息。术后第一天开始做肩、臂关节运动，预防术侧胸壁肌肉粘连、肩关节强直及失用性萎缩。

(四)合理饮食

饮食对肺癌手术患者的康复非常重要，对术前伴营养不良者，除了经肠内增加高蛋白饮食外，也可经肠外途径补充营养，如脂肪乳剂和复方氨基酸等，以改善其营养状况。若术后患者进食后无任何不适，改为普食时，饮食宜高蛋白高热量、丰富维生素、易消化，以保证营养，提高机体抵抗力，促进伤口愈合。

(五)用药护理

应严格按医嘱用药，严格掌握输液量和速度，防止前负荷过重而导致急性肺水肿。全肺切除术后应控制钠盐摄入量，24h补液量控制在2000mL内，速度宜慢，以20～30滴/min为宜。记录出入液量。对于非手术综合治疗的患者，应注意观察药物的毒副反应，发现问题及时处理。

(六)心理护理

多关心、体贴患者，对患者的担心表示理解并予以安慰，给予患者发问的机会，并认真耐心地回答，以减轻其焦虑或恐惧程度。指导患者正确认识癌症，向患者及家属详细说明手术方案，各种治疗护理的意义、方法、大致过程、配合要点与注意事项，让患者有充分的心理准备。说明手术的安全性、必要性，并介绍手术成功的实例，以增强患者的信心。动员家属给患者以心理和经济方面的全力支持。

（七）改善肺泡的通气与换气功能

1.戒烟

指导并劝告患者停止吸烟。让患者了解吸烟会刺激肺、气管及支气管，使气管、支气管分泌物增加，支气管上皮纤毛活动减少或丧失活力，妨碍纤毛的清洁功能，影响痰液咳出，引起肺部感染。因此术前应戒烟2周以上。

2.保持呼吸道通畅

对于支气管分泌物较多、痰液黏稠者，可给予超声雾化、应用支气管扩张剂、祛痰剂等药物，合并肺部感染者，遵医嘱给予抗生素，术后则及早鼓励患者深呼吸、咳嗽、排痰，对于咳痰无力者，必要时行纤维支气管镜吸痰，术后常规吸氧2～4L/min，可根据血气分析结果调整给氧浓度。

（八）维持胸腔引流通畅

（1）按胸腔闭式引流常规护理。

（2）病情观察：定时观察胸腔引流管是否通畅，注意负压波动，定期挤压，防止堵塞。观察引流液量、色和性状，一般术后24h内引流量约500mL，为手术创伤引起的渗血、渗液及术中冲洗胸腔残余的液体。

（3）全肺切除术后胸腔引流管的护理：一侧全肺切除术后的患者，由于两侧胸膜腔内压力不平衡，纵隔易向手术侧移位。因此，全肺切除术后患者的胸腔引流管一般呈钳闭状态，以保证术后患侧胸壁有一定的渗液，减轻或纠正纵隔移位。随时观察患者的气管是否居中，有无呼吸或循环功能障碍。若气管明显向健侧移位，应立即听诊肺呼吸音，在排除肺不张后，可酌情放出适量的气体或引流液，气管、纵隔即可恢复中立位。但每次放液量不宜超过100mL，速度宜慢，避免快速多量放液引起纵隔突然移位，导致心搏骤停。

（九）健康教育

1.早期诊断

40岁以上人群应定期进行胸部X线普查，尤其是反复呼吸道感染、久咳不愈或咳血痰者，应提高警惕，做进一步的检查。

2.戒烟

使患者了解吸烟的危害，戒烟。

3.疾病康复

（1）指导患者出院回家后数周内，坚持进行腹式深呼吸和有效咳嗽，以促进肺膨胀。出院后半年不得从事重体力活动。

（2）保持良好的口腔卫生，如有口腔疾病应及时治疗。注意环境空气新鲜，避免出入公共场所或与上呼吸道感染者接近。避免居住或工作于布满灰尘、烟雾及化学刺激物品的环境。

（3）对需进行放射治疗和化学治疗的患者，指导其坚持完成放射治疗和化学治疗的疗程，并告知注意事项以提高疗效，定期返院复查。

(4)若有伤口疼痛、剧烈咳嗽及咯血等症状或有进行性倦怠情形,应返院复诊。

(5)保持良好的营养状况,注意每天保持充分休息与活动。

五、护理效果评估

(1)患者呼吸功能改善,无气促、发绀等缺氧征象;咳嗽咳痰减少或消失。

(2)营养状况改善;体重有所增加。

(3)焦虑减轻。

(4)未发生并发症,或并发症得到及时发现和处理。

第六节　食管癌

一、疾病概述

(一)概念

食管癌是常见的一种消化道癌肿。全世界每年约有 30 万人死于食管癌,我国每年死亡达 15 万余人。食管癌的发病率有明显的地域差异,高发地区发病率可高达 150/10 万以上,低发地区则只在 3/10 万左右。国外以中亚、非洲、法国北部和中南美洲为高发区。我国以太行山地区、秦岭东部地区、大别山区、四川北部地区、闽南和广东潮汕地区、苏北地区为高发区。

(二)相关病理生理

临床上将食管分为颈、胸、腹三段,胸段食管又分为上、中、下三段,胸中段食管癌较多见,下段次之,上段较少。95%以上的食管癌为鳞状上皮细胞癌,贲门部腺癌可向上延伸累及食管下段。

食管癌起源于食管黏膜上皮。癌细胞逐渐增大侵及肌层,并沿食管向上下、全周及管腔内外方向发展,出现不同程度的食管阻塞。晚期癌肿穿透食管壁、侵入纵隔或心包。食管癌主要经淋巴转移,血行转移发生较晚。

(三)病因与诱因

病因至今尚未明确,可能与下列因素有关。

1.亚硝胺及真菌

亚硝胺是公认的化学致癌物,在高发区的粮食和饮水中,其含量显著增高,且与当地食管癌和食管上皮重度增生的患病率呈正相关。各种霉变食物能产生致癌物质,一些真菌能将硝酸盐还原为亚硝酸盐,促进二级胺的形成,使二级胺比发霉前增高 50～100 倍。少数真菌还能合成亚硝胺。

2.遗传因素和基因

食管癌的发病常表现家族聚集现象,河南林县食管癌有阳性家族史者占 60%。在食管癌高发家族中,染色体数量及结构异常者显著增多。

3.营养不良及微量元素缺乏

饮食缺乏动物蛋白、新鲜蔬菜和水果,摄入的维生素 A、维生素 B_1、维生素 B_2、维生素 C 缺乏，是食管癌的危险因素。食物、饮水和土壤内的微量元素，如钼、铜、锰、铁、锌含量较低，亦与食管癌的发生相关。

4.饮食习惯

嗜好吸烟、长期饮烈性酒者食管癌发生率明显升高。进食粗糙食物，进食过热、过快等因素易致食管上皮损伤，增加了对致癌物的敏感性。

5.其他因素

食管慢性炎症、黏膜损伤及慢性刺激亦与食管癌发病有关，如食管腐蚀伤、食管慢性炎症、贲门失弛缓症及胃食管长期反流引起的 Barrett 食管（食管末端黏膜上皮柱状细胞化）等均有癌变的危险。

（四）临床表现

1.早期

常无明显症状，但在吞咽粗硬食物时可能有不同程度的不适感觉，包括咽下食物哽噎感，胸骨后烧灼样、针刺样或牵拉摩擦样疼痛。食物通过缓慢，并有停滞感或异物感。可能是局部病灶刺激食管蠕动异常或痉挛，或局部炎症、糜烂、表浅溃疡等所致。哽噎停滞感常通过饮水后缓解消失。症状时轻时重，进展缓慢。

2.中晚期

食管癌典型的症状为进行性吞咽困难。先是难咽干的食物，继而只能进半流质、流质，最后水和唾液也不能咽下。常吐黏液样痰，为下咽的唾液和食管的分泌物。患者逐渐消瘦、脱水、无力。若出现持续胸痛或背部肩胛间区持续性疼痛表示为晚期症状，癌已侵犯食管外组织。当癌肿梗阻所引起的炎症水肿暂时消退，或部分癌肿脱落后，梗阻症状可暂时减轻，常误认为病情好转。若癌肿侵犯喉返神经，可出现声音嘶哑；若压迫颈交感神经节，可产生 Horner 综合征。若侵入气管、支气管，可形成食管、气管或支气管瘘，出现吞咽水或食物时剧烈呛咳，并发生呼吸系统感染。后者有时亦可因食管梗阻致内容物反流入呼吸道而引起。最后出现恶病质状态。若有肝、脑等脏器转移，可出现黄疸、腹腔积液、昏迷等状态。

（五）辅助检查

1.食管吞钡造影检查

食管吞钡造影检查是可疑食管癌患者影像学诊断的首选，采用食管吞钡 X 线双重对比造影检查方法。早期可见：

(1)食管黏膜皱襞紊乱、粗糙或有中断现象。

(2)局限性食管壁僵硬，蠕动中断。

(3)局限性小的充盈缺损。

(4)浅在龛影，晚期多为充盈缺损，管腔狭窄或梗阻。

2.内镜及超声内镜检查(EUS)

食管纤维内镜检查可直视肿块部位、形态，并可钳取活组织作病理学检查；超声内镜检查可用于判断肿瘤侵犯深度、食管周围组织及结构有无受累，有无纵隔淋巴结或腹内脏器转移等。

3.放射性核素检查

利用某些亲肿瘤的核素，如 ^{32}磷、^{131}碘等检查，对早期食管癌病变的发现有帮助。

4.纤维支气管镜检查

食管癌外侵常可累及气管、支气管，若肿瘤在隆嵴以上应行气管镜检查。

5.CT、PET/CT 检查

胸、腹 CT 检查能显示食管癌向管腔外扩展的范围及淋巴结转移情况，而 PET/CT 检查则更准确地显示食管癌病变的实际长度，对颈部、上纵隔、腹部淋巴结转移诊断具有较高准确性，在寻找远处转移灶比传统的影像学方法如 CT、EUS 等具有更高的灵敏性。

(六)治疗原则

以手术为主，辅以放疗、化疗等综合治疗。主要治疗方法有内镜治疗、手术、放疗、化疗、免疫及中医中药治疗等。

1.非手术治疗

(1)内镜治疗：食管原位癌可在内镜下行黏膜切除，术后 5 年生存率可达 86%～100%。

(2)放射治疗：放射和手术综合治疗，可增加手术切除率，也能提高远期生存率。术前放疗后间隔 2～3 周再做手术较为合适。对手术中切除不完全的残留癌组织处做金属标记，一般在手术后 3～6 周开始术后放疗。而单纯放射疗法适用于食管颈段、胸上段食管癌，也可用于有手术禁忌证而病变不长、尚可耐受放疗的患者。

(3)化学药物治疗：食管癌对化疗药物敏感性差，与其他方法联合应用，有时可提高疗效。

(4)其他：免疫治疗及中药治疗等亦有一定疗效。

2.手术治疗

手术治疗是治疗食管癌首选方法。对于全身情况和心肺功能良好、无明显远处转移征象者，可采用手术治疗；对估计切除可能性小的较大的鳞癌而全身情况良好的患者，可先做术前放疗，待瘤体缩小后再手术；对晚期食管癌、不能根治或放射治疗、进食有困难者，可做姑息性减状手术，如食管腔内置管术、食管胃转流吻合术、食管结肠转流吻合术或胃造瘘术等，以达到改善、延长生命的目的。

二、护理评估

(一)一般评估

1.生命体征(T、P、R、BP)

食管癌患者生命体征常无变化。如肿瘤较大压迫气管可引起呼吸急促、心率加快。

2.患者主诉

患者在吞咽食物时，有无哽噎感，胸骨后烧灼样、针刺样或牵拉摩擦样疼痛；有无进行性吞咽困难等症状。

3.相关记录

包括体重、有无消瘦、饮食习惯改变、吸烟、嗜酒、排便异常情况。有无其他伴随疾病，如糖尿病、冠状动脉粥样硬化性心脏病(冠心病)、高血压、慢性支气管炎等记录。

(二)身体评估

1.局部

了解患者有无吞咽困难、呕吐等；有无疼痛，疼痛的部位和性质，是否因疼痛而影响睡眠。

2.全身

评估患者的营养状况，体重有无减轻，有无消瘦、面部颜色（贫血）、脱水或衰弱；了解患者有无锁骨上淋巴结肿大和肝肿块；有无腹腔积液、胸腔积液等。

（三）心理-社会评估

患者对该疾病的认知程度以及主要存在的心理问题，患者家属对患者的关心程度、支持力度、家庭经济承受能力如何等。引导患者正确配合疾病的治疗和护理。

（四）辅助检查阳性结果评估

(1)血液化验检查：食管癌患者若长期进食困难，可引起营养失调低蛋白血症、贫血、维生素、电解质缺乏，但该类患者多有脱水、血液浓缩等现象，血液化验检查常不能正确判断患者的实际营养状况，应注意综合判断、科学分析。

(2)了解食管吞钡造影、内镜及超声内镜检查、CT、PET/CT 等结果，以判断肿瘤的位置、有无扩散或转移。

（五）治疗效果评估

1.非手术治疗评估要点

胸痛、背痛等症状是否改善或加重，吞咽困难是否改善或加重，放、化疗引起的胃纳减退、骨髓造血功能抑制等毒副作用有无好转。

2.手术治疗评估要点

术后患者生命体征是否平稳，有无发热、胸闷、呼吸浅快、发绀及肺部痰鸣音等；伤口是否干燥，有无渗液、渗血；各引流管是否通畅，引流量、颜色与性状等；术后有无大出血、感染、肺不张、乳糜胸、吻合口瘘等并发症的发生；患者术后进食情况，有无食物反流现象。

三、主要护理诊断（问题）

（一）营养失调

与低于机体需要量与进食量减少或不能进食、消耗增加等有关。

（二）体液不足

与吞咽困难、水分摄入不足有关。

（三）焦虑

与对癌症的恐惧和担心疾病预后等有关。

（四）知识缺乏

与对疾病的认识不足有关。

（五）潜在并发症

1.肺不张、肺炎

与手术损伤及术后切口疼痛、虚弱致咳痰无力等有关。

2.出血

与术中止血不彻底、术后出现活动性出血及患者凝血功能障碍有关。

3.吻合口瘘

与食管的解剖特点及感染、营养不良、贫血、低蛋白血症等有关。

4.乳糜胸

与伤及胸导管有关。

四、主要护理措施

(一)术前护理

(1)心理护理:患者有进行性吞咽困难,日益消瘦,对手术的耐受能力差,对治疗缺乏信心,同时对手术存在着一定程度的恐惧心理。因此,应针对患者的心理状态进行解释、安慰和鼓励,建立充分信赖的护患,关系,使患者认识到手术是彻底的治疗方法,使其乐于接受手术。

(2)加强营养:尚能进食者,应给予高热量、高蛋白、高维生素的流质或半流质饮食。不能进食者,应静脉补充水分、电解质及热量。低蛋白血症的患者,应输血或血浆蛋白给予纠正。

(3)呼吸道准备:术前严格戒烟,指导并教会患者深呼吸、有效咳嗽、排痰。

(4)胃肠道准备:①注意口腔卫生。②术前安置胃管和十二指肠滴液管。③术前禁食,有食物潴留者,术前晚用等渗盐水冲洗食管,有利于减轻组织水肿,降低术后感染和吻合口漏的发生率。④拟行结肠代食管者,术前需按结肠手术准备护理。

(5)术前练习:教会患者深呼吸、有效咳嗽、排痰、床上排便等活动。

(二)术后护理

(1)严密观察生命体征的变化。

(2)保持胃肠减压管通畅:术后24～48h引流出少量血液,应视为正常,如引出大量血液应立即报告医师处理。胃肠减压管应保留3～5d,以减少吻合口张力,以利愈合。注意胃管连接准确,固定牢靠,防止脱出。

(3)密切观察胸腔引流量及性质:胸腔引流液如发现有异常出血、混浊液、食物残渣或乳糜液排出,则提示胸腔内有活动性出血、食管吻合口漏或乳糜胸,应采取相应措施,明确诊断,予以处理。

(4)观察吻合口漏的症状:食管吻合口漏的临床表现为高热、脉快、呼吸困难、胸部剧痛、不能忍受;患侧呼吸音低,叩诊浊音,白细胞升高甚至发生休克。处理原则:①胸膜腔引流,促使肺膨胀。②选择有效的抗生素抗感染。③补充足够的营养和热量。目前多选用完全胃肠内营养(TEN)经胃造口灌食治疗,效果确切、满意。④严密观察病情变化,积极对症处理。⑤需再次手术者,积极完善术前准备。

(三)休息与活动

适当休息,保证充足的睡眠,进行呼吸功能锻炼,对手术后康复有重要的意义,可指导患者进行深呼吸、腹式呼吸、吹气球及呼吸功能训练仪(三球型)的训练,鼓励患者爬楼梯以及进行扩胸运动,以不感到疲劳为宜。

(四)饮食护理

1.术前

大多数食管癌患者因不同程度吞咽困难而出现摄入不足,营养不良,水、电解质失衡,使机体对手术的耐受力下降,故术前应保证患者营养素的摄入。

(1)能进食者,鼓励患者进食高热量、高蛋白、丰富维生素饮食;若患者进食时感食管黏膜有刺痛,可给予清淡无刺激的食物,告知患者不可进食较大、较硬的食物,宜进半流质或水分多的软食。

(2)若患者仅能进食流质而营养状况较差,可给予肠内营养或肠外营养支持。

2.术后饮食

(1)术后早期吻合口处于充血水肿期,需禁饮禁食3～4d,禁食期间持续胃肠减压,注意经静脉补充营养。

(2)停止胃肠减压24小时后,若无呼吸困难、胸内剧痛、患侧呼吸音减弱及高热等吻合口瘘的症状时,可开始进食。先试饮少量水,术后5～6d可进全清流质,每2h100mL,每天6次。术后3周患者若无特殊不适可进普食,但仍应注意少食多餐,细嚼慢咽,进食不宜过多、过快,避免进食生冷、硬食物(包括质硬的药片和带骨刺的鱼肉类、花生、豆类等),以防后期吻合口瘘。

(3)食管癌、贲门癌切除术后,胃液可反流至食管,致反酸、呕吐等症状,平卧时加重,嘱患者进食后2小时内勿平卧,睡眠时将床头抬高。

(4)食管胃吻合术后患者,可由于胃拉入胸腔、肺受压而出现胸闷、进食后呼吸困难,建议患者少食多餐,1～2个月后,症状多可缓解。

(五)用药护理

严格按医嘱要求用药,注意控制输液速度和用量,必要时使用输液泵输注液体。注意观察有无药物不良反应,发现问题及时处理。

(六)心理护理

食管癌患者往往对进行性加重的吞咽困难、日渐减轻的体重感到焦虑不安;对所患疾病有部分认识,求生的欲望十分强烈,迫切希望能早日手术,恢复进食,但对手术能否彻底切除病灶、今后的生活质量、麻醉和手术意外、术后伤口疼痛及可能出现的术后并发症等表现出日益紧张、恐惧,甚至明显的情绪低落、失眠和食欲下降。

(1)加强与患者及家属的沟通,仔细了解患者及家属对疾病和手术的认知程度,了解患者的心理状况,并根据患者的具体情况,实施耐心的心理疏导。讲解手术和各种治疗与护理的意义、方法、大致过程、配合与注意事项。

(2)营造安静舒适的环境,以促进睡眠。必要时使用安眠、镇静、镇痛类药物,以保证患者充分休息。

(3)争取亲属在心理上、经济上的积极支持和配合,解除患者的后顾之忧。

(七)呼吸道管理

食管癌术后患者易发生呼吸困难、缺氧,并发肺不张、肺炎,甚至呼吸衰竭,主要与下列因素有关:年老的食管癌患者常伴有慢性支气管炎、肺气肿、肺功能低下等;开胸手术破坏了胸廓的完整性;肋间肌和膈肌的切开,使肺的通气泵作用严重受损;术中对肺较长时间的挤压牵拉造成一定的损伤;术后迷走神经功能亢进,引起气管、支气管黏膜腺体分泌增多;食管胃吻合术后,胃拉入胸腔,使肺受压,肺扩张受限;术后切口疼痛、虚弱致咳痰无力,尤其是颈、右胸、上腹三切口患者。护理措施包括以下几点。

(1)加强观察:密切观察呼吸型态、频率和节律,听诊双肺呼吸音是否清晰,有无缺氧征兆。

(2)气管插管者,及时吸痰,保持气道通畅。

(3)术后第1天每1～2h鼓励患者深呼吸、吹气球、使用深呼吸训练器,促使肺膨胀。

(4)痰多、咳痰无力的患者若出现呼吸浅快、发绀、呼吸音减弱等痰阻塞现象时,立即行鼻导管深部吸痰,必要时行纤维支气管镜吸痰或气管切开吸痰,气管切开后按气管切开常规护理。

(八)胃肠道护理

1.胃肠减压的护理

(1)术后3～4d内持续胃肠减压,妥善固定胃管,防止脱出。

(2)加强观察:严密观察引流液的量、性状及颜色并准确记录。术后6～12h可从胃管内抽吸出少量血性液或咖啡色液,以后引流液颜色逐渐变浅。若引流出大量鲜血或血性液,患者出现烦躁、血压下降、脉搏增快、尿量减少等,应考虑吻合口出血,需立即通知医生并配合处理。

(3)保持通畅:经常挤压胃管,避免管腔堵塞。胃管不通畅者,可用少量生理盐水冲洗并及时回抽,避免胃扩张使吻合口张力增加而并发吻合口瘘。胃管脱出后应严密观察病情,不应盲目再插入,以免戳穿吻合口,造成吻合口瘘。待肛门排气、胃肠减压引流量减少后,拔除胃管。

2.结肠代食管(食管重建)术后护理

(1)保持置于结肠袢内的减压管通畅。

(2)注意观察腹部体征,了解有无发生吻合口瘘、腹腔内出血或感染等,发现异常及时通知医生。

(3)若从减压管内吸出大量血性液或呕吐大量咖啡样液伴全身中毒症状,应考虑代食管的结肠袢坏死,需立即通知医生并配合抢救。

(4)结肠代食管后,因结肠逆蠕动,患者常嗅到粪便气味,需向患者解释原因,并指导其注意口腔卫生,一般此情况于半年后可逐步缓解。

3.胃造瘘术后的护理

(1)观察造瘘管周围有无渗液或胃液漏出。由于胃液对皮肤刺激性较大,应及时更换渗湿的敷料,并在瘘口周围涂氧化锌软膏或置凡士林纱布保护皮肤,防止发生皮炎。

(2)妥善固定用于管饲的暂时性的或永久性造瘘,防止脱出或阻塞。

(九)并发症的预防和护理

1.出血

观察并记录引流液的性状、量。若引流量持续2小时都超过4mL/(kg·h),伴血压下降、脉搏增快、躁动、出冷汗等低血容量表现,应考虑有活动性出血,及时报告医生,并做好再次开胸的准备。

2.吻合口瘘

吻合口瘘是食管癌手术后极为严重的并发症,多发生在术后5～10d,病死率高达50%。发生吻合口瘘的原因有:食管的解剖特点,无浆膜覆盖、肌纤维呈纵形走向,易发生撕裂;食管血液供应呈节段性,易造成吻合口缺血;吻合口张力太大;感染、营养不良、贫血、低蛋白血症等影响吻合口愈合。应积极预防。术后应密切观察患者有无呼吸困难、胸腔积液和全身中毒症状,如高热、寒战;甚至休克等吻合口瘘的临床表现。一旦出现上述症状,立即通知医生并配合处理。包括:嘱患者立即禁食;协助行胸腔闭式引流并常规护理;遵医嘱予以抗感染治疗及营养支持;严密观察生命体征,若出现休克症状,积极抗休克治疗;再次手术者,积极配合医生完善术前准备。

3.乳糜胸

食管、贲门癌术后并发乳糜胸是比较严重的并发症，多因伤及胸导管所致，多发生在术后2～10d，少数患者可在2～3周后出现。术后早期由于禁食，乳糜液含脂肪甚少，胸腔闭式引流可为淡血性或淡黄色液，但量较多；恢复进食后，乳糜液漏出量增多，大量积聚在胸腔内，可压迫肺及纵隔并使之向健侧移位。

由于乳糜液中95%以上是水，并含有大量脂肪、蛋白质、胆固醇、酶、抗体和电解质，若未及时治疗，可在短时期内造成全身消耗、衰竭而死亡，必须积极预防和及时处理。其主要护理措施包括以下几点。

(1)加强观察：注意患者有无胸闷、气急、心悸，甚至血压下降。

(2)协助处理：若诊断成立，迅速处理，即置胸腔闭式引流，及时引流胸腔内乳糜液，使肺膨胀。可用负压持续吸引，以利于胸膜形成粘连。

(3)给予肠外营养支持。

(十)健康教育

1.疾病预防

避免接触引起癌变的因素，如减少饮用水中亚硝胺及其他有害物质、防霉去毒；应用维A酸类化合物及维生素等预防药物；积极治疗食管上皮增生；避免过烫、过硬饮食等。

2.饮食指导

根据不同术式，向患者讲解术后进食时间，指导选择合理的饮食及注意事项，预防并发症的发生。

(1)宜少量多餐，由稀到干，逐渐增加食量，并注意进食后的反应。

(2)避免进食刺激性食物与碳酸饮料，避免进食过快、过量及硬质食物；质硬的药片可碾碎后服用，避免进食花生、豆类等，以免导致吻合口瘘。

(3)患者餐后取半卧位，以防止进食后反流、呕吐，利于肺膨胀和引流。

3.活动与休息

保证充足睡眠，劳逸结合，逐渐增加活动量。术后早期不宜下蹲大小便，以免引起直立性低血压或发生意外。

4.加强自我观察

若术后3～4周再次出现吞咽困难，可能为吻合口狭窄，应及时就诊。定期复查，坚持后续治疗。

五、护理效果评估

通过治疗与护理，患者是否：

(1)营养状况改善，体重增加；贫血状况改善。

(2)水、电解质维持平衡，尿量正常，无脱水或电解质紊乱的表现。

(3)焦虑减轻或缓解，睡眠充足。

(4)患者对疾病有正确的认识，能配合治疗和护理。

(5)无并发症发生或发生后得到及时处理。

第七章　骨外科疾病的护理

第一节　锁骨骨折

一、基础知识

(一)解剖生理

锁骨又名锁子骨、缺盆骨，位于胸廓前上部两侧，全骨浅居皮下，桥架于胸骨与肩峰之间，是联系肩胛带与躯干的唯一支架。其骨干较细，内侧 2/3 呈三棱棒形，凸向前，有胸锁乳突肌和胸大肌附着，中外 1/3 交界处是骨折的好发部位。锁骨的功能是支持肩胛骨，使上肢骨与胸廓之间保持一定的距离，从而保证上肢的灵活运动。骨折后，近折端受胸锁乳突肌的牵拉而向上向后移位，远折端因上肢本身重量牵拉而向下移位，又因胸大肌、斜方肌、背阔肌的牵拉而向前向内移位，造成断端重叠。锁骨骨折可发生于各种年龄，但多见于儿童及青壮年，约有2/3为儿童患者，又以幼儿多见。

(二)病因

直接暴力和间接暴力均可造成锁骨骨折，但多为间接暴力所致。

(三)分类

1.横断骨折

跌倒时肩部外侧或手掌先着地，向上传导的外力经肩锁关节传至锁骨而发生骨折，以斜形或横断骨折为多。除有重叠移位，内侧段因胸锁乳突肌的牵拉向后上方移位，外侧段则由于上肢的重力和胸大肌、斜方肌、三角肌的牵拉而向前下方移位。

2.青枝骨折

幼儿骨质柔嫩而富有韧性，多发生青枝骨折。

3.粉碎骨折

直接暴力所致者，多因棒打、撞击等外力直接作用于锁骨而造成横断或粉碎骨折。粉碎骨折若严重移位，骨折片向下、向内移位时刺破胸膜或肺尖，可造成气胸、血胸。

(四)临床表现

骨折后局部疼痛、肿胀明显，锁骨上、下窝变浅或消失，骨折处异常隆起，出现功能障碍，患肩下垂并向前、内倾斜。患者常以健手托着患侧肘部，以减轻上肢重力牵拉而引起的疼痛。幼儿如不愿活动上肢，穿衣伸袖时哭闹，提示有锁骨骨折。X线检查，可了解骨折和移位情况。

二、治疗原则

(1)幼儿青枝骨折用三角巾悬吊即可，有移位骨折用“8”字绷带固定 1～2 周。

(2)少年或成年人有移位骨折，手法复位“8”字石膏固定。手法复位可在局麻下进行。患者坐在木凳上，双手叉腰，肩部外旋后伸挺胸，医生站于背后，一脚踏在凳上，顶在患者肩胛间区，双手握住两肩向后、向外、向上牵拉纠正移位。复位后用纱布棉垫保护腋窝，用绷带缠绕两肩在背后交叉呈“8”字形，然后用石膏绷带同样固定，使两肩固定在高度后伸、外旋和轻度外展位置。固定后即可练习握拳、伸屈肘关节及双手叉腰后伸，卧木板床休息，肩胛区可稍垫高，保持肩部后伸。3～4 周后拆除。锁骨骨折复位并不难，但不易保持位置，愈合后上肢功能无影响，所以临床不强求解剖复位。

(3)锁骨骨折合并神经、血管压迫症状，畸形愈合影响功能，不愈合或少数要求解剖复位者，可切开复位内固定。

三、护理

(一)护理要点

(1)手法复位固定患者，要经常检查固定情况，既保持有效固定，又不能压迫腋窝。若发现患肢有麻木、发凉、运动障碍时，说明固定过紧，压迫血管神经，应及时调整固定。

(2)对粉碎性骨折，不必强行按压碎片使之复位，以防其刺伤肺尖及臂丛神经。对此种类型患者要严密观察呼吸及患肢运动情况，以便及时发现有无气、血胸及神经症状。

(3)术后患者要严密观察伤口渗血及末梢血循、感觉、运动情况，发现问题及时记录并处理。

(4)保持正常固定姿势。复位后，站立时保持挺胸提肩，卧位时应去枕仰卧于硬板床上。两肩胛间垫一窄枕，以使两肩后伸、外展，维持良好的复位位置。局部未加固定的患者，不可随便更换卧位。

(二)护理问题

有肩关节强直的可能。

(三)护理措施

(1)向患者解释功能锻炼的目的是促进气血运行，防止患肢肿胀，避免肩关节僵直，以取得患者配合。

(2)正确适时指导患者功能锻炼。

(四)出院指导

(1)锁骨骨折复位固定后，极少发生骨折不愈合，即使复位稍差，骨折畸形愈合，也不影响上肢功能，应先向患者及家属说明情况。

(2)复位固定后即出院的患者，应告诉其保持正确姿势，早期禁止做肩前屈动作，防止骨折移位；解除外固定出院的患者，应告诉其全面练习肩关节活动的要求：首先分别练习肩关节每个方向的动作，重点练习薄弱方面如肩前屈，活动范围由小到大，次数由少到多，然后进行各方面动作的综合练习，如肩关节环转活动，两臂做“箭步云手”等。不可过于急躁，活动幅度不可过大，力量不可过猛，以免造成软组织损伤。

(3)按时用药，患者出院时将药的名称、剂量、时间、用法、注意事项，向患者介绍清楚。

(4)饮食调养，骨折早期宜进清淡可口、易消化的半流食或软食；骨折中后期，饮食宜富有营养，增加钙质、胶质和滋补肝肾食品。

(5)注意休息，保持心情愉快，勿急躁。

第二节　肱骨干骨折

一、基础知识

(一)解剖生理

肱骨干是指肱骨外科颈下 1cm 至肱骨髁上 2cm 之间的部分，肱骨干中下 1/3 交界处后外侧有桡神经沟，此处骨折易损伤桡神经；肱骨中段有营养动脉穿入下行，中段以下骨折易损伤营养血管而影响骨折愈合。此外，肱骨干骨折有时也伤及由上臂经过的肱动脉、肱静脉、正中神经和尺神经。

(二)病因

直接暴力和间接暴力均可造成肱骨干骨折，肱骨干的上 1/3、中 1/3 骨质较为坚硬。该段骨折多由直接暴力引起，如棍棒打击、重物挤压和机器缠绞等，折线多为横断或粉碎。肱骨干周围有许多肌肉附着，由于肩部和上臂周围肌肉牵拉，在不同平面的骨折可造成不同方向的移位。

(三)分类

1.肱骨干上 1/3 骨折

骨折线若在胸大肌附着点以下，三角肌止点以上，则近折端受三角肌、喙肱肌、肱二头肌和肱三头肌的牵拉而向上向外移位。

2.肱骨干中 1/3 骨折

骨折线若在三角肌止点以下，近折端受三角肌牵拉向前、向外移位，远折端受肱二头肌、肱三头肌牵拉而向上移位。如患者将患肢屈肘悬于胸前，远折端将向内旋转移位。

3.肱骨干下 1/3 骨折

多为间接暴力引起，折线多为斜形或螺旋形，暴力方向、前臂和肘关节的位置不同可引起不同移位，大多都有成角移位。

(四)临床表现

伤后患臂疼痛、肿胀明显、活动障碍，患肢不能抬举，局部有明显环形压痛和纵向叩击痛。检查时必须注意腕及手指的功能，以便确定是否合并有神经损伤。肱骨中下 1/3 骨折常易合并桡神经损伤，桡神经损伤后，可出现腕下垂、掌指关节不能伸直，拇指不能伸展，手背第 1、2 掌骨间(虎口区)皮肤感觉障碍。

二、治疗原则

(一)手法复位小夹板固定

肱骨干各型骨折均可在局麻下或臂丛麻醉下行手法整复，根据 X 片移位情况，分析受伤机制，采取复位手法。麻醉后，纵向牵引纠正重叠，推按骨折两断端复位，小夹板固定。长管型石膏也可固定，但限制肩、肘关节活动。若石膏过重造成骨端分离，影响骨折愈合。

(二)骨折合并桡神经损伤

骨折无移位，神经多为挫伤，用小夹板或石膏固定，观察 1～3 个月，神经无恢复可手术探查。骨折移位明显，桡神经有嵌入骨折断端可能。手法复位可造成神经断裂，应特别小心。手术探查神经时，同时做骨折复位内固定。晚期神经损伤多为压迫或粘连，应考虑手术治疗。

(三)开放骨折

伤势轻、无神经受损，可彻底清创，关闭伤口，闭合复位外固定，变开放伤为闭合伤。伤情重、错位多可彻底清创，探查神经、血管，同时复位固定骨折。

(四)陈旧性肱骨干骨折不愈合

肱骨干骨折无论用石膏或小夹板固定，都因肢体重量悬吊作用很少发生重叠、旋转及成角畸形，而因牵拉过度造成延迟愈合或不愈合者则多见，用石膏固定尤为常见。治疗肱骨干骨折时，要注意骨折断端分离，早期发现及时处理。已经不愈合者，应手术内固定并植骨促进愈合。

三、护理要点

(一)非手术治疗及术前护理

(1)减轻或预防不良情绪。

(2)给予高蛋白、高热量、高维生素、含钙丰富的饮食。

(3)U形石膏托固定时可平卧。患肢以枕垫起，悬垂固定，2周内只能取坐位或半坐位。

(4)合并桡神经损伤者应注意预防皮肤溃疡。

(5)外固定期间注意观察伤肢血液循环；合并桡神经损伤者观察感觉和运动功能恢复情况；注意肱动脉、肱静脉损伤情况。如发生可出现肢端皮肤苍白、皮温低、肿胀、发绀、湿冷等。

(6)功能锻炼：①早、中期：骨折固定后立即进行伤臂肌肉的收缩活动。握拳、腕伸屈及主动耸肩等动作，每天3次。②晚期：去除固定后逐渐行摆肩。肩屈伸、内收外展、内外旋等练习。

(二)术后护理

(1)内固定术后或使用外展架固定者，宜半卧位，平卧位时患肢下垫软枕。

(2)疼痛的护理：①找出引起疼痛的原因。②手术切口疼痛可用镇痛药；缺血性疼痛及时解除压迫；感染时及时处理伤口，应用抗生素。③移动时保护患处。

(3)预防血管痉挛：进行神经修复和血管重建术后，可能出现血管痉挛，应做到以下几点：①避免一切不良刺激。②1周内应用扩血管、抗凝药物。③密切观察患肢血液循环变化。④功能锻炼。

四、健康指导

(1)注意保持功能体位。

(2)合并桡神经损伤者遵医嘱服用神经营养药物。

(3)继续进行功能锻炼：复位固定后即可进行手指主动伸屈运动。外固定或手术内固定者，2～3周后进行腕、肘关节的主动运动和肩关节的内收、外展运动；4～6周后进行肩关节的旋转活动。

(4)复诊：U形石膏固定者，肿胀消退后复诊；悬吊石膏固定2周后更换长臂石膏托，维持6周左右；伴桡神经损伤者，定期复查肌电图。

第三节　肱骨髁上骨折

肱骨髁上骨折指在肱骨干与肱骨髁交界处发生的骨折。多发生于10岁以下儿童。易损伤神经和血管，导致前臂缺血性肌挛缩，引起爪形手畸形。

一、病因与发病机制

（一）伸直型骨折

肘关节处于过伸位跌倒时，手掌着地，暴力经前臂向上，加上身体前倾，向下产生剪式应力，尺骨鹰嘴向前的杠杆力，使肱骨干与肱骨髁交界处发生骨折。骨折远端向后上移位，近折端向前下移位，尺神经、桡神经可因肱骨髁上骨折的侧方移位受伤。

（二）屈曲型骨折

此型较少见，由间接暴力引起。跌倒时，肘关节屈曲，肘后方着地，暴力向上传导至肱骨下端，导致髁上屈曲型骨折。较少合并血管和神经损伤。

二、临床表现

肘部明显疼痛、肿胀、皮下瘀斑和功能障碍，伸直型骨折肘部向后突出，近折端向前移，并处于半屈位。局部明显压痛，有骨摩擦音及假关节活动，与肘关节脱位相比较肘后三角关系正常。如果合并有正中神经、尺神经、桡神经、肱动脉损伤，则出现前臂和手相应的神经支配区的感觉减弱或消失，及相应的功能障碍。如复位不当可致肘内翻畸形。

三、实验室及其他检查

肘部正、侧位X线摄片可以明确骨折部位、类型、移位方向，为选择治疗方法提供依据。

四、诊断要点

根据X线片和受伤病史可以明确诊断。

五、治疗要点

（一）手法复位外固定

若受伤时间短，血循环良好，局部肿胀不明显者，可行手法复位后外固定。给予局部麻醉或臂丛神经阻滞麻醉。在持续牵引下，行手法复位，使患肢肘关节屈曲60°～90°给予后侧石膏托固定4～5周，X线摄片证实骨折愈合良好，即可拆除石膏。

（二）持续牵引

对于手法复位不成功，受伤时间较长，肢体肿胀明显者，可行尺骨鹰嘴牵引，牵引重量1～2kg，牵引时间控制在4～6周。

（三）手术复位

对于骨折移位严重，手法复位失败，有神经、血管损伤者，采取手术复位。复位方法有经皮穿针内固定、切开复位内固定。

六、护理要点

（一）保持有效的固定

观察固定的屈曲角度，离床活动时要用三角巾悬吊患肢于胸前。发现固定体位改变时，要及时给予纠正。

(二)严密观察

重点观察患肢的血液循环、感觉、活动情况,以利于及时发现外伤后肱动脉、正中神经、尺桡神经的损伤。

(三)康复锻炼

复位固定后当日可做握拳、屈伸手指练习,1 周后可做肩部主动活动,并逐渐加大运动幅度。3 周后去除外固定,可做腕、肘、肩部的屈伸练习。伸直型骨折注意恢复屈曲活动,屈曲型骨折注意恢复增加伸展活动。

第四节　尺、桡骨干骨折

尺、桡骨干骨折可由直接暴力、间接暴力、扭转暴力引起,青少年多见,占各类骨折的 6%。

一、病因与发病机制

(一)直接暴力

由重物打击、机器或车轮的直接碾压,导致同一平面的横形或粉碎性骨折。

(二)间接暴力

跌倒时手掌着地,暴力通过腕关节向上传导,暴力作用首先使桡骨骨折。若暴力较强,则通过骨间膜向内下方传导,可引起低位尺骨斜形骨折。

(三)扭转暴力

跌倒时前臂旋转、手掌着地,或手遭受机器扭转暴力,导致不同平面的尺桡骨螺旋形骨折或斜形骨折。可并发软组织撕裂、神经血管损伤,或合并他处骨折。

二、临床表现

伤侧前臂出现疼痛、肿胀、成角畸形及功能障碍,主要不能进行旋转活动。局部明显压痛,严重者出现剧痛、患肢肿胀、手指屈曲。可扪及骨折端、骨摩擦感及假关节活动。听诊骨传导音减弱或消失。严重者可发生骨筋膜室综合征。

三、实验室及其他检查

正位及侧位 X 线片可见骨折的部位、类型及移位方向,及是否合并有桡骨头脱位或尺骨小头脱位。

四、诊断要点

可依据临床检查、X 线正侧位片确诊。

五、治疗要点

(一)手法复位外固定

可在局部麻醉或臂丛神经阻滞麻醉下进行,重点是矫正旋转移位,恢复骨膜紧张度,紧张的骨间膜牵动骨折端复位。复位成功后，用小夹板或石膏托固定。

(二)切开复位内固定

不稳定骨折或手法复位失败者倾向于切开复位，螺钉钢板或髓内针内固定术治疗。

六、护理要点

(一)保持有效的固定

注意观察石膏或夹板是否有松动和移位。

(二)维持患肢良好血液循环

术后抬高患肢，观察患肢皮肤的颜色、温度、有无肿胀及桡动脉搏动情况。如出现剧痛，手部皮肤苍白、发凉、麻木，被动伸指疼痛，桡动脉搏动减弱或消失等表现时，提示骨筋膜室综合征的发生。如有缺血表现，立即通知医生处理。

(三)康复锻炼

术后 2 周开始练习手指屈伸活动和腕关节活动。4 周后开始练习肘、肩关节活动。8～10 周后 X 线片证实骨折愈合后，可进行前臂旋转活动。

第五节　桡骨远端骨折

桡骨远端骨折(Colles 骨折)指距桡骨远端关节面 3cm 内的骨折，占全身骨折的 6.7%～11%，多见于有骨质疏松的中老年人。

一、病因与发病机制

多由间接暴力引起，通常跌倒时腕关节处于背伸位、手掌着地、前臂旋前，应力由手掌传导到桡骨下端发生骨折。骨折远端向背侧及桡侧移位。

二、临床表现

骨折部疼痛、肿胀，可出现典型畸形，由于骨折远端向背侧移位，侧面看呈“银叉”畸形，骨折远端向桡侧移位，并有缩短桡骨茎突上移畸形，正面看呈“枪刺刀样”畸形。检查局部压痛明显，腕关节活动障碍，皮下出现瘀斑。

三、实验室及其他检查

X 线片可见骨折端移位表现有：桡骨远骨折端向背侧移位，远端向桡侧移位，骨折端向掌侧成角。可同时有下尺桡关节脱位及尺骨茎突撕脱骨折。

四、诊断要点

根据 X 线检查结果和受伤史可明确诊断。

五、治疗要点

(一)手法复位外固定

局部麻醉下手法复位后，用超过腕关节的小夹板固定或石膏夹板在屈腕、尺偏位固定 2 周，消肿后，腕关节中立位继续用小夹板或改用前臂管型石膏固定。

(二)切开复位内固定

严重粉碎性骨折有明显移位者，桡骨下端关节面破坏；手法复位失败，或复位后不能维持固定者，应切开复位，用松质骨螺钉或钢针固定。

六、护理要点

(一)保持有效的固定

骨折复位固定后不可随意移动位置，注意维持骨折远端旋前、掌曲、尺偏位。避免腕关节旋后或旋前。肿胀消除后要及时调整石膏或夹板的松紧度。

(二)密切观察患肢血液循环情况

如有无腕部肿胀、疼痛、颜色异常、皮温降低等。

(三)康复锻炼

复位当天或手术后次日可做肩部的前后摆动练习，2～3d后可做肩肘部的主动活动。2～3周后可进行手和腕部的抗阻力练习。后期做腕部的主动屈伸练习和前臂的旋前、旋后牵引练习。

第六节　股骨颈骨

一、基础知识

(一)解剖生理

1.内倾角

股骨颈指股骨头下至粗隆间的一段较细部，股骨颈与股骨干相交处形成夹角称颈干角，又名内倾角。正常成人颈干角为125°～135°，平均127°，幼儿可达150°，若小于125°为髋内翻，大于135°为髋外翻。内翻时股骨颈变短，大粗隆位置升高，沿大粗隆顶端向内的水平线高于股骨头凹，内、外翻均可引起功能障碍，影响正常步态。但临床多发生髋内翻畸形，股骨颈骨折治疗时应注意恢复正常的颈干角。

2.前倾角

下肢中立位时，股骨头与股骨干还在同一冠状面上，股骨头居前，因而股骨颈向前倾斜与股骨干之冠状面形成一个夹角，称前倾角。新生儿为20°～40°，随年龄增长而逐渐减小，成人为12°～15°。股骨上端大部分为松质骨，股骨颈近乎中空。股骨头表层有0.5～1.0cm的致密区，股骨颈内侧骨皮质最为坚厚，称股骨距。因此当股骨颈骨折进行内固定时，理想的位置是靠近内侧皮质深达股骨头表层的致密区，固定最为牢固。

3.血液供应

股骨头、颈供血较差，其主要供血来源有3点。

(1)关节囊支为股骨头、颈的主要供血来源，来自由股动脉发出的旋股内动脉，分成上、下干骺端动脉，分别由上、下方距股骨头软骨缘下0.5cm处，经关节囊进入股骨头，彼此交通形成血管网。

(2)网韧带支来自闭孔动脉的髋臼支,沿圆韧带进入股骨头,供血范围较小,仅供股骨头内下方不到1/3的范围,但为儿童生长期的重要血供来源。

(3)骨干营养支在儿童期不穿过骺板,在成年一般也只达股骨颈,仅小部分与关节囊支有吻合,故当股骨颈骨折或股骨头脱位时,均可损伤关节囊支和圆韧带支而影响血液供应,导致骨折愈合迟缓或不愈合,甚或发生股骨头缺血性坏死。

(二)病因

股骨颈骨折多发于老人,平均年龄在60岁以上。由于老人肾气衰弱,股骨颈骨质疏松、脆弱,不需太大外力即可造成骨折。骨折多为间接外力引起,如平地滑倒,大粗隆部着地;或下肢于固定情况下,躯体猛烈扭转;或自高坠下足跟着地时沿股骨纵轴的冲击应力,均可引起股骨颈骨折。而青壮年的股骨颈骨折,多由严重损伤引起,如工、农业和交通事故,或由高处跌坠等引起,偶有因过量负重、行走过久而引起的疲劳性骨折。

(三)分型

股骨颈骨折,从不同方面有多种分型方法,而正确的分型对指导治疗和预后都有很重要的意义。

(1)按外力作用方向和损伤机制,可分为内收型和外展型:①内收型骨折骨折移位大时将严重损伤关节囊血管,使骨折愈合迟缓,股骨头缺血坏死率增高。②外展型骨折骨折比较稳定,血循环破坏少,愈合率高,预后较好。

(2)按骨折移位程度,分为有移位型骨折和无移位型骨折。

(3)按骨折部位,可分为头下型、颈型和基底型三种,以颈型最多,头下型次之,基底型多见于儿童。前两型骨折部位均在关节囊内,故又称囊内骨折;后一型的骨折部位在关节囊外,故又称囊外骨折。

(4)按骨折线倾斜度可分为稳定型和不稳定型。

(5)按骨折时间可分为新鲜型和陈旧型,一般以骨折在3周内者为新鲜性骨折,若骨折后由于某种原因失治或误治,超过3周者为陈旧性骨折。

除以上各型外,还有因负重过度、长久行走而引起的股骨颈疲劳性骨折。

(四)临床表现

1.肢体功能障碍

虽因不同类型而有很大差异,但都有程度不等的功能受限。无移位的线形或嵌插型骨折,伤后尚可站立或勉强行走,特别是疲劳性骨折,能坚持较长时间的劳动。

2.肿胀

在不同类型的股骨颈骨折中,差异很大。关节囊内骨折多无明显肿胀和瘀斑,有些可在腹股沟中点出现小片瘀斑。外展嵌插型骨折也无明显肿胀,股骨颈基底部骨折多有明显肿胀,甚或可沿内收肌向下出现大片瘀血斑。

3.畸形

在不同类型的股骨颈骨折中,差异很大。无移位骨折,外展嵌插型骨折和疲劳性骨折的早期,均无明显畸形。而有移位的内收型骨折和股骨颈基底部骨折,多有明显畸形。

4.疼痛

腹股沟中点部的压痛，大粗隆部的叩击痛，沿肢体纵轴的推、顶、叩击、扭旋等的疼痛和大腿滚动试验阳性，为股骨颈骨折所共有。

二、治疗原则

(一)新鲜股骨颈骨折的治疗

1.无移位或外展嵌插型骨折

无须整复，卧床休息和限制活动即可。患肢外展30°，膝下垫枕使髋、膝关节屈曲30°～40°位，大粗隆部外贴止痛膏，挤砖法固定维持体位。也可于上述体位下采用皮肤牵引，以对抗肌肉收缩，预防骨折移位。一般牵引6～8周，骨折愈合后，可扶拐下床进行不负重活动。

2.内收型股骨颈骨折

临床上最多见的一种，治疗比较困难，不愈合率和股骨头坏死率也较高。为提高治愈率，减少并发症，在全身情况允许的情况下，应尽早整复固定，常用的固定方法为经皮进行三根鳞纹钉内固定。术后置患肢于外展30°中立位，膝关节微屈，膝下垫软枕或其他软物，固定3～4周，可下床扶拐不负重行走。

(二)陈旧性股骨颈骨折的治疗

可根据不同情况，采取下述方法处理。

(1)骨折时间在1个月左右，可先用胫骨结节或皮肤牵引，1周后拍X线片检查。若仍未完成复位者，可实行"牵拉推挤内旋外展"手法复位。复位后进行鳞纹针经皮内固定，3～4周后可扶拐下床不负重活动。

(2)骨折时间在2～3个月者，可进行股骨髁上牵引，1～2周拍X线片检查。若复位仍不满意者，可辅以手法矫正残余错位，然后进行鳞纹针固定术，3～4周后扶拐下床不负重活动。

(3)若骨折日久，折端上移，吸收均较严重，骨折不易愈合并有股骨头坏死的可能者，或陈旧性股骨颈骨折不愈合者，可以采用鳞纹针固定加股骨颈植骨手术。植骨方法多采用带肌蒂骨瓣或带血管蒂骨瓣，如股方肌骨瓣移植或带旋髂深血管的髂骨瓣移植较为常用，以改善局部血供，有利于骨折愈合和股骨头复活。

三、护理

(一)护理要点

(1)股骨颈骨折多见于老年人，感觉及反应都比较迟钝，生活能力低下，并且有不少老年人合并有其他疾病，如心脏病、高血压、糖尿病、脑血栓、偏瘫、失语、大小便失禁、气管炎、哮喘病等。因此，护理人员首先应细致地观察、了解病情，给予及时适当的治疗和护理，同时要加强基础护理，预防肺炎、泌尿系感染、压疮等并发症的发生。

(2)鳞纹钉内固定术后，应严密观察患者体位摆放是否正确，正确的体位应保持患肢外展中立位，严禁侧卧、患肢内收、外旋、盘腿坐，以防鳞纹钉移位。

(3)陈旧性股骨颈骨折进行"带血管骨瓣移植术"后，4周内禁止患者坐起，以防骨瓣、血管蒂脱落。伤口置负压引流管的患者，应注意观察引流液的量、颜色、性质，以及时发现出血的速度及量，为治疗提供依据。

(二)护理问题

(1)疼痛。

(2)肿胀。

(3)应激的心理反应。

(4)有发生意外的可能。

(5)营养不良。

(6)生活自理能力下降。

(7)失眠。

(8)伤口感染。

(9)有发生并发症的可能。

(10)食欲缺乏。

(11)不能保持正确体位。

(12)功能锻炼主动性差。

(13)移植的骨瓣和血管有脱落的可能。

(14)股骨头置换有脱位的可能。

(三)护理措施

1.一般护理措施。

(1)创伤骨折、外固定过紧、压迫、伤口感染等均可引起疼痛,针对引起疼痛的不同原因对症处理,对疼痛严重而诊断已明确者,在局部对症处理前可应用吗啡、哌替啶、布桂嗪、曲马朵等镇痛药物,减轻患者的痛苦。

(2)适当抬高患肢,如无禁忌应尽早恢复肌肉、关节的功能锻炼,促进损伤局部血液循环,以利于静脉血液及淋巴液回流,防止、减轻或及早消除肢体肿胀。

(3)突然的创伤刺激,可能会遗留较严重的肢体功能障碍或丧失,患者会有焦虑、恐惧、忧郁、消沉、悲观失望等应激的心理反应,要有针对性地进行医疗卫生知识宣教,及时了解患者的思想情绪波动,通过谈心、聊天,有的放矢地进行心理护理。

(4)有些骨折及老年患者合并有潜在的心脏病、高血压、糖尿病等疾患,受到疼痛刺激后,可能诱发脑血管意外、心肌梗死、心搏骤停等意外的发生,应予以密切观察,以防发生意外。

(5)加强营养,提高机体的抗病能力,对严重营养缺乏的患者可从静脉补充脂肪乳剂、氨基酸、人血清蛋白等。

(6)股骨颈骨折因牵引、手术或保持有效固定的被迫体位,长期不能下床,导致生活自理能力下降。应从生活上关心体贴患者,以理解宽容的态度主动与患者交往,了解生活所需,尽量满足患者的要求,并引导患者做一些力所能及的事,以助于锻炼和增强信心。同时告诫患者力所不及的事不要勉强去做,以免影响体位引起骨折错位。

(7)因疼痛、恐惧、焦虑、对环境不熟悉、生活节奏被打乱等常导致患者失眠,应同情、关心、体贴患者,消除影响患者情绪的不良因素,使患者尽快适应医院环境。避免一切影响患者睡眠的不良刺激,如噪声、强光等,为患者创造一个安静舒适的优良环境,鼓励患者适当娱乐,分散患者对疾病的注意力。

(8)注意观察伤口情况，伤口疼痛的性质是否改变，有无红肿、波动感。对于伤口污染或感染严重的，应根据情况拆除缝线，敞开伤口、中药外洗、抗生素湿敷等。同时定期细菌培养，合理有效使用抗生素，积极控制感染。

(9)保持病室空气新鲜，温湿度适宜，定期紫外线消毒，预防感染。鼓励患者做扩胸运动、深呼吸、拍背咳痰、吹气球等，以改善肺功能，预防发生坠积性肺炎。保持床铺平整、松软、清洁、干燥、无皱褶、无渣屑。经常为患者温水擦浴，保持皮肤清洁。每天定时按摩骶尾部、膝关节、足跟等受压部位，预防压疮发生。督促患者多饮水，便后清洗会阴部，预防泌尿系感染。多食新鲜蔬菜和水果，以防发生胃肠道感染和大便秘结。鼓励患者及早进行正确的活动锻炼，如肌肉的等长收缩、关节活动，辅以肌肉按摩，指导髌骨以及关节的被动活动，以促进血液循环、维持肌力和关节的正常活动度，以防止发生肌肉萎缩、关节僵硬，骨质疏松等并发症。

2.老年患者胃肠功能差，常发生紊乱：损伤早期，因情绪不佳，肝失条达，横逆反胃，往往导致消化功能减弱。

(1)指导患者食素淡可口、易消化吸收的软食物，如米粥、面条、藕粉、青菜、水果等，忌食油腻或不易消化的食物，同时要注意色、香、味俱全，以提高患者食欲。

(2)深入病房与之亲切交谈，进行思想、情感上的沟通，使患者心情舒畅、精神愉快。

(3)做好口腔护理、保持口腔清洁。

(4)加强功能锻炼，在床上进行一些力所能及的活动，促进消化功能恢复。

(5)必要时，少食多餐，口服助消化的药物，以利消化。

3.骨折整复后，要求患者被动体位，且时间较长，老年患者因耐受力差等因素，往往不能保持正确体位。

(1)可向患者讲解股骨颈的生理解剖位置，说明保持正确体位的重要性和非正确体位会出现的不良后果，以取得患者积极合作。

(2)患者应保持患肢外展中立位(内收型骨折外展 20°～30°，外展型骨折外展 15°左右即可)，忌侧卧、盘腿、内收、外旋，以防鳞纹钉移位，造成不良后果。

(3)老年患者因皮下脂肪较薄，长时间以同一姿势卧床难免不适，因此应保持床铺清洁平整、干燥，硬板床上褥子应厚些，并经常按摩受压部位，同时可协助患者适当半坐位，避免时间过长，以减轻不适。

(4)抬高患肢，以利消肿止痛。

(5)必要时穿丁字鞋，两腿之间放一枕头，以防患肢外旋、内收。

4.由于对功能锻炼的目的不甚了解，甚至误认为功能锻炼会影响骨折愈合和对位，老年患者体质差，懒于活动等因素可导致功能锻炼主动性差。

(1)向患者说明功能锻炼的目的及意义，打消思想顾虑，使其主动进行功能锻炼，配合治疗和护理。

(2)督促和指导患者功能锻炼，使其掌握正确的功能锻炼方法，如股四头肌的等长收缩，踝、趾关节的自主运动。同时应给患者经常推拿、按摩髌骨，以防肌肉萎缩，髌骨粘连，膝、踝关节强直等。功能锻炼应循序渐进，量力而行，以不感到疲劳为度。

(3)患者下床活动时，应指导患者正确使用双拐，患肢保持外展、不负重行走，2～3 个月摄

X线片复查后，再酌情负重行走。

5.移植的骨瓣和血管束在未愈合的情况下，如果髋关节活动度过大或患肢体位摆放不正确，均有造成脱落的可能。

(1)术后4周内患者保持平卧位，禁止坐起和下床活动。患肢需维持在外展20°～30°中立位，禁止外旋、内收。

(2)术后4～6周后，移植的骨瓣和血管束已部分愈合，方可鼓励和帮助患者坐起并扶拐下床做不负重活动。待3个月后拍X线片检查，再酌情由轻到重进行负重行走。

6.护理搬动方法不当、早期功能锻炼方法不正确、患者个体差异等因素均可造成所置换股骨头脱位的可能。

(1)了解患者的手术途径、关节类型，以便做好术后护理，避免关节脱位。

(2)术后应保持患肢外展中立位，必要时穿防外旋鞋，以防外旋引起脱位。

(3)搬动患者时需将髋关节及患肢整个托起，指导患者将患肢保持水平位，防止内收及屈髋，避免造成髋脱位。

(4)鼓励患者尽早进行床上功能锻炼，并使其掌握正确的功能锻炼方法，即在术后疼痛消失后，在床上锻炼股四头肌、臀肌，足跖屈、背伸等，以增强髋周围的肌肉力量，固定股骨头，避免过早进行直腿抬高活动。

(5)如发生髋关节脱位，应绝对卧床休息，制动，以防发生血管、神经损伤，然后酌情处理。

第七节　股骨干骨折

股骨干骨折是指由小转子下至股骨髁上部位骨干的骨折。

一、病因与发病机制

由强大的直接暴力或间接暴力所致，多见于30岁以下的男性。直接暴力可引起横形或粉碎形骨折，间接暴力多为坠落伤，可引起斜形骨折或螺旋形骨折。

二、临床表现

股骨干骨折后出血多，当高能损伤时，软组织破坏，出血和液体外渗，肢体明显肿胀。常导致低血容量性休克。患侧肢体短缩、成角、旋转和功能障碍，可有骨擦感。如果损伤腘窝血管和神经，可出现远端肢体的血液循环、感觉、运动功能障碍。常见的并发症有低血容量性休克、脂肪栓塞综合征、深静脉血栓、创伤性关节炎等。

三、实验室及其他检查

X线正侧位摄片应包括其近端的髋关节和远端的膝关节。骨折早期进行血气监测，可监测脂肪栓塞的发生。

四、诊断要点

根据受伤史及受伤后患肢缩短、外旋畸形，X线正侧位片可明确骨折的部位和类型。

五、治疗要点

(一)儿童股骨干骨折的治疗

3岁以下儿童股骨干骨折常用Bryant架行双下肢垂直悬吊牵引。牵引重量以臀部稍悬空为宜。牵引时间为3～4周。由于儿童骨骼愈合塑形能力强,骨折断端即使重叠1～2cm,轻度向前、外成角是可以自行纠正的。但不能有旋转畸形。

(二)成人股骨干骨折的治疗

一般采用骨牵引,持续股骨髁上或胫骨结节骨牵引,直到骨折临床愈合,一般需6～8周。牵引过程中要复查X线,了解复位情况。非手术治疗失败或合并有神经、血管损伤或伴有多发性损伤不宜卧床过久的老年人可采用切开复位内固定,钢板、螺钉、带锁髓内针固定。

六、护理要点

(一)牵引的护理

小儿垂直悬吊牵引时,经常触摸患儿足部温度、颜色及足背动脉的搏动情况,以防血液循环障碍及皮肤破损。为有效产生反牵引力,注意牵引时臀部要离开床面,两腿牵引重量要相等。成人牵引时要抬高床尾,保持牵引力方向与股骨干纵轴成直线。定期测量下肢长度和力线以保持有效牵引。骨牵引针处每天消毒,严禁去除血痂。注意检查足背伸肌功能。腓骨头处加垫软垫,以防腓总神经受损伤。防止发生压疮。

(二)功能锻炼

1.小儿骨折

炎性期卧床进行股四头肌的静力收缩。骨痂形成期,患儿从不负重行走过渡到负重行走。骨痂成熟期,由部分负重行走过渡到完全负重行走。

2.成人骨折

除疼痛减轻后进行股四头肌等长收缩外,还要练习踝关节、足关节等小关节的活动。去除外固定后,可进行行走训练,适应下床行走后,逐渐进行负重行走。

第八节　股骨粗隆间骨折

一、基础知识

(一)解剖生理

股骨粗隆间骨折也叫转子间骨折,是指发生在大小粗隆之间的骨折。股骨大粗隆呈长方形,罩于股骨颈后上部,它的后,上面无任何结构附着,由直接暴力引起骨折机会较大。小粗隆在股骨干之后上内侧,在大粗隆平面之下,髂腰肌附着其上。股骨粗隆部的结构主要是骨松质,老年时变得脆而疏松,易发生骨折,其平均年龄较股骨颈骨折还要高。骨折多沿粗隆间线由外上斜向小粗隆,移位多不大。由于该部周围有丰富的肌肉层,血运丰富,且骨折的接触面大,所以容易愈合,极少发生不愈合或股骨头缺血性坏死。但复位不良或负重过早常会造成畸形愈合,较常见的为髋内翻,并由于承重线的改变,可能在后期引起患侧创伤性关节炎。

(二)病因

股骨粗隆间骨折,多为间接外力损伤,好发于65岁以上老人,由于年老肝肾衰弱,骨质疏松变脆,关节活动不灵,应变能力较差,突遭外力身体失去平衡,仰面或侧身跌倒,患肢因过度外旋或内旋,或内翻而引起;或下肢于固定情况下,上身突然扭旋,以及跌倒时大粗隆与地面碰撞等扭旋、内翻和过伸综合伤所致。

(三)分型

股骨粗隆间骨折,根据损伤机制、骨折线的走行方向和骨折的局部情况,可分为顺粗隆间型、反粗隆间型和粉碎型骨折三种,其中以顺粗隆间型骨折最为多见。根据骨折后的移位情况,可分为无移位型和移位型两种,而无移位型骨折较为少见。根据受伤时间长短,可分为新鲜性和陈旧性骨折两种。

(四)临床表现

肿胀、疼痛、功能受限,有些可沿内收大肌和阔筋膜张肌向下、后出现大片淤血斑,患肢可有程度不等的短缩,多有明显外旋畸形。X线检查可明确骨折的类型和移位程度。

二、治疗原则

(一)无移位骨折

无须整复,只需在大粗隆部外贴接骨止痛之消定膏,患肢固定于30°～40°外展位,或配合皮牵引。6周左右骨折愈合后,可扶拐下床活动。

(二)顺粗隆间型骨折

手法整复,保持对位,以5kg重量皮肤或胫骨结节牵引,维持患肢于45°外展位,6～8周后酌情去除牵引,扶拐下床活动。此型骨折也可用外固定器固定,固定后根据患者全身情况,1～2周后下床扶拐活动,2～3个月X线检查骨折愈合后,去除固定。

(三)粉碎性粗隆间骨折

手法复位后以胫骨结节或皮肤牵引,维持肢体于外展45°位8～10周,骨折愈合后去除牵引,扶拐下床活动。

(四)反粗隆间型骨折

手法复位后采用股骨髁上或胫骨结节牵引,以5～8kg重量,维持肢体于外展45°位,固定10周左右,骨折愈合后去除牵引,扶拐下床活动。

(五)陈旧性粗隆间骨折

骨折时间1个月左右,全身情况允许,可在麻醉下进行手法复位,用胫骨结节或股骨髁上牵引,重量6～8kg,维持患肢外展45°位,6～8周骨折愈合后,去除牵引,扶拐下床活动。

三、护理

(一)护理要点

1.股骨粗隆间骨折

多见于老年人,感觉及反应都比较迟钝,生活能力低下,并且有不少老年人合并有其他疾病,如心脏病、高血压、糖尿病、脑血栓、偏瘫、失语、大小便失禁、气管炎、哮喘病等。因此,护理人员首先应细致地观察、了解病情,给予及时适当的治疗和护理,同时要加强基础护理,预防肺炎、泌尿系感染、压疮等并发症的发生。

2.牵引固定

应严密观察患者体位摆放是否正确,应保持患肢外展中立位,切忌内收,保持有效牵引。

(二)护理问题

有发生髋内翻的可能。

(三)护理措施

1.一般护理措施

(1)创伤骨折、外固定过紧、压迫、伤口感染等均可引起疼痛,针对引起疼痛的不同原因对症处理,对疼痛严重而诊断已明确者,在局部对症处理前可应用吗啡、哌替啶、布桂嗪、曲马朵等镇痛药物,减轻患者的痛苦。

(2)适当抬高患肢,如无禁忌应及早恢复肌肉、关节的功能锻炼,促进损伤局部血液循环,以利于静脉血液及淋巴液回流,防止、减轻或及早消除肢体肿胀。

(3)突然的创伤刺激及较重的伤势,可能会遗留较严重的肢体功能障碍或丧失,患者会有焦虑、恐惧、忧郁、消沉悲观失望等应激的心理反应,要有针对性地进行医疗卫生知识宣教,及时了解患者的思想情绪波动,通过谈心、聊天,有的放矢地进行心理护理。

(4)有些骨折的老年患者合并有潜在的心脏病、高血压、糖尿病等疾患,受到疼痛刺激后,可能诱发脑血管意外、心肌梗死、心搏骤停等意外的发生,应予以密切观察,以防发生意外。

(5)加强营养,提高机体的抗病能力,对严重营养缺乏的患者可从静脉补充脂肪乳剂、氨基酸、人血清蛋白等。

(6)股骨粗隆间骨折因牵引、手术或保持有效固定的被迫体位,长期不能下床,导致生活自理能力下降。应从生活上关心体贴患者,以理解宽容的态度主动与患者交往,了解生活所需,尽量满足患者的要求,并引导患者做一些力所能及的事,以助于锻炼和增强信心,并告诫患者力所不及的事不要勉强去做,以免影响体位,引起骨折错位。

(7)因疼痛、恐惧、焦虑、对环境不熟悉、生活节奏被打乱等常导致患者失眠,应同情、关心、体贴患者,消除影响患者情绪的不良因素,使患者尽快适应医院环境。避免一切影响患者睡眠的不良刺激,如噪声、强光等,为患者创造一个安静舒适的优良环境,鼓励患者适当娱乐,分散患者对疾病的注意力。

(8)注意观察伤口情况,伤口疼痛的性质是否改变,有无红肿、波动感。对于伤口污染或感染严重的,应根据情况拆除缝线敞开伤口、中药外洗、抗生素湿敷等。定期细菌培养,合理有效使用抗生素,积极控制感染。

(9)保持病室空气新鲜,温湿度适宜,定期紫外线消毒,预防感染。鼓励患者做扩胸运动、深呼吸、拍背咳痰、吹气球等,以改善肺功能,预防发生坠积性肺炎。保持床铺平整、松软、清洁、干燥、无皱褶、无渣屑。经常为患者温水擦浴,保持皮肤清洁。每天定时按摩骶尾部、膝关节、足跟等受压部位,预防压疮发生。督促患者多饮水,便后清洗会阴部,预防泌尿系感染。多食新鲜蔬菜和水果,以防发生胃肠道感染和大便秘结。鼓励患者及早进行正确的活动锻炼,如肌肉的等长收缩、关节活动,辅以肌肉按摩,指导髌骨以及关节的被动活动,以促进血液循环、维持肌力和关节的正常活动度,以防止发生肌肉萎缩、关节僵硬、骨质疏松等并发症。

2.股骨粗隆间骨折的特殊护理

(1)早期满意的整复和有效固定是防止发生髋内翻畸形的关键。因此,在整复对位后应向患者说明保持正确体位的重要性和必要性,以取得他们的配合。

(2)保持患肢外展、中立位,切忌内收,保持有效牵引,预防内收肌牵拉引起髋内翻畸形。

(3)为了防止患肢内收,应将骨盆放正,必要时进行两下肢同时外展中立位牵引,预防髋内翻畸形。

(4)牵引或外固定解除后,仍应保持患肢外展位,避免过早离拐。应在X线片检查骨折已坚固愈合后,方可弃拐负重行走。

第九节　髌骨骨折

髌骨古称连骸骨,俗称膝盖骨、镜面骨。《素问·骨空经》云:"膝解为骸关,侠膝之骨为连骸。"髌骨为人体最大的籽骨,位于膝关节之前。髌骨骨折占全部骨折损伤的10%,多见成年人。

髌骨略呈三角形,尖端向下,被包埋在股四头肌腱部,其后方是软骨面,与股骨两髁之间软骨面相关节,即髌股关节。髌骨后方之软骨面有条纵嵴,与股骨髁滑车的凹陷相适应,并将髌骨后软骨面分为内、外两部分,内侧者较厚,外侧者扁宽。髌骨下端通过髌韧带连于胫骨结节。

髌骨是膝关节的一个组成部分,切除髌骨后,在伸膝活动中可使股四头肌肌力减少30%左右。因此,髌骨有保护膝关节、增强股四头肌肌力、伸直膝关节最后10°～15°的作用,除不能复位的粉碎性骨折外,应尽量保留髌骨。髌骨后面是完整的关节面,其内外侧分别与股骨内外髁前面形成髌股关节,在治疗中应尽量使关节面恢复平整,减少髌骨关节炎的发生。横断骨折有移位者,均有股四头肌腱扩张部断裂,致使股四头肌失去正常伸膝功能,故治疗髌骨骨折时,应修复肌腱扩张部的连续性。

一、病因

骨折病因为直接暴力和肌肉强力收缩所致。直接暴力多因外力直接打击在髌骨上,如撞伤、踢伤等,骨折多为粉碎性,其髌前腱膜及髌骨两侧腱膜和关节囊多保持完好,骨折移位较小,亦可为横断骨折、边缘骨折或纵形劈裂骨折。肌肉强力收缩者,多由于股四头肌猛力收缩所形成的牵拉性损伤,如突然滑倒时,膝关节半屈曲位,股四头肌骤然收缩,牵拉髌骨向上,髌韧带则固定髌骨下部,而股骨髁部向前顶压髌骨形成支点,3种力量同时作用造成髌骨骨折。肌肉强力收缩多造成髌骨横断骨折,上下骨块有不同程度的分离移位,髌前筋膜及两侧扩张部撕裂严重。

二、诊断要点

有明显外伤史,伤后膝前方疼痛、肿胀,膝关节活动障碍。检查时在髌骨处有明显压痛,粉碎骨折可触及骨擦感,横断骨折有移位时可触及一凹沟。膝关节正侧位X线片可明确诊断。X线检查时需注意:侧位片虽然对判明横断骨折以及骨折块分离最为有用,但不能了解有无纵行骨折以及粉碎骨折的情况。而斜位片可以避免髌骨与股骨髁重叠,既可显示其全貌,更有利于诊断纵行骨折、粉碎骨折及边缘骨折。斜位摄片时,若为髌骨外侧损伤可采用外旋45°位。如怀疑内侧有损伤时,则可取内旋45°。如临床高度怀疑有髌骨骨折而斜位及侧位X线片均未显示时,可再照髌骨切位X线片。

三、治疗方法

髌骨骨折属关节内骨折,在治疗时必须达到解剖复位标准并修复周围软组织损伤,才能恢复伸膝装置的完整,防止创伤性关节炎的发生。

(一)整复固定方法

1.手法整复外固定

(1)整复方法:复位时先将膝关节内积血抽吸干净,注入1%普鲁卡因5～10mL,起局部麻醉作用,而后患膝伸直,术者立于患侧,用两手拇示指分别捏住上下方骨块,向中心对挤即可合拢复位。

(2)固定方法。①石膏固定法:用长腿石膏固定患膝于伸直位。若以管形石膏固定,则应在石膏塑形前摸出髌骨轮廓,并适当向髌骨中央挤压使骨折块断面充分接触,这样固定作用可靠,可在早期进行股四头肌收缩锻炼,预防肌肉萎缩和粘连。外固定时间不宜过长,一般不要超过6周。髌骨纵行骨折一般移位较小,用长腿石膏夹固定4周即可。②抱膝圈固定法:可根据髌骨大小,用胶皮电线、纱布、棉花做成套圈,置于髌骨处,并将四条布带绕于托板后方收紧打结,托板的两端用绷带固定于大小腿上。固定2周后,开始进行股四头肌收缩锻炼,3周后下床练习步行,4～6周后去除外固定,做膝关节不负重活动。此方法简单易行,操作方便,但固定效果不够稳定,有再移位的可能,注意固定期间应定时检查纠正。同时注意布带有否压迫腓总神经,以免造成腓总神经损伤。③闭合穿针加压内固定:适用于髌骨横行骨折者。方法如下:皮肤常规消毒、铺巾后,在无菌操作下,用骨钻在上下骨折块分别穿入一根钢针,注意进针方向须与髌骨骨折线平行,两根针亦应平行,穿针后整复。骨折对位后,将两针端靠拢拉紧,使两骨折块接触,稳定后再拧紧固定器螺钉,如无固定器亦可代之以不锈钢丝。然后用酒精纱布保护针孔,防止感染,术后用长木板或石膏托将膝关节固定于伸直位。④抓髌器固定法:方法如下患者取仰卧位,股神经麻醉,在无菌操作下抽净关节内积血,用双手拇、示指挤压髌骨使其对位。待复位准确后,先用抓髌器较窄的一侧钩刺入皮肤,钩住髌骨下极前缘和部分髌腱。如为粉碎性骨折,则钩住其主要的骨块和最大的骨块,然后再用抓髌器较宽的一侧,钩住近端髌骨上极前缘即张力带处。如为上极粉碎性骨折,则先钩住上极粉碎性骨块,再钩住远端骨块。注意抓髌器的双钩必须抓牢髌骨上下极的前侧缘,最后将加压螺旋稍加拧紧使髌骨相互紧密接触。固定后要反复伸屈膝关节以磨造关节面,达到最佳复位。骨折复位后应注意抓髌器螺旋盖压力的调整,因为其为加压固定的关键部位,松则不能有效地维持对位,紧则不能产生骨折自身磨造的效应。⑤髌骨抱聚器固定法:电视X线透视下无菌操作,先抽尽膝关节腔内积血,利用胫骨结节髌骨外缘的关系,在胫骨结节偏内上部位,将抱聚器的下钩刺穿皮肤,进入髌骨下极非关节面的下方,并向上提拉,确定是否抓持牢固。并用拇指后推折块,让助手两手拇指在膝关节两旁推挤皮肤及皮下组织向后以矫正翻转移位。然后将上针板刺入皮肤,扎在近折块的前侧缘上,术者一手稳住上下针板,令助手拧动上下手柄,直至针板与内环靠近;术者另一手的拇指按压即将接触的折端，并扪压内外侧缘，以防侧方错位，并加压固定。再利用髌骨沿股间窝下滑及膝关节伸屈角度不同和髌股关节接触面的变化，伸屈膝关节，纠正残留成角和侧方移位。应用髌骨抱聚器治疗髌骨骨折具有骨折复位稳定、加速愈合、关节功能恢复理想的优点。

2.切开复位内固定

适用于髌骨上下骨折块分离在1.5cm以上、不易手法复位或其他固定方法失败者。方法如下在硬膜外麻醉或股神经加坐骨神经阻滞麻醉下，取膝前横弧形切口，切开皮肤皮下组织后，即进入髌前及腱膜前区，此时可见到髌骨的折面及撕裂的支持带，同时有紫红色血液由裂隙涌出，吸净积血，止血，进行内固定。目前以双10号丝线、不锈钢丝、张力带钢丝固定为常用。

（二）药物治疗

髌骨骨折多淤肿严重，初期可用利水逐瘀法以祛瘀消肿，具体药方参照股骨髁间骨折。若采用穿针或外固定器治疗者，可用解毒饮加泽泻、车前子；肿胀消减后，可服接骨丹。后期关节疼痛活动受限者，可服养血止痛丸。外用药初期肿胀严重者，可外敷消肿散。无移位骨折，可外贴接骨止痛膏。去固定后，关节僵硬疼痛者，可按摩展筋丹或展筋酊，并可用活血通经舒筋利节的苏木煎外洗。

（三）功能康复

复位固定肿胀消退后，即可下床活动，让膝关节有小量的伸屈活动，使髌骨关节面得以在股骨滑车的磨造中愈合，有利于关节面的平复。第2～3周，有托板固定者应解除，有限度地增大膝关节的活动范围。6周后骨折愈合去固定后，可用指推活髌法解除髌骨粘连，以后逐步加强膝关节屈伸活动锻炼，使膝关节功能早日恢复。

四、术后康复和护理

骨折固定稳定，可实施早期被动关节活动练习，用CPM或铰链型关节固定支具。24～48h后拔除关节腔内引管，疼痛消失后指导患者进行股四头肌等长收缩练习及踝、髋关节主动活动，直腿抬高练习可于术后1～2d开始。股四头肌等长运动练习和早期关节活动练习可防止粘连并维持股四头肌的紧张度。X线证实骨折愈合后4～6周，就应开始抗阻力运动。体育运动或充分的活动应该待持续康复完成后进行，这需要3～6个月的时间。在髌骨部分切除术后，功能的恢复主要依赖腱-骨交界面的愈合和修复情况。术后应对膝关节进行保护并制动3～4周，对于伸肌结构大范围的修复或者软组织缺陷的补救的病例来说，至少需要制动6周。在这期间患者可在铰链型膝关节固定支具保护下进行有限的活动。这些患者需要几个月的功能锻炼、系统康复，才能获得最大的活动度和力量。

第十节　胫腓骨干骨折

胫腓骨干骨折指胫骨平台以下到踝上的部分发生的骨折。在长骨骨折中最多见，双骨折、粉碎性骨折及开放性骨折居多。

一、病因与发病机制

(一)直接暴力

主要的致病因素，如重物撞击、直接暴力打击、车轮碾轧等，胫腓骨骨折线在同一平面，呈横形、短斜形，高能损伤有严重肢体软组织损伤，骨高度粉碎。常见开放性骨折。

(二)间接暴力

常见于弯曲和扭转暴力，如高处坠落足着地、滑倒等。局部软组织损伤轻，可发生长斜形、螺旋形骨折，双骨折时腓骨的骨折线高于胫骨骨折线，亦可造成开放性骨折。

(三)胫骨骨折分类

胫骨骨折可分为3类，胫骨上1/3骨折，骨折远端向上移位，腘动脉分叉处受压，可造成小腿缺血或黄疸，易损伤腓总神经。胫骨中1/3骨折，可导致骨筋膜室综合征。胫骨下1/3骨折，由于血运差，软组织覆盖少，影响骨折愈合。

二、临床表现

疼痛、肿胀、畸形和功能障碍。伴有腓总神经、胫神经损伤时，出现足下垂。如果继发有骨筋膜室综合征，远端肢体出现疼痛、肿胀、麻木、肢体苍白、感觉消失。但儿童青枝骨折及成人腓骨骨折后可负重行走。

三、实验室及其他检查

正侧位的X线检查可明确骨折的部位、类型、移位情况。

四、诊断要点

根据受伤史，膝踝关节和胫腓骨X线片，对小腿肿胀明显者，警惕有无骨筋膜室综合征。

五、治疗要点

(一)非手术治疗

适合于稳定性骨折。熟悉骨折软组织损伤情况，包括可能的重要血管、神经损伤，可按逆创伤机制实施手法复位，复位后长腿石膏外固定，利用石膏塑形维持骨折的对位、对线。对于骨折手法复位失败，软组织损伤严重，合并骨筋膜室综合征者，可行跟骨骨牵引。

(二)手术治疗

切开复位内固定适于不稳定骨折，多段骨折及污染不重、受伤时间较短的开放性骨折。切开复位后，螺丝钉或加压钢板、带锁髓内钉内固定。

六、护理要点

(一)牵引和固定的护理

石膏固定要密切观察患肢的疼痛程度和足趾背伸和跖屈及末梢循环情况。如怀疑神经受压，应立即减压。保持有效的牵引，做好皮肤护理，预防压疮。外固定后要把小腿抬高置于中立位。每天2次消毒固定针眼周围皮肤，预防固定针感染。内固定时要观察伤口渗血渗液，以防感染。采用螺丝钉或钢板固定后，要注意预防关节僵硬。

(二)功能锻炼

早期进行股四头肌的等长收缩，足趾和髌骨的被动及主动活动。跟骨牵引者，要进行髌骨被动活动和抬臀运动，以防跟腱挛缩。内固定早期做膝关节屈曲活动。除去外固定后，逐渐负重活动。

第十一节　踝关节骨折

一、基础知识

(一)解剖生理

踝关节由胫腓骨下段和距骨组成,胫骨下端后缘稍向下突出、呈唇状者为后踝,外踝比内踝宽而长,其尖端在内踝尖端下 0.5～1cm,且位置比内踝偏后约 1cm,内、外、后三踝构成踝穴,将距骨包裹于踝穴内。胫腓二骨下端形成胫腓联合,被坚强而有弹性的骨间韧带、胫腓下前后联合韧带及横韧带联合在一起。当踝背伸时,因较宽的距骨体前部进入踝穴,胫腓二骨可稍分开;跖屈时二骨又相互接近。踝关节的周围有肌腱包围,但缺乏肌肉和其他软组织遮盖。关节的活动范围因人而异,一般背伸可达 70°,跖屈可达 140°,有 70°活动范围。

(二)病因

踝部骨折是最常见的关节内骨折,因外力作用的方向、大小和肢体受伤时所处位置的不同,可造成各种不同类型的骨折,或合并各种不同程度的韧带损伤和不同方向的关节脱位。在检查踝部骨折时,必须了解受伤原因,详细检查临床体征,对照 X 线片,确定骨折类型,决定治疗、护理措施。

(三)分型

踝部骨折可分为外旋,外翻,内翻,纵向挤压,侧方挤压,踝关节强力跖屈、背伸和踝上骨折七型,前三型又按其损伤程度各分为 3 度。

(四)临床表现

(1)局部疼痛、肿胀甚至有水疱。广泛性瘀斑,踝关节内翻或外翻畸形,如外翻的内踝撕脱骨折,肿胀疼痛及压痛都局限于内踝骨折部;足外翻时内踝部疼痛加剧,内翻内踝骨折则不然,外侧韧带一般都有严重撕裂,断裂部疼痛加剧。

(2)局部压痛明显,可检查出骨擦音。

(3)活动踝关节时,受伤部位疼痛加剧。

(4)功能受限。

(5)X 线检查可明确骨折类型和移位程度,必要时进行内翻或外翻摄片,以鉴别有无合并韧带损伤及距骨移位。

二、治疗原则

踝关节骨折,属关节内骨折,应力求复位准确,固定可靠。在不影响骨折复位稳定的情况下,尽早指导踝关节功能活动,使骨折得以在距骨的磨造活动中愈合。复位可在坐骨神经阻滞麻醉下进行,其治疗原则是反伤因情况下的复位固定。

(一)踝关节闭合性骨折

(1)闭合性的外旋外翻、内翻和侧方挤压的第一、第二度骨折,均可采用手法整复,外贴消定膏止痛,用踝关节塑形夹板,固定踝关节于中立位,4～5 周即可拆除。

(2)单纯的下胫腓分离,手法挤压复位后,于无菌和局部麻醉下,进行内、外踝上部经皮钳夹固定。其方法为:保持对位,选好进针点,钳的两尖端同时刺入或先刺进一侧、再刺另一侧,亦可以直达骨皮质,加压使下胫腓分离复位固定、旋紧旋钮,去除把柄。将钳尖刺进皮部用无菌敷料包扎,4～5 周即可拆除。

(3)内翻双踝、三踝骨折,手法整复后,踝关节两侧衬以棉垫或海绵垫,用踝关节塑形夹板固定踝关节于外翻位。

(4)外旋型双踝、三踝骨折复位后,若后踝折块较大,超过踝关节面 1/4 且复位后不稳定者,可在无菌、局部麻醉和 X 线监视下,用直径为 2mm 的钢针固定或交叉固定。上述内翻、外翻、外旋三型骨折,复位后若内踝前侧张口而背伸位难以维持者,也可采用 U 形石膏托固定。

(5)纵向挤压骨折关节面紊乱者,经手法整复后,应用超踝夹板固定,控制侧方移位,结合跟骨牵引,防止远近段重叠。

(6)新鲜 Lange Hansen 旋后外旋型,旋前外旋型、旋后内收型,旋前外展型不稳定型踝关节骨折,可采用在股神经、坐骨神经阻滞麻醉、C 形臂电视机透视下进行。无菌条件,按孟氏整复方法进行复位后,用仿手法式踝关节骨折复位固定器固定。6 周左右骨折愈合后去除固定器,下地负重活动。

(7)侧方挤压的内外踝骨折虽移位不多,但多呈粉碎性,局部外固定后,应尽早活动。

(8)胫骨下关节面前缘大块骨折,复位后不稳定者,可于无菌、局部麻醉和 X 线监视下,进行 1 根或 2 根钢针交叉固定,用后石膏托固定踝关节于中立位,骨折愈合后拔针扶拐活动。

(二)踝关节开放性骨折

彻底清创、直观复位后,外踝可用长螺钉或钢针交叉固定,然后在无张力下缝合伤口,无菌包扎,前后以石膏托固定踝关节于中立位,小腿抬高置于枕上以利消肿。第 2 周拍 X 线片,5～6周骨折愈合后,可去除固定、扶拐活动,直到骨折愈合坚牢,方可去除钢针及螺钉。

三、护理

(一)护理要点

(1)观察患者神志、体温、脉搏、呼吸、血压、尿量、贫血征象,以及情绪、睡眠、饮食营养状况及大小便等变化。手法整复牵拉时应严密观察患者面色及生命体征的变化,以防诱发心脑血管系统疾病。

(2)观察固定针是否脱出,针锁、钳夹固定栓有无松动。如发现钢针被衣被挂松脱出,针锁、钳夹松动者,应及时调整,必要时拍片检查,以防骨折移位。

(3)观察夹板、石膏固定的骨突部皮肤,如内外踝部是否受压,发现红肿、有水泡破溃者,应及时调换衬垫,薄者应加厚,脱落者应重新垫好;观察皮牵引时皮肤有无过敏起水疱,发现过敏者,立即改换其他方法;有水疱者穿刺抽液,破溃者及时换药,并保持清洁干燥,避免感染;各种针、钳经皮处有无渗血、渗液等,如有压伤、渗血、渗液者应及时换药处理。

(4)观察牵引、外固定装置是否合适有效,如夹板的松紧度应以绑扎以后带子,上下推移活动 1cm 为度,因为过松则起不到固定作用,过紧会影响血液运行,造成肢体肿胀和缺血挛缩甚至坏死。应确保石膏无挤压、无断裂或过松,保持牵引重量适宜,轴线对应,滑轮灵活,重力锤悬空等,发现异常,及时调整。

(5)观察肢端血液循环是否障碍,血管、神经有无损伤。由于肢体过度肿胀、外固定过紧等因素可致末梢血循环障碍。因此,应经常触摸足背及胫后动脉搏动,如发现搏动减弱或摸不清晰,末梢皮肤温度降低,感觉运动异常,应及时报告医生进行处理。

(6)观察踝关节固定后的摆放位置及肿胀的程度,若踝部骨折肿胀较甚,应抬高患侧小腿略高于心脏的位置,以利于肿胀消退。如果严重肿胀,皮肤张紧发亮,出现张力性水疱,应注意观察患肢远端皮肤温度、颜色、足背动脉搏动等情况。

(7)手术后患者除观察生命体征外,应注意观察伤口有无渗血、渗液,引流管是否通畅及有无感染征象等。

(二)护理问题

(1)对功能锻炼方法缺乏了解。

(2)有踝关节僵硬的可能。

(三)护理措施

(1)讲明功能锻炼的重要性,取得主动合作。

(2)有计划地指导功能锻炼,贯彻筋骨并重原则,预防后期并发症:①一般骨折整复固定者麻醉消退后,应对肿胀足背进行按摩,并鼓励患者主动活动足趾,自我操练踝背伸蹬腿和踝背伸、膝关节伸屈、抬举等活动。双踝骨折从第 2 周起,可以加大踝关节自主活动范围,并辅助以被动活动。被动活动时,只能做背伸及跖屈活动,不能旋转及翻转。2 周后患者可扶拐下地轻负重步行。三踝骨折对上述活动步骤可稍晚 1 周,使残余的轻微错位随距骨的活动磨造而恢复,可通过收缩肌肉尽早消除肿胀,从而减少并发症。②踝关节骨折复位固定器固定者,在麻醉消失后,即指导患者做踝关节跖背屈功能锻炼。大块后踝骨折未固定者,跖屈幅度不可过大,以防距骨压迫使后踝骨折错位。术后 1 周无疼痛反应,针孔干燥,双踝骨折和后踝骨折不足关节 1/4 的三踝骨折患者,可下地负重活动,以促使患者快速康复。③骨折愈合去固定后,可做摇足旋转、斜坡练步、站立屈膝背伸和下蹲背伸等踝关节的自主操练,再逐步练习行走。

(3)骨折愈合后期,在外用展筋酊按摩,中药熏洗踝部的基础上,配合捏摆松筋,牵扯抖动等方法以理筋通络,并可采用推足背伸、按压跖屈、牵拉旋转、牵扯伸屈等手法活动,以加快关节功能恢复,预防踝关节僵硬。

第十二节　脊柱骨折

脊柱骨折和脱位发生在活动度大的胸、腰椎交界处及 C_5、C_6 部位。多因间接暴力引起,如由高处坠落,头、肩或臀、足着地造成脊柱猛烈屈曲;或弯腰工作时,重物打击头、肩、背部使脊柱急剧前屈。直接暴力损伤为枪弹伤或车祸直接撞伤。

一、分类

根据受伤时暴力的方向可分为:①屈曲型损伤。②过伸型损伤。③屈曲旋转型损伤。④垂直压缩型损伤。

根据损伤的程度又可分为:①单纯椎体压缩骨折。②椎体压缩骨折合并附件骨折。③椎骨骨折脱位。单纯压缩骨折，椎体压缩不超过原高度的 1/3 和 $L_{4\sim5}$ 以上的单纯附件骨折，不易再移位，为稳定性骨折。椎体压缩超过 1/3 的单纯压缩骨折或粉碎压缩骨折、骨折脱位、第 1 颈椎前脱位或半脱位、$L_{4\sim5}$ 的椎板或关节突骨折，复位后易再移位，为不稳定性骨折。

二、临床表现

颈椎损伤者伤后头颈部疼痛、不敢活动，常用双手扶着颈部；合并脊髓损伤者，可出现四肢瘫痪、呼吸困难、尿潴留等；胸、腰段骨折，脊柱出现后突畸形，局部疼痛，不能站立，翻身困难，检查局部压痛明显，伴腹膜后血肿刺激腹腔神经节，可出现腹痛、腹胀甚至肠麻痹等症状；合并脊髓损伤者，可出现双下肢感觉、运动功能障碍。

三、诊断

根据外伤史、临床表现及 X 线表现可以确定诊断。X 线检查不仅可明确诊断，还可以确定骨折类型、移位情况。CT、MRI 检查，可进一步明确骨折移位、脊髓受损情况。

四、急救

现场急救的正确搬动方法对伤员非常重要。对疑有脊柱骨折者，必须三人同时搬运，保持脊柱伸直位，平托或轴向滚动伤员，用硬板担架运送。严禁一人搂抱或两人分别抬上肢和下肢的错误搬运。对颈椎损伤者，应有专人托扶固定头部，并略加牵引，始终使头部伸直与躯干保持一致，缓慢移动，严禁强行搬头。

五、治疗

合并其他重要组织器官损伤者，应首先抢救危及生命的损伤，待病情平稳后再处理骨折。

(一)颈椎骨折压缩或移位较轻者

可用枕颌带卧位牵引，重量 3～5kg。复位后，用头颈胸石膏固定 3 个月。有明显压缩和脱位者，可用持续颅骨牵引，重量从 3～5kg 开始，可逐渐增加到 6～10kg。应及时摄片，观察复位情况。骨折复位后，用头颈胸石膏固定 3 个月。

(二)胸腰段单纯椎体压缩骨折不到 1/3 者

可卧硬板床，骨折部加垫，使脊柱后伸，指导患者及早做腰背肌功能锻炼。患者仰卧位由五点支撑弓腰开始，逐渐进行三点支撑弓腰、两点支撑弓腰。然后转换为腹卧位，抬头挺胸，两小腿后伸抬高腹部着床，如“燕飞”姿势。

(三)骨折脱位伴脊髓损伤者

手术治疗，实行椎管减压术，脊柱骨折 DCP 钢板、椎弓根钢板螺丝钉内固定术。

六、护理

(一)术前护理

(1)疼痛：剧烈者可使用止痛药。

(2)密切观察其心理变化，耐心讲解手术的目的、必要性及简单过程，使患者主动积极配合治疗。

(3)每 2h 翻身一次，预防压疮，采用轴线翻身法。

(二)术后护理

(1)严密观察生命体征并了解术中情况、出血量、检查各管道是否通畅。

(2)密切观察伤口敷料有无渗血、引流液性质及量并记录,引流管妥善固定,避免扭曲和受压。

(3)术后认真检查患者肢体感觉及运动情况。

第十三节　脊髓损伤

SCI 患者的康复时间长、复杂、牵涉面广,任务艰巨,包括系统、动态的康复评定,各种并发症的预防、处理、功能训练及心理调适,ADL 训练,自助具、轮椅、矫形器的使用训练,残留肌力、耐力、协调能力的训练及心肺耐力的训练,转移和步行训练,四肢瘫者手功能的重建和康复等;经过康复训练生活可以自理者,可进行进一步的生活自理和残留部分的功能强化训练、就业能力评定、适当的就业前训练,训练成功者可重新受雇,训练失败者可至庇护性工厂就业;经过康复训练生活不能自理者,需训练家人进行护理并可回家生活,如家人不能胜任护理任务,只能到公共护理机构中寻求专业护理。

一、康复原则及护理措施

SCI 患者的康复护理从伤后即应开始,卧床期应注意保持正确体位,经常翻身以防压疮;进行呼吸训练以保持肺部通气良好;肢体被动及主动运动;正确使用功能拉力器;利用床上拉手锻炼上肢及上身肌肉;躺在床上锻炼腰背肌,如提胸、背伸、五点支撑、三点支撑、四点支撑法等,循序渐进。康复初期或轮椅阶段应在康复人员辅助和指导下进行翻身训练、坐起训练、坐位训练、床边或轮椅坐位平衡训练,床到轮椅或轮椅到床的转移,轮椅到坐便器或坐便器到轮椅转移的训练,通过掌握体位变换、坐起和躺下、坐位支撑、坐位移动坐位平衡等动作来完成床上翻身、各种转移和穿脱衣等大多数日常生活动作的基础。康复中后期或步行阶段应开始倾斜床站立训练、平行杠内站立训练、拐杖行走训练、上下阶梯训练、安全跌倒和重新爬起训练、重新站立训练、日常生活动作训练,如穿脱衣动作、穿脱套头衫、穿脱前开襟衣服、穿脱裤子、进餐动作、个人卫生等。

(一)维持脊柱稳定性

脊柱骨折造成的脊髓损伤,搬运过程中应注意尽最大可能保持脊柱稳定,防止二次损伤或继发性损害加重。搬运动作要轻、稳、准,协调一致,脊椎不可扭曲或转动,要平抬平放。颈椎外伤者,至少需要 3 个人搬动。方法如下:3 名救护者同时位于伤员同一侧,一人用手分别托扶伤员的头肩部和腰部,另外 2 个人托起伤员臀部和双下肢,如果伤员神志清醒而上肢没受伤时,可让伤员用手臂勾住近处救护者的项部,2 个人同时用力,将伤员平托起来后轻放于担架上。

对怀疑有颈椎损伤的伤员更应特别注意,如果搬运不当会引起高位脊髓损伤,伤员立即发生高位截瘫,甚至短时间内死亡。因此,宜多人参加用“平托法”搬运,并安排专人托扶伤员头部以保持中立位,并沿身体纵轴向上略加牵引或由伤员自己用双手托住头部,缓慢转移。严禁盲目搬动或活动伤员头颈部。

对胸腰椎损伤者,无论是仰卧或俯卧位,尽可能不变动原来的体位。先将伤员四肢伸直、并拢,把担架放置伤员身旁。由 3～4 名救护者协同用“滚动法”或“平托法”将伤员移上担架。滚动法的具体操作方法:3 个人分别扶持伤员躯干、下肢,像卷地毯或滚圆木样使伤员成一整体滚动。无论采用哪一种搬运方法,都必须要求救护者动作协调一致,绝不能使伤员躯干扭转、屈曲。绝对禁止一人托肩,一人抬腿的搬运方法或一人背、拖的方法。

(二)体位

躯干和肢体的正确体位,有助于预防关节挛缩和压疮。各主要关节的正确摆放位置如下:肩关节于外展位可减少后期挛缩和疼痛;腕关节通常用夹板固定于功能位,即腕背伸、拇指外展背伸;手指应处于微屈位,利于后期发展抓握功能;髋关节处于伸直外展位;膝关节处于伸直位;踝关节处于背屈 90°功能位,防足下垂。此外,定期采取俯卧位,可使髋关节伸展,防止髋关节屈曲挛缩。应用夹板或穿高腰运动鞋,使踝关节处于背屈 90°,防止踝关节屈曲挛缩。

(三)ROM 训练

ROM 即关节活动范围,是 SCI 患者康复护理中的重要环节。

1.肌力训练

上下肢均瘫痪、肌力小于 3 级的患者做被动活动,等张练习,如肩关节做内收、耸肩、外展、外旋运动;肘关节做屈伸、前臂旋前、旋后运动;腕关节做掌屈尺桡偏、背伸尺偏运动,掌指关节做屈伸等运动;髋关节做屈伸、内收、外展、内外旋运动;膝关节做屈伸运动;踝关节做跖屈、背伸、内外翻跖屈运动;趾关节做屈伸运动。每天 1～2 次,每个动作重复次数由少到多。肌力大于 3 级时鼓励患者做主动活动,等速和渐进抗阻练习。从单关节到多关节、从单方向到多方向、从近端到远端大关节运动。

2.某些特定关节的 ROM 训练

脊髓损伤后,改变一些特定关节的活动范围可有益于患者功能的发挥,在这类训练过程中常用的方法有选择性地牵拉肌肉或选择性使肌肉紧张两种。

选择性牵拉特定肌群有利于 SCI 患者完成功能性作业。如牵拉腘绳肌使患者仰卧位直腿抬高能达到 120℃,有利于进行转移性活动和穿裤、袜、鞋及应用膝-踝-足支具。若长期坐位未进行牵拉腘绳肌的 ROM 活动,会导致腰过屈,再进一步可导致坐位不稳如骶坐位和姿势对线差。牵拉胸前肌使肩关节充分后伸,有利于进行床上运动、转移和轮椅上的作业。牵拉髋肌和跖屈肌对行走摆动和站立稳定非常重要。

选择性使某些肌肉紧张,可提高功能,增强瘫痪的代偿功能。如 C_6 四肢瘫患者指屈肌的缩短对其尤为重要,当腕主动背屈时,指屈肌的缩短可使手达到指掌抓握的目的。四肢瘫和高位截瘫患者,下背部脊柱伸肌紧张,有利于稳定躯干和坐位姿势,达到坐位不用上肢支撑的目的。

3.手功能训练

保持适当的 ROM 对提高手功能非常重要,特别是腕关节、指掌关节、近端指间关节和虎口的保持尤为重要。在康复护理中常用夹板来保持这些关节的活动度。

四肢瘫患者应注意多花些时间来训练手功能。可通过指屈肌的缩短促使出现功能性屈肌紧张性抓握。指导有伸腕功能的患者利用这种抓握功能进行抓握,在完成抓握动作后再利用重力协助屈曲的腕松开，达到松手的目的。对于不能主动伸腕的患者，可教会患者运用支具完成作业。

(四)肌肉代偿模式

SCI 患者可运用工作肌群完成平时不能做的活动，代偿丧失功能的肌群。如 C_5 水平的患者可用肩外展和外旋并通过重力来使肘伸展。而肩的外展和内旋可产生前臂旋前；外旋导致旋后。同理可在重力帮助下进行腕的屈伸，以给予关节活动的最大力量。

经过两个关节的瘫痪肌可通过使一个关节紧张而产生第二个关节的运动。如 C_5 水平的患者腕伸展，可使指屈肌被动紧张，产生手掌抓握功能。

此外还可通过形成闭合运动链或使肌群起止关系颠倒来完成某些运动功能。如 C_6 四肢瘫的患者可用前三角肌和胸大肌促进肘伸展；截瘫的患者依靠骨盆上背阔肌的活动帮助推动重心转移；四肢瘫患者可运用胸大肌产生主动的呼气等。

(五)运动和转移

1.用倾斜床站立训练

脊髓损伤患者应尽早用倾斜床进行站立训练，早期用倾斜床站立有如下优点：①调节血管紧张性，预防直立性低血压；②牵拉易于缩短的软组织如髋屈肌、膝屈肌和跟腱，保持髋、膝、踝关节有正常活动度；③使身体负重，防止骨质疏松及骨折的发生；④刺激内脏功能如肠蠕动和膀胱排空，防止泌尿系感染；⑤改善通气，预防肺部感染。使用过程中每天逐渐增加倾斜的角度，以不出现头晕等低血压不适症状为度。下肢可用弹力绷带，腹部可用腹带，以增加回心血量。一般来说，从平卧位到直立位需 1 周时间的适应。适应时间与损伤平面有关。损伤平面高，适应时间长，反之则短。

2.轮椅的运用

训练上肢的力量和耐力，是使用轮椅的前提，技术上包括前后轮操纵，左右转。进退操纵，前轮跷起行走和旋转操纵，上楼梯训练以及下楼梯训练。注意每坐 30 分钟，就应抬起臀部，以免坐骨结节受压发生压疮。

3.功能性转移

训练功能性转移活动如床上运动、轮椅推进和转移等应与一般的训练项目一同进行。可根据身体的功能状况，在独立、监护、帮助或依赖情况下进行一些选择性的活动。

训练应遵循的基本原则有：①技巧性活动应由简到繁；②将整个作业分解成若干个简单的部分，然后将这些部分重组为整体；③运用身体未瘫痪肌肉的代偿运动来代替或帮助瘫痪或无力肌的运动，如胸腹肌无力的患者，摆动上肢从一侧到另一侧，能帮助从仰卧到侧卧的翻身；④训练中可将身体重量作为阻力进行训练；⑤应在功能性体位下训练肌群。

功能性移动包括的活动有：①床上移动：滚动、仰卧及坐起，腿放到及离开床，从床一侧移向另一侧，从床头到床尾等的移动；②各种坐位下，用或不用滑板进行床与轮椅之间的转移；③进一步的转移：地板和轮椅、汽车转移、不用轮椅的移动及把轮椅放入汽车内；④一般性轮椅移动技巧：户内外驱动、不同地形、上锁、前轮抬起、自动扶梯使用、用轮椅上、下台阶等。

4.行走的训练

行走的训练包括单纯站立、功能性行走、治疗性行走 3 种类型。完整的行走项目应包括如下技术:穿/脱支具、转移、行走的水平、从地板上起来、上下楼梯和斜坡、侧方行走和在不平的地面上行走。对于不完全损伤的患者行走训练应成为神经肌肉功能治疗项目的一部分,对于完全损伤的患者,何时开始训练行走尚存在争议。一种方法认为初期开始训练行走;另一种认为完成了在轮椅水平康复几个月后,根据社区生活的需要再考虑行走问题。

功能性步行:有功能的步行应符合下述标准。①安全:即独立行走时稳定,不用他人帮助而且无须忧虑跌倒;②姿势基本正常;③不用步行框架等笨重的助行器;④站立时双手能游离做其他活动;⑤较不费力;⑥注意力不会过度集中在步行上,因而不影响将注意力集中在其他活动上;⑦心血管功能能够负担,表现为步行效率≥30%;⑧有一定的速度和耐力,即能连续走5分钟,并走过550m左右。功能性步行又有社区性和家庭性之分,社区性功能性步行的具体表现为有能力在家庭周围地区采购、散步、上公园、到附近医疗机构就诊等。对于SCI患者来说,符合下列标准即可认为达到社区功能性步行:①终日穿戴矫形器并能耐受;②能一次连续走900m左右;③能上、下楼梯;④能独立进行ADL活动。

除②外均能达到者,可列为家庭性功能性步行,即速度和耐力达条件;但在家中是可以胜任的。

治疗性步行:凡上述社区功能性步行的标准①至④均不具备,但可用KAFO及拐作短暂步行者,称为治疗性步行,$T_{3\sim12}$损伤患者的步行即属此类。治疗性步行虽无实用性,但有明显的治疗价值:①给患者以能站能走的感觉,形成巨大的心理支持;②减小对坐骨结节等处的压迫,减少压疮发生的机会;③机体负重可防止骨质疏松的发生;④下肢活动改善血液淋巴循环;⑤减缓肌萎缩;⑥促进尿便排出;⑦减少对他人的依赖。因此,即便无功能也应积极练习。

可根据患者的具体情况如环境、动力等确定上述行走训练的具体目标。在使用支具时应特别注意患者的需要或环境中存在的障碍,帮助患者运用支具和助行器解决问题。

(六)日常生活功能训练

1.四肢瘫

具有不同程度躯干和上肢障碍的四肢瘫患者,训练日常生活活动尤为重要。先训练在床上完成自理活动如吃饭、梳洗、上肢穿衣,然后再过渡到轮椅水平。如果可能,鼓励在床上完成下肢穿脱衣服,在他人帮助下完成洗澡,在洗澡椅上独立完成洗澡。为提高患者日常生活活动能力,可适当地运用一些辅助用具以补偿功能性缺陷和运动限制。

2.截瘫

大多数的截瘫患者可独立完成修饰和个人卫生活动,首先在床上,然后在轮椅上。这些活动包括梳头剃须、化妆、口腔卫生和剪指甲等。洗澡开始在床上有人帮助下进行,逐渐过渡到在洗澡椅上独立完成。随着平衡功能的改善,患者在穿衣方面将更加独立。下肢衣服的穿脱可能需要一些适当器具的帮助,最常用的有取物器械、穿衣棍、穿鞋用具及提腿带等。

(七)排尿功能障碍及康复护理

1.常见排尿障碍

脊髓损伤后排尿障碍可立即表现出来,是脊髓损伤后早期处理的重要内容。主要的排尿障碍有:①脊髓休克期,此时患者的膀胱类型为无张力性膀胱,膀胱完全丧失神经支配,逼尿肌麻痹,内括约肌收缩、外括约肌松弛,膀胱无张力,无收缩功能,只能储尿,不能排尿。患者有明显尿潴留，膀胱高度充盈，容量扩充至 600～1200mL，存在大量残余尿。②休克期后，若脊髓反射中枢圆锥部或马尾遭到破坏，膀胱无感觉神经和运动神经支配，成为自主器官，无膀胱收缩，临床表现为膀胱膨胀，容量在 600～1000mL，咳嗽、屏气，哭笑时出现无意识性渗溢性排尿或间歇性渗溢部分尿液，排尿不全，经常存在大量残余尿，极易发生泌尿系的反复感染。

若骶髓以上的脊髓损伤，骶髓排尿中枢完好，大脑和排尿髓中枢联系被阻断，脊髓反射中枢完全失去脊上反射中枢的控制，不能接受意识控制和调节，成为反射性膀胱。患者出现尿潴留，膀胱容量减小至 50～300mL，膀胱胀满后只能通过低级排尿中枢的反射引起排尿，如下肢受到某种刺激时可反射性引起排尿，从而产生间歇不随意的反射性排尿。这种排尿仓促、不受意识控制、尿频、量少、多不完全，可有残余尿。

2.护理措施

(1)留置导尿：留置导尿能避免膀胱过度膨胀，改善膀胱壁血液循环，促进膀胱功能的恢复；但留置导尿管破坏了膀胱尿道的无菌状态，置管 24 小时，菌尿发生率为 50%；置管 96 小时后，菌尿发生率为 98%～100%，因此，使用时应慎重。以下情况适用留置尿导：重症和虚弱不能排空膀胱的患者；尿潴留或，尿失禁(女性患者)；应用间歇性导尿术有困难；上尿路受损或膀胱输尿管反流患者。

留置导尿管后，细菌可沿导尿管周围及内腔进入膀胱形成菌尿，引起感染。为预防感染发生，必须严格遵守无菌技术；选择软硬合适、粗细适中、刺激性小、外径较细、易固定的硅胶气囊尿管；用闭式尿引流袋，引流袋置于膀胱水平以下，以避免尿液反流进膀胱，保持引流通畅；插管动作要轻柔，多用滑润剂避免刺激或损伤黏膜；尿袋每周更换 2 次，尿道口消毒 2 次/d，分泌物多时酌情增加次数，男患者可用无菌纱布包住龟头；嘱患者每天饮水 3000mL 以上，以加强尿路生理性冲洗作用；每周留中段尿监测尿路有无感染，如有感染可选用特异性冲洗液行膀胱冲洗；需要较长时间留置导尿时，可应用维生素 C、乌洛托品、萘啶酸等酸化尿液，抑制细菌生长；尿管留置时间应尽可能地短，膀胱功能开始恢复即可拔除。判断标准：肛门有收缩，即牵拉有气囊的导尿管时，伸入肛门的手指能感到肛门收缩，或挤压龟头或阴蒂时，肛门有收缩感；刺激肛门皮肤与黏膜交界处，肛门有收缩反应或并发 60mL 无菌生理盐水由导尿管注入膀胱内，然后夹住的导尿管突然放开，盐水 1 分钟内排出。

留置导尿的合并症有：尿路感染；膀胱结石；慢性膀胱挛缩；阴茎、阴囊部并发症包括尿道脓肿、尿瘘、尿道狭窄、附睾及睾丸炎；血尿及膀胱痉挛；高位截瘫患者，因尿管堵塞、膀胱胀满，可诱发自主神经功能亢进。

(2)间歇性导尿(IC)及间断清洁导尿。

(3)膀胱排尿训练：本章介绍脊柱脊髓损伤患者常用的膀胱训练方法。

马尾圆锥以上损伤的尿潴留：通过训练膀胱达到平衡。

平衡膀胱指标：自动排尿不多于每 2h1 次；排尿后残留尿少于 100mL。

训练方法：①间歇导尿(IC)：一昼夜间每 4h 用 12～14 号导尿管导尿 1 次；限制入液量，早、午、晚餐各 400mL；10am，4pm，8pm 各 200mL，从 8pm 至次日 6am 不饮水，如两次导尿间能自动排出 100mL 的尿，且残留尿仅 300mL 或更少时，可改为每 8h 导尿 1 次；如两次导尿间能自动排出 200mL 的尿，且残留尿少于 200mL，可改为 8h 导尿 1 次。达到平衡后，终止导尿。②耻骨上区轻叩法:用于骶髓以上损伤或病变引起逼尿肌反射亢进的患者。通过逼尿肌对牵拉反射的反应,经骶髓排尿中枢引起逼尿肌收缩。患者用手指轻叩耻骨上区,引起逼尿肌收缩而不伴尿道括约肌收缩,即可产生排尿。

圆锥及以下损伤的尿潴留,通过治疗达到平衡膀胱。①刺激法:挤压阴茎区;牵拉阴毛;在耻骨联合上进行有节奏地拍打,拍7～8次,停3s,反复进行2～3min;刺激直肠;进行电针刺激:第一组取三阴交、膀胱俞、委阳、下焦俞;第二组取水道,两组交替使用,通以较高频率的调制脉冲电流。②压迫法:适合于逼尿肌无力患者。先用指尖部对着膀胱进行深部按摩,可以增加膀胱张力。再把手指握成拳状,坐直,身体前倾,深吸气,闭住会厌,缩腹,用手四指压在脐下3cm耻骨上方处,加大压力,引起排尿。改变加压方向,直至尿流停止。③屏气法(Valsalva法):增加腹部力量来提高膀胱压力并使膀胱颈开放而引起排尿的方法。患者身体前倾,快速呼吸3～4次延长屏气时间增加腹压,做一次深吸气,然后屏住呼吸,向下用力做排便动作。这样反复间断数次,直到没有尿液流出为止。④膀胱平衡标准:用本法可排出适当的尿;残留尿少于150mL;泌尿路无病理变化,即达平衡。

二、不同损伤平面的临床特征及康复护理措施

按照成人脊髓末端止于第一腰椎下端的解剖特点,脊髓损伤时椎节平面应该是颈椎+1,上胸椎+2,下胸椎+3,腰髓位于T_{10}与T_{12}上半椎体,脊髓圆锥位于T_{12}与L_1椎体之间处。

椎骨有外伤存在,与脊髓受累节段多相一致,其定位依赖于详细的神经系统检查、X线、CT或MRI等检查,结合病史和临床表现,一般并不困难。但需注意的是如果损伤波及脊髓的大动脉时,则脊髓受累的实际节段明显高于受伤平面。因此,临床判定脊髓受累平面时,切忌仅凭X线平片来决定,以防片面。不同平面、部位脊髓损伤临床特征及康复措施如下。

(一)上颈髓损伤

上颈段主要指第1、2颈椎节段,为便于表达,现将颈髓分为$C_{1\sim4}$及$C_{5\sim8}$上、下两段。$C_{1\sim4}$之间受损时,病情多较危笃,且病死率高,约半数死于现场或搬运途中。

1.临床与康复特点

患者面肌、咽喉肌的自主功能完好,而四肢肌、呼吸肌、躯干肌完全瘫痪。主要临床表现如下。

(1)呼吸障碍:多较明显,尤以损伤在最高位时,常死于现场。根据膈神经损伤的程度不同而表现为呃逆、呕吐、呼吸困难或呼吸肌完全麻痹等。患者自主呼吸功能多丧失,需用人工辅助呼吸维持生命。如需乘轮椅活动,需要有用舌或颏开关控制的带有呼吸机的电动轮椅。

(2)运动障碍:指头、颈及提高肩胛等运动受限,视脊髓受损程度不同而出现轻重不一的四肢瘫痪。肌张力多明显增高。

(3)感觉障碍:受损平面可出现根性痛,多表现在枕部、颈后部或肩部。在受损平面以下出现部分或完全性感觉异常,甚至消失。

(4)反射:深反射亢进;浅反射,如腹壁反射、提睾反射或肛门反射多受波及,并可有病理反射出现,如霍夫曼征、巴宾斯基征及掌颌反射等均有临床意义。

2.康复护理措施

(1)$C_{1\sim3}$节段损伤:训练坐在轮椅上的耐力;学习用舌、颏开关控制带呼吸机的电轮椅;学

习控制可倾斜靠背的电动轮椅给臀部定期减压;患者可通过环境控制系统(ECU)使生活达到部分自理。

(2)C_4节段损伤:患者能够自主呼吸和耸肩,并能完全控制头的活动。但由于肋间肌和腹肌功能不足,患者的呼吸储备仍然低下。因此,可训练患者使用口棍或头棍按下电源,在面板上做选择,使用气管式的气控开关控制ECU,更有效和自如地使用上述电动轮椅,做力所能及的各种活动。

(二)下颈髓损伤

下颈髓损伤指$C_{5\sim8}$段颈髓受累。在临床上比较为多见,且病情较严重。

1.临床特点

(1)呼吸障碍:因胸部肋间肌受累而膈神经正常故呼吸障碍较轻,由于肋间肌麻痹而致呼吸储备低下。

(2)运动障碍:肩部以下的躯干和下肢完全瘫痪,受累局部呈下神经源性瘫痪,而其下方则为上神经源性,患者能完成肩关节外展、屈曲和伸展活动以及肘关节的部分屈曲活动,但这些运动是无力的,前臂及手部肌肉多呈萎缩状,患者不能推转轮椅,因此基本上不能自理生活,需他人大量的帮助。

(3)感觉障碍:根性痛多见于上臂以下部位,其远端视脊髓受累程度不同而表现为感觉异常或完全消失。

(4)反射:肱二头肌、肱三头肌及桡反射多受波及而出现异常。

2.康复护理措施

(1)C_5节段损伤:①训练使用轮椅和坐在轮椅上的耐力,学习利用上肢的移动功能,操纵杆式开关的电动轮椅,体力较差者需要使用气控轮椅,因C_5患者膈肌功能较好,气流可主动控制,通过吸管呼吸控制轮椅。此外,还要学会使用系于椅靠背柱子上的套索前倾臀部减压。②ADL训练:在他人帮助下,用屈肘功能,使上肢勾住帮助者的颈部,臀离坐位进行转移。双上肢伸进同定于轮椅靠背柱子上的环套,躯干前倾使臀部尽量离椅使坐骨区减压,学会应用前臂平衡支具和腕手支具。③训练患者在斜床上站立,逐渐增加斜床的角度,直到能站立为止。④训练残留肌的肌力,主要为三角肌、肱二头肌等的训练。通过滑轮、重锤进行减重的抗阻或渐进性抗阻训练、功能性电刺激、肌电生物反馈等治疗。

(2)C_6节段损伤:伸肘、屈腕、屈指及指内收、外展功能障碍。躯干和下肢完全麻痹,肋间肌受累,呼吸储备下降,仰卧位时清洁呼吸道需他人辅助。患者可以伸腕、屈肘,能独立驱动手轮圈改装的轮椅。

训练方法:①用手驱动手轮圈改装过的轮椅;②学会应用腕驱动抓捏支具补偿手的功能,这种支具是通过主动伸腕的机械驱动形成拇指与中、示指抓捏的动作;③同C_6损伤一样,训练患者的斜床站立,训练残留肌的肌力,肌力和耐力训练可用肌电生物反馈或一般中频电刺激,增强残存肌的肌力,也可用抗阻训练进行主动肌力训练;④训练患者坐位下臀部减压,防止坐骨结节区出现压疮;⑤利用滑板进行床-轮椅训练,因伸肘无力不能做撑起动作,需要利用头上的横木或框架进行训练或他人帮助训练;⑥对C_6损伤的患者一定要注意避免牵拉前臂屈肌,使手处于屈曲挛缩状态,主动伸腕产生指掌抓握的功能。

(3)C_7节段损伤:①患者能够握物,但握力极其微弱以及手不能捏;②下肢完全麻痹,可依靠轮椅行动;③呼吸储备仍低。

训练方法:①由于伸肘肌有力,可做撑起动作,因此可借助支撑物进行锻炼;②利用滑板作床一轮椅转移活动;③利用背阔肌训练器、人工训练器、重锤滑车等装置,训练三角肌、胸大肌、肱三头肌、背阔肌的肌力;④训练斜床站立。

(三)胸髓损伤

根据损伤节段不同而表现受累范围不同的运动及感觉障碍。

1.C_8～T_2节段损伤

(1)临床特点:C_8——上臂和前臂姿势正常,曲型爪形手;T_1——轻度爪形手;T_2——上肢功能正常但躯干控制无力,下肢完全瘫痪,呼吸储备不良,依靠轮椅行动,在轮椅上能独立,生活能自理。

(2)训练方法。①减压训练:坐位下可独立完成减压,由于能做撑起动作,坐位下使身体左右倾斜用力支撑,使坐骨结节区交替减压。②肌力和耐力训练:肌力训练应以主动练习为主。借助于弹簧、哑铃、滑轮加重锤以及其他可利用的训练器具,如等动训练器等,重点训练背阔肌、胸大肌、三角肌和肱三头肌,特别是背阔肌对身体的稳定及撑起时下压和固定肩胛有着重要的作用。③转移活动:患者经训练可以独立完成转移,包括床到轮椅、轮椅到汽车、驱动标准轮椅上下马路及轮椅后轮平衡等技巧较高的轮椅操作技能等,使用滑板更易完成转移动作。做轮椅与床转移时,将轮椅与床平行,前轮尽量靠近床,去掉床侧轮椅扶手,把滑板架于轮椅与床上,靠撑起动作,将臀部放在滑板上,再撑起向床移动,把双腿搬到床上,再从相反顺序依次做以上动作,由床向轮椅转移,但由轮椅到地板或由地板到轮椅转移,则需他人帮助。④倾斜床站立:将患者膝、骨盆、胸部用宽布带固定于简易或电动倾斜床上,而后逐渐直立,由于患者上肢可以伸屈肘,可在站立的同时做一些诸如投篮球之类的活动,在提高患者兴趣的同时,起到训练上肢的作用。

2.$T_{3\sim12}$节段损伤

(1)临床特点:上肢正常,躯干部分麻痹,损伤平面越向下肋间肌功能越好,下肢仍完全麻痹,但可训练患者站立和治疗性行走,只是必需使用腋杖、膝踝足矫形器(KAFO)。

(2)训练方法:①训练利用上肢力量搬动下肢,予以下肢按摩以及被动运动下肢各关节;②需要用双腋杖(拐)、腰背支架的辅助用具,然后在治疗师的辅助下,在双杠内进行站立平衡训练;③站立平衡稳定后,在治疗师辅助下练习迈步;④扶拐杖在屋内自我来回移动,并能将原放好的物品来回移动、整理、摆放好用过的东西。

(四)胸腰段或膨大部分损伤

主要表现为腰髓膨大部或稍上方处的脊髓受累。

1.临床特点

(1)运动障碍:髋部以下多呈周围性瘫痪征,视脊髓损伤程度而表现为完全性或不全性瘫痪,轻者肌力减弱影响步态,重者双下肢呈软瘫状。

(2)感觉障碍:指髋部以下温觉、痛觉等浅感觉障碍,脊髓完全性损伤者,则双下肢感觉丧失。

(3)排尿障碍:因该节段位于排尿中枢以上,因此表现为中枢性排尿障碍,即呈间歇性尿失禁。膀胱在尿潴留情况下出现不随意反射性排尿,此与周围性排尿障碍有所差异。

2.康复护理措施

(1)$L_{1\sim2}$节段损伤:生活能自理,能进行家庭性功能性步行。患者双上肢正常,呼吸肌完全正常,身体耐力好,躯干稳定,下肢大部分肌肉麻痹,可以完成T_{12}脊髓损伤平面以上的全部活动,使用器具主要为腋杖肘杖或手杖,KAFO或踝足矫形器(AFO)训练功能性步行。

训练方法:①下肢各关节进行全范围被动运动,卧位做足蹬木板的支重运动。②在平行杠内由治疗师辅助训练矫形器具的使用,站位平衡。③扶床沿或扶拐杖(双腋杖)练习迈步和走路功能练习,即摆至步、摆过步或四点步训练。并逐渐增加难度,例如,在不平路面上、上下斜坡行走,跨越马路镶边石、进出站槛等,护理人员要给一定保护,并随时进行指导,及时纠正不正确步态。步行练习时要反复进行,宜循序渐进。④训练摔倒后重新站立及上下台阶。⑤户外活动为减少体力消耗,仍需使用轮椅。

(2)L_3及其以下节段损伤:下肢仍有部分麻痹,利用手杖可做社区功能的步法,基本同$L_{1\sim2}$节段损伤的训练方法。

(五)圆锥部脊髓损伤

该处位于脊髓的末端,呈锥状,故名。由于T_{12}至L_1处易引起骨折,故此处脊髓损伤临床上十分多见,在损伤时主要表现为:①运动:多无影响;②感觉障碍:表现为马鞍区麻木、过敏及感觉迟钝或消失;③排尿障碍:因系排尿中枢所在地,如脊髓完全损伤,则因尿液无法在膀胱内滞留而出现小便失禁。如系不完全性损伤,括约肌尚保留部分作用,当膀胱充盈时出现尿液滴出现像,但在空虚时则无尿液滴出。其康复护理措施基本同$L_{1\sim2}$节段损伤的训练方法。

(六)马尾受损

见于上腰椎骨折,临床上亦多见。其主要表现:①运动障碍:指下肢周围性软瘫征,其程度视神经受累状况差异较大,从肌力减弱到该支配肌肉的完全瘫痪;②感觉障碍:其范围及程度亦与运动障碍一致,除感觉异常外,常伴有难以忍受的根性痛;③排尿障碍:亦属周围性排尿障碍。其康复护理措施基本同腰1～2节段损伤的训练方法。

三、脊髓损伤的疗效评定

目前尚无统一的标准,依据患者治疗前后的ADL能力评分的改变来评定仍不失一种有效的办法。

(一)SCI患者ADL能力的等级

1.截瘫患者的ADL能力等级

截瘫患者由于上肢仍有功能,ADL活动多能完成,但由于他们下肢功能受损,步行能力是不健全的。对于他们的ADL评定,可采用修订的Barthel指数(MBI),但步行方面的分数不应考虑。因此,其评分的等级可采用下述的标准:①优:得分大于或等于70分;②中:25～69分;③差;得分小于25分。

2.四肢瘫患者ADL能力的等级

四肢瘫患者由于四肢均难于活动,不宜用MBI等量表评定,需用后述的四肢瘫功能指数(QIF)评定,其能力等级:①优;得分大于50分;②中:25～50分;③差:得分小于25分。

(二)根据 ADL 能力变化做出的疗效评定

1.显著有效

疗后 ADL 评分比疗前增加一整级者，即疗前级别为差或中，但疗后升为中或优者。

2.有效

疗后 ADL 评分较疗前虽有增加，但达不到升一整级的水平。

3.无效

疗后 ADL 评分与疗前无差别。

4.恶化

疗后 ADL 评分较疗前减少者。

第十四节　骨盆骨折

一、基础知识

在多发性损伤中，骨盆骨折多见。除颅脑损伤外，骨盆骨折也是常见的致死原因，其病死率可高达 20%。主要致死原因是由血管损伤引起的难以控制的大出血，以及并发的脂肪栓塞；或由于腹内脏器、泌尿生殖道损伤和腹膜血肿继发感染所产生的严重败血症和毒血症。骨盆骨折合并神经损伤，日后也可能影响患者的肢体、膀胱、直肠功能和性功能。故骨折脱位的早期复位固定，辅以正确的护理，不仅有助于控制出血，减少并发症，也有利于功能康复。

(一)解剖生理

1.骨盆

骨盆是由骶骨、尾骨和两侧髋骨(髂骨、耻骨和坐骨)连接而成的坚强骨环，形如漏斗。两髂骨与骶骨构成骶髂关节，髋臼与股骨头构成髋关节，两侧耻骨借纤维软骨构成耻骨联合，三者均有坚强的韧带附着。骨盆是躯干与下肢连接的桥梁，有承上启下、保护盆腔脏器和传递重力的功能。骨盆分为前、后两部，后方有两个负重的主弓：一是在站立位时由两侧髋臼斜行向上通过髂骨增厚部到达骶髂关节与对侧相交而成，称骶股弓，此弓站立时支持体重；二是由两侧坐骨结节向上经髋骨后部至骶髂关节与对侧相交而成，称骶坐弓，在直立位或坐位时承受体重。此二弓较坚固，不易骨折。前方上下各有 1 个起约束稳定作用的副弓，称连接弓，由双侧耻骨相连合，上束弓经耻骨体及耻骨上支，防止骶股弓分离；下束弓经耻骨下支及坐骨下支，支持骶坐弓，防止骨盆向两侧分开。副弓远不如主弓坚强有力，受外伤时副弓必会先分离或骨折。当负重主弓骨折时，副弓大多同时骨折(耻骨联合分离时可无骨折)。

2.骨盆外围

骨盆外围是上身与下肢诸肌的起止处，如后方有臀部肌肉附着(臀大、中、小肌)；坐骨结节处有二头肌、半腱肌、半膜肌附着；缝匠肌起于髂前上棘，股直肌抵止于髂前下棘；在耻骨支、坐骨支及坐骨结节处有内收肌群附着；骨盆的上方，在前侧有腹直肌、腹内斜肌、腹横肌分别抵止于耻骨联合及耻骨结节和髂嵴上；在后侧有腰方肌抵止于髂嵴。这些肌肉的急骤收缩均可引起附着点的撕脱骨折，同时也是骨盆骨折发生移位的因素之一。

3.盆腔内

盆腔内的主要血管与骨盆的关系密切，耻骨上支前后方各有髂外动、静脉及闭孔动、静脉经过，耻骨下支、坐骨支内缘有阴部内动、静脉经过，当耻骨、坐骨骨折或耻骨联合分离时，上述血管由于贴近骨面易受损伤；髋臼窝处有闭孔动、静脉经过，髋臼骨折或中心型脱位时可伤及此血管；骨盆后段的骶髂关节周围有髂内动、静脉及其主要分支，如臀上动、静脉经坐骨切迹到髂骨后面，骶外侧动脉走在骶骨前面，髂腹动、静脉越过骶髂关节到髂骨前面，髂内动、静脉壁支紧靠盆壁行走，此段血管排列稠密，骨折时常引起损伤，若伴骶髂关节脱位则髂腰动、静脉的分支最易撕裂；骨盆对盆腔内的内脏器官和组织（如膀胱、直肠、输尿管、性器、血管和神经）有保护作用，严重的骨盆骨折除影响负重功能外，常引起血管神经的损伤，尤其是大量出血会造成休克；盆腔脏器破裂可造成腹膜炎而危及生命。

（二）病因

骨盆骨折多由强大的外力所致，也可通过骨盆环传达暴力而发生他处骨折，如车轮碾轧碰撞、房屋倒塌、矿井塌方、机械挤压等外伤所造成。由于暴力的性质、大小和方向的不同，常可引起各种形式的骨折或骨折脱位。

(1)前后方向的暴力主要作用于骶骨和耻骨，在外力作用下，骨盆前倾，既增加了负重弓前份的宽度，又使骶髂关节接触面更加紧密，加之其后部有非常坚强的韧带，故常造成耻骨下支双侧骨折、耻骨联合分离，并发骶髂关节脱位、骶骨骨折和髂骨骨折等，引起膀胱和尿道损伤。

(2)侧方暴力挤压骨盆，可造成耻骨单侧上下支骨折或坐骨上下支骨折、耻骨联合分离、骶髂关节分离、骶骨纵行骨折、髂骨翼骨折。

(3)间接传导暴力经股骨头作用于髋臼时，还可引起髋臼骨折，甚至发生髋关节中心型脱位，与骶髂关节平行的剪式应力则可导致该关节的后上脱位。

(4)牵拉伤，如急剧的跑跳，肌肉强力收缩，则会引起肌肉附着点撕脱性骨折，常发生在髂前上棘和坐骨结节处。

(5)直接暴力，如由高处坠落，滑倒臀部着地，可引起尾骨骨折或脱位、骶骨横断骨折。

（三）分类

骨盆骨折的严重性，取决于骨盆环的破坏程度以及是否伴有盆腔内脏、血管、神经的损伤。因此，在临床上可将骨盆骨折分为两大类：即稳定型和不稳定型。

1.稳定型骨折

稳定型骨折指骨折线走向不影响负重，骨盆整个环形结构未遭破坏，其中包括不累及骨盆环的骨折如髂骨翼骨折，一侧耻骨支或坐骨支骨折，髂前上、下棘或坐骨结节处撕脱骨折，骶骨裂纹骨折或尾骨骨折脱位。

2.不稳定型骨折与脱位

不稳定型骨折与脱位指骨盆环的连接性遭到破坏，至少有前后两处骨折或骶髂关节松弛、脱位、骨折错位、骨盆变形，如耻骨或坐骨上、下支骨折伴耻骨联合分离，耻骨或坐骨上、下支骨折伴骶髂关节错位，耻骨联合分离并伴骶髂关节错位等。上述骨折共同的特点是不稳定性。骨折同时发生在耻骨及髂骨部，将骨盆纵向分裂为两半，半侧骨盆连同下肢向后上移位，造成畸形和肢体短缩，导致晚期活动和负重功能严重障碍，而且常伴有其他骨折或内脏损伤，尤以尿道、膀胱损伤多见。也可发生盆腔大血管或肠道损伤，产生严重后果。治疗时需要针对不同情况进行处理。

(四)临床表现

有明显的外伤史，伤后局部疼痛、肿胀、瘀斑。骨盆骨折多由强大暴力造成，可合并有膀胱、尿道、直肠及血管神经损伤而造成大出血。因此，常有不同程度的休克表现。单处骨折骨盆环保持完整者，除局部有压痛外，多无明显症状。其他较重的骨折，如骨盆环的完整性被破坏，患者多不能翻身、坐起或站立，下肢移动时疼痛加重，局部肿胀、皮下瘀斑及压痛明显。在骶髂关节脱位时，患侧髂后上棘较健侧明显凸起，并较健侧为高，与棘突侧间距离也较健侧缩短，从脐到内踝的长度也是患侧缩短。交叉量诊对比测量两侧肩峰至对侧髂前上棘之间的距离，可发现变短的一侧骶髂关节错位或耻骨联合分离，或骨折向上移位。骨盆挤压试验和分离试验时，在骨折处出现疼痛。尾骨骨折或脱位可有异常活动和纵向挤压痛，肛门指诊能摸到向前移位的尾骨。X线检查可显示骨折类型和移位情况，可摄左、右45°斜位片及标准前后位片，必要时做CT检查。

二、治疗原则

(一)稳定性骨盆骨折的治疗

1.单纯前环耻骨支、坐骨支骨折

不论单侧或双侧，除个别骨折块游离突出于会阴部皮下，需手法推挤到原位，以免影响坐骑之外，一般不需整复。卧硬板床休息，对症治疗，3～4周即可下床活动。

2.撕脱性骨折

需改变体位，松弛牵拉骨折块的肌肉，有利于骨折块的稳定和愈合。如髂前上、下棘撕脱骨折，可在屈膝屈髋位休息，3～4周即可下床活动。坐骨结节骨折，可在伸髋屈膝位休息，4～6周下床锻炼。

3.尾骨骨折移位

可通过肛门内整复，如遗留疼痛或影响排便者，可进行切除术。

(二)不稳定性骨折的治疗

对不稳定性骨折的治疗，关键在于整复骶髂关节脱位和骨盆骨折的变位，最大限度地恢复骨盆环的原状。治疗方法应根据骨折脱位的不同类型，采取相应手法，配合单相或双相牵引，或用外固定架、石膏短裤、沙袋垫挤等综合措施来保证复位后的稳定和愈合。

(1)单纯耻骨联合分离，分离轻者用侧方对挤法使之复位，两侧髂骨翼外侧放置沙袋保持固定。分离宽者，用上法复位后再用布兜悬吊以维持对位，或用多头带固定即可。

(2)骶髂关节脱位合并骶骨骨折或髂骨翼骨折，半侧骨盆向上移位而无髂翼内外翻者，可在牵拉下手法复位，并配合同侧髁上牵引或皮牵引，重量10～15kg。维持牵引重量不宜过早减轻，以免错位。8周后拆除牵引，下床锻炼。

(3)骶髂关节脱位并伴髂翼骨折外翻变位者，手法复位后给单向下肢牵引即可。

(4)髂翼骨折外翻变位伴耻骨联合分离，骶髂关节往后上脱位者，可用骨盆夹固定；耻骨上、下支或坐骨上、下支骨折伴同侧骶髂关节错位，或耻骨联合分离并一侧骶髂关节错位者，复位后多不稳定，除用多头带固定外，患肢需用皮牵引或骨牵引，床尾抬高；如错位严重进行骨牵引者，健侧需用一长石膏裤做反牵引，一般牵引时间为 6～8 周。

(5)髋臼骨折伴股骨头中心型脱位，采用牵伸扳拉复位法和牵引复位法。牵引固定 6～8 周方可解除。

三、护理

(一)护理要点

(1)骨盆骨折一般出血较多，且多伴有休克征象。急诊入院时，病情急，变化快。接诊人员首先应迅速、敏捷、沉着冷静地配合抢救，及时测量血压、脉搏以判断病情，同时输氧、建立静脉通道，并备好手套、导尿包、穿刺针等，以便待病情稳定后配合医生检查腹部、尿道、会阴及肛门。若有膀胱、尿道、直肠、血管损伤需要紧急手术处理者，护士应迅速做好术前准备：备皮、留置尿管、配血、抗休克、补充血容量、做各种药物过敏试验。操作时动作要轻柔，以免加重损伤，同时要给患者以心理安慰，解除其紧张恐惧情绪。对病情较轻者，除密切观察生命体征的变化外，还要注意腹部、排尿、排便等情况，警惕隐匿性内脏损伤发生。

(2)牵引治疗期间，要观察患者的体位、牵引重量和肢体外展角度，保证牵引效果，要将患者躯干、骨盆、患肢的体位联系起来观察。要求躯干要放直，骨盆要摆正，脊柱与骨盆要垂直。同时要注意倾听患者的主诉，如牵引针眼疼痛、牵引肢体麻木、足部背伸无力等，警惕因循环障碍而导致的缺血性痉挛，或因腓总神经受压而致的足下垂发生。

(3)预防并发症：长期卧床患者要加强基础护理，预防压疮及呼吸、泌尿系统并发症发生。尤其是年老体弱者，长期卧床，呼吸变浅，分泌物不易排出，容易引起坠积性肺炎及排尿不全、尿渣沉淀。因此要鼓励患者加强深呼吸，促进血液循环。病情允许者，可利用牵引架向上牵拉抬起上身，有助于排净膀胱中尿液。

(二)护理问题

(1)有腹胀、排便困难或便秘的可能。

(2)有发生卧床并发症的可能。

(3)活动受限，自理能力下降。

(4)有骨折再移位的可能。

(5)患者体质下降。

(6)不了解功能锻炼方法。

(三)护理措施

(1)由于腹膜后血肿的刺激，造成肠麻痹或自主神经功能紊乱，可导致腹胀、排便困难或便秘，加之患者长期卧床，肠蠕动减弱，也可引起便秘。具体措施：①鼓励患者多食富含粗纤维的蔬菜、水果，必要时服用麻仁润肠丸、果导片等缓泻剂。②在排除内出血情况下，可进行腹部热敷，并做环形按摩，以促进肠蠕动。按摩时动作要轻柔，不可用力过猛过重。③通过暂禁食，肛管排气，必要时进行胃肠减压以减轻肠胀气，逐步恢复胃肠功能。

(2)骨盆骨折后需要牵引、固定，故卧床时间长，易发生压疮、肺部及泌尿系统感染等并发症，应予以积极预防。

(3)由于骨折的疼痛或因牵引固定，患者活动功能明显受到限制，给生活起居带来诸多不便。具体措施:①对于轻患者或有急躁情绪者,应讲明卧床制动的重要性和必要性,以及过早活动的危害,取得患者的配合。②主动关心患者,帮助患者解决饮食、生活起居所需,鼓励患者要安心养病。

(4)预防骨折再移位的发生。具体措施:①每天晨晚间护理时,检查患者的卧位与牵引装置,及时调整患者因重力牵引而滑动的体位、外展角度,保证脊柱放直,骨盆摆正,肢体符合牵引力线。②指导并教会患者床上排便的方法,避免因抬臀坐便盆而致骨折错位。③告知患者保持正确卧位的重要性,以及扭动、倾斜上身的危害,以取得配合。

(5)因出血量多,卧床时间长,气虚食少、营养不足而致患者体质下降。具体措施:①做好饮食指导,给高热量、高营养饮食,早期宜食清淡的牛奶、豆腐、大枣米汤,水果和蔬菜,后期给予鸡汤、排骨汤、牛羊肉、核桃、桂圆等。②每天做口腔护理2次,以增进食欲。③病情稳定后,可指导患者床上练功活动,如扩胸、举臂等上肢活动,以促进血液运行,增强心肺功能;每天清晨醒后做叩齿、鼓漱、咽津,以刺激胃肠蠕动。

(6)指导功能锻炼。①无移位骨折。单纯耻骨支或髂骨无移位骨折又无合并伤,仅需卧床休息者,取仰卧与侧卧交替(健侧在下)。早期可在床上做股四头肌舒缩和提肛训练以及患侧踝关节跖屈背伸活动。伤后1～2周可指导患者练习半坐位,做屈膝屈髋活动。3周后可根据患者情况下床站立、行走,并逐渐加大活动量。四周后经拍片证明临床愈合者可练习正常行走及下蹲。②对耻骨上、下支骨折合并骶髂关节脱位,髂骨翼骨折或骶髂关节脱位合并耻骨联合分离者,仰卧硬板床。早期可根据情况活动上肢,忌盘腿、侧卧,以防骨盆变形。2周后可进行股四头肌等长收缩及踝关节的跖屈背伸活动,每天2次推拿髌骨,以防关节强直。4周后可做膝、髋关节的被动伸屈活动,动作要缓慢,幅度由小到大,逐渐过渡到主动活动。6～8周去除固定后,可先试行扶拐不负重活动,经X线摄片显示骨折愈合后,可逐渐练习扶拐行走。

(四)出院指导

(1)轻症无移位骨折回家疗养者,要告知患者卧床休息的重要性,禁止早期下床活动,防止发生移位。

(2)对耻骨联合分离而要求回家休养的患者,要教会其家属正确使用骨盆兜,或掌握沙袋对挤的方法以及皮肤护理和会阴部清洁的方法,防止压疮和感染,禁止侧卧。

(3)临床愈合后出院的患者,要继续坚持功能锻炼。

(4)加强营养,以补虚弱之躯,促进早日康复。

参考文献

[1]关再凤,孙永梅.常见疾病护理技术[M].合肥:中国科学技术大学出版社,2021.
[2]张海芝,崔海青,刘丰芹,等.实用常见疾病临床护理[M].北京:科学技术文献出版社,2021.
[3]陈素清,齐慧,崔桂华,等.现代实用护理技术[M].青岛:中国海洋大学出版社,2021.
[4]张书霞.临床护理常规与护理管理[M].天津:天津科学技术出版社,2020.
[5]王虹.实用临床护理指南[M].天津:天津科学技术出版社,2020.
[6]魏凌,等.临床护理实践[M].北京:化学工业出版社,2020.
[7]于俊伟,等.临床护理规范诊疗[M].长春:吉林科学技术出版社,2020.
[8]朱新红,等.临床护理基础与研究[M].北京:科学技术文献出版社,2020.
[9]邹文姝.新编护理学基础与临床[M].昆明:云南科学技术出版社,2020.
[10]赵海荣,蒋丽丽,李琳,等.现代临床护理[M].北京:科学技术文献出版社,2020.
[11]张秀萍.外科疾病临床护理[M].天津:天津科学技术出版社,2020.
[12]魏丽萍.实用内科护理实践[M].哈尔滨:黑龙江科学技术出版社,2020.
[13]杨炳萍.实用临床常见病护理学[M].天津:天津科学技术出版社,2020.
[14]姜紫曦,等.全科医学护理常规[M].北京:中国纺织出版社有限公司,2020.
[15]白春香.内科护理与外科护理[M].天津:天津科学技术出版社,2018.